中国医学临床百家·病例精解

首都医科大学附属北京佑安医院

重症肝病

病例精解

总主编 / 金荣华
主　编 / 胡中杰　陈　煜

科学技术文献出版社
SCIENTIFIC AND TECHNICAL DOCUMENTATION PRESS
·北京·

图书在版编目（CIP）数据

首都医科大学附属北京佑安医院重症肝病病例精解 / 胡中杰，陈煜主编. —北京：科学技术文献出版社，2021. 12
ISBN 978-7-5189-7639-3

Ⅰ. ①首… Ⅱ. ①胡… ②陈… Ⅲ. ①肝疾病—病案—分析 Ⅳ. ① R575

中国版本图书馆 CIP 数据核字（2020）第 265817 号

首都医科大学附属北京佑安医院重症肝病病例精解

策划编辑：蔡　霞　责任编辑：蔡　霞　责任校对：文　浩　责任出版：张志平

出 版 者　科学技术文献出版社
地　　址　北京市复兴路15号　邮编 100038
编 务 部　（010）58882938，58882087（传真）
发 行 部　（010）58882868，58882870（传真）
邮 购 部　（010）58882873
官方网址　www.stdp.com.cn
发 行 者　科学技术文献出版社发行　全国各地新华书店经销
印 刷 者　北京虎彩文化传播有限公司
版　　次　2021 年 12 月第 1 版　2021 年 12 月第 1 次印刷
开　　本　787×1092　1/16
字　　数　190 千
印　　张　17.75
书　　号　ISBN 978-7-5189-7639-3
定　　价　128.00元

编委会

首都医科大学附属北京佑安医院·病例精解

编委会名单

总主编 金荣华

副主编 向海平　胡中杰

编　委（按姓氏拼音排序）

鲍诗平　陈　煜　池　萍　丁惠国　高艳青
郭彩萍　霍宏蕾　李秀惠　栗光明　梁连春
林栋栋　柳雅立　闾　军　马列清　孟　君
单　晶　汪晓军　徐　斌　张　晶　张　彤
张　愚　张永宏

秘　书 霍宏蕾

肝病重症医学科 疑难重症肝病与人工肝治疗中心

首都医科大学附属北京佑安医院
重症肝病病例精解
编著者名单

主　编　胡中杰　陈　煜

副主编　于红卫　郑素军　朱跃科

编　委　（按姓氏拼音排序）

董金玲　高　原　侯　维　贾　琳　孔　明
赖　曼　李　娟　李　璐　李珊珊　刘海霞
刘松涛　任　艳　王克菲　徐曼曼　阎本永
杨　君　杨仙珊　姚勤伟　张　维　周　莉
邹怀宾

秘　书　侯　维　徐曼曼

主编简介

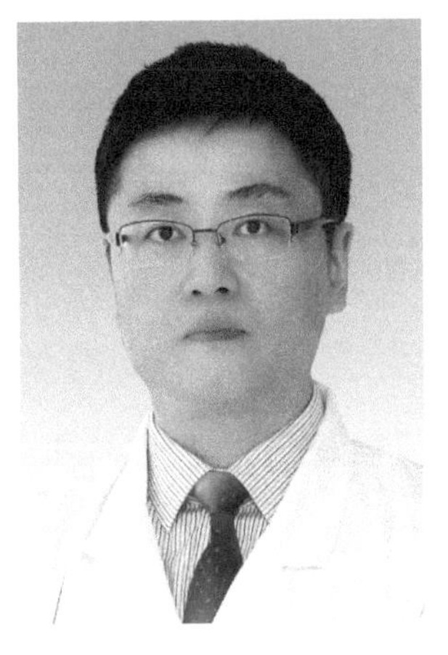

胡中杰 主任医师，医学博士，首都医科大学附属北京佑安医院党委委员、副院长。中华肠外肠内营养学会肝病营养协作组副组长，北京肝病学会委员、青年委员会副主任委员，在北京预防医学会、北京医师协会、北京医学伦理学会、北京医院协会等多个学术组织担任委员。承担科研项目 10 余项，参编医学专著 15 部。2020 年被评为“北京市先进工作者”。

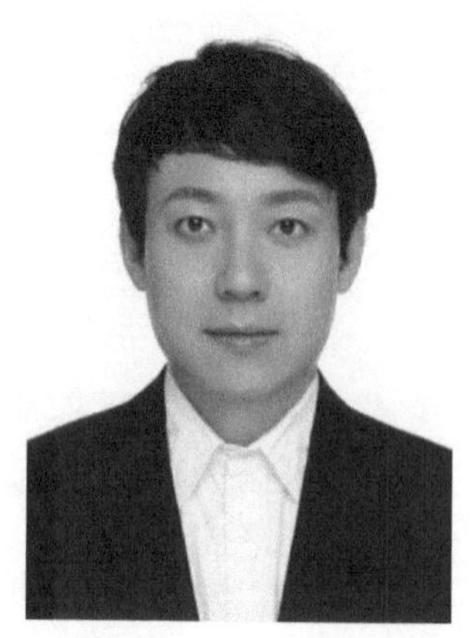

陈煜 主任医师，教授，博士研究生导师。首都医科大学附属北京佑安医院疑难肝病与人工肝中心主任，中华医学会肝病学分会委员会副秘书长，中华医学会肝病学分会青年委员会副主任委员，重肝与人工肝学组副组长，北京医学会肝病学分会委员。承担国家自然科学基金，“十一五”“十二五”“十三五”肝炎重大专项的科研任务。长期从事各种肝病的临床诊治工作，尤其对疑难肝病诊治及重型肝病肝衰竭的内科综合治疗、人工肝治疗有丰富经验。

序 言

首都医科大学附属北京佑安医院是一家以感染、传染及急慢性相关性疾病群体为主要服务对象和重点学科，集预防、医疗、保健、康复为一体的大型综合性医学中心，形成了病毒性肝炎与肝癌、获得性免疫缺陷综合征（艾滋病）与新发传染病、感染免疫与生物医学三大领域的优势学科。建有北京市肝病研究所、北京市中西医结合传染病研究所、国家中西医结合肝病重点专科、北京市乙型肝炎与肝癌转化医学重点实验室、北京市艾滋病重点实验室、北京市重大疾病临床数据样本资源库、首都医科大学肝病与肝癌临床研究所、北京市国际科技合作传染病转化医学基地。

作为感染性和传染性疾病的临床救治中心，首都医科大学附属北京佑安医院承担着北京市，乃至全国突发公共卫生事件及重大传染病的应急和医疗救治任务，积累了大量宝贵的临床经验。随着医学科技的进步，临床专业的划分与定位也日趋精细，对疾病诊疗精准化要求也不断提升。为让临床医生更好地掌握诊治思路、锻炼临床思维、提高诊疗水平，我们将收治的部分典型或疑难病例进行了分门别类的整理，并加以归纳总结和提炼升华，以期将这些宝贵的临床经验更好地留存和传播。

本套丛书是典型及疑难病例的汇编，是我院16个重点学科临床经验的总结和呈现，每个病例都从主要症状、体征入手，通过病例特点的分析，逐步抽丝剥茧、去伪存真，最终找到疾病的本质，给予患者精准的诊疗。每个病例均通过对临床诊疗的描述，展示出作者的临床思维过程，最后再以病例点评的形式进行总结，体现了理论与实践的结合、多学科的紧密配合，是科室集体智慧的结晶，是编者宝贵经验的精华，相信对大家开拓临床思维、提高临床诊疗水平有所裨益。

本套丛书的编写得到了首都医科大学附属北京佑安医院广大专家们的大力支持和帮助，在此表示感谢。但由于水平有限，书中难免出现错漏之处；加之医学科学快速发展，部分观点需要及时更新，敬请广大读者批评指正。我们也将在提升医疗水平的同时，持续做好临床经验的总结和分享，与大家共同进步，惠及更多的同行与患者。

金荣华

前　言

本书是首都医科大学附属北京佑安医院肝病重症医学科和疑难重症肝病与人工肝治疗中心从众多病例中精心挑选的44个临床病例的经验总结，涵盖典型的重症肝病，如病毒、酒精、药物因素所致的肝衰竭；感染相关的重症肝病；胆管损伤相关的重症肝病；手术介入相关的重症肝病；妊娠期重症肝病及疑难重症肝病等多种疾病。每个病例都从主要症状、体征入手，逐步分析病例特点、采集临床资料，在各种可能的诊断中抽丝剥茧、去伪存真，最终抓住问题的实质得出正确的诊断并提出相应的治疗方案。本书体现了作者缜密的临床诊疗思维及与多学科紧密合作的特点，是集体智慧的结晶。

本书所有病例全部为临床真实病例，从疾病的病因、诊断、鉴别诊断、治疗、预后等多方面进行分析，既有最新指南要点分析，又有前沿进展开拓思维，集临床经验与循证医学于一体。谨以此书献给广大读者，以期对肝病治疗及感染科医师开拓临床思维有所帮助。

目 录

第一章 肝病危重症

病例1 乙型肝炎病毒感染所致急性肝衰竭

病历摘要

【基本信息】

患者，男，34岁。主因“乏力、发热4天，嗜睡1天”收入院。

现病史：患者于4天前无明显诱因出现乏力，伴有发热、畏寒，体温最高37.6 ℃，无皮肤及巩膜黄染、皮肤瘙痒、灰白

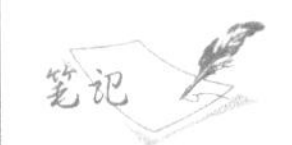

便、肝区不适，未重视，仍坚持日常工作。此后乏力症状进行性加重，食欲明显减退，饮食量减半，1 天前出现嗜睡，就诊于我院急诊，化验结果显示：ALT 6121.6 U/L，AST 3324.0 U/L，TBIL 200.2 μmol/L，DBIL 126.1 μmol/L，ALB 42.7 g/L，PT 61.7 s，PTA 12%，NH_3 167 μg/dL。乙肝五项：HBsAg 7152 COI/mL，HBsAb ＜ 2 IU/mL，HBeAg ＜ 1 COI/mL，HBeAb 0.071 COI/mL，HBcAb 0.007 COI/mL，HBV-DNA 1.63×10^6 IU/mL，为进一步治疗收入院。发病以来，深黄色尿，大便正常。

既往史：平素体健，否认输血及血制品史，否认饮酒史，否认高血压、糖尿病、冠心病等慢性病病史，否认用药和毒物接触史，否认药物过敏史，否认手术和外伤史。

【体格检查】

神志欠清，嗜睡，定向力、计算力差，肝掌（–），蜘蛛痣（–），皮肤和巩膜重度黄染，腹部平软，无压痛和反跳痛，肝脾肋下均未触及，肝区叩痛阳性，移动性浊音阴性，双下肢不肿，扑翼样震颤阳性，踝阵挛阴性。

【辅助检查】

常规检查：WBC 6.26×10^9/L，HGB 143 g/L，PLT 119×10^9/L，HBcAb-IgM 27.79 COI/mL，抗 HCV（–），抗 HAV（–），抗 HEV（–）。自身抗体：ANA 1∶100，AMA（–）。IgG 14.1 g/L，IgA 1.65 g/L，IgM 4.37 g/L。铜蓝蛋白 0.17 g/L。腹部超声：脂肪肝，脾大，门静脉增宽，胆囊壁水肿，胆囊充盈不佳，未探及腹水。

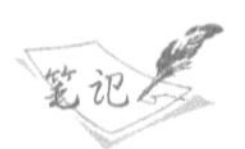

【诊断】

病毒性肝炎，乙型；急性肝衰竭；肝性脑病，Ⅲ期。

【诊疗经过】

（1）抗病毒治疗：入院后给予恩替卡韦分散片口服抗病毒治疗，0.5 mg/d，空腹服用。

（2）保肝对症治疗：给予多烯磷脂酰胆碱、还原型谷胱甘肽、异甘草酸镁、熊去氧胆酸、腺苷蛋氨酸等保肝退黄药物。

（3）糖皮质激素治疗：入院后 1 周内每日给予甲泼尼龙琥珀酸钠静脉输注，先用剂量 1.5 mg/（kg · d），连用 2 天；然后改用 1.0 mg/（kg · d），连用 2 天；最后改用 0.5 mg/（kg · d），连用 2 天，总疗程 7 天。同时给予泮托拉唑保护胃黏膜。

（4）纠正肝性脑病治疗：给予门冬氨酸鸟氨酸脱氨，补充支链氨基酸；给予甘露醇静脉输注减轻脑水肿症状；口服乳果糖并给予甘油灌肠剂保持肠道通畅。

（5）营养支持治疗：患者进食差，存在营养风险。按 25 ～ 35 kcal/（kg · d）给予营养补充，同时少食多餐、睡前加餐，适当静脉输注补充维生素。

（6）支持治疗：给予静脉输注补充新鲜冰冻血浆和凝血酶原复合物。

（7）动态评估病情及预后，必要时启动肝移植诊疗程序。

（8）治疗结果：患者入院 2 天后神志转清，复查肝功能和凝血功能逐渐改善，ALT 3116.6 U/L，AST 185.7 U/L，TBIL 140.2 μmol/L，PTA 32%。入院 1 周后复查，ALT 1129.4 U/L，AST 185.7 U/L，TBIL 203.8 μmol/L，PTA 73%。入院第 10 天行肝脏穿刺检查，结果显示：肝穿刺组织 1 条，小叶结构存

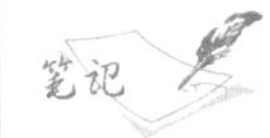

在，可见中小汇管区 17 个，部分汇管区轻度扩大，间质混合炎细胞浸润，中性粒细胞多见，部分肝内胆管上皮嗜酸变性及细胆管增生显著；小叶内中央区融合性坏死，毛细胆管胆栓，嗜酸小体及蜡质样细胞易见。结合临床符合急性乙型病毒性肝炎。治疗 2 周后复查，ALT 250.1 U/L，AST 68.2 U/L，TBIL 83.1 μmol/L，PTA 116%，HBV-DNA ＜ 100 IU/mL。调整为口服保肝药物后出院。此后动态监测患者肝功能逐渐恢复正常，病毒转为阴性，复查乙肝五项，HBsAg ＜ 0.05 IU/mL，HBsAb ＜ 2 IU/mL，HBeAg 0.121 COI/mL，HBeAb 0.117 COI/mL，HBcAb 0.007 COI/mL。

住院期间主要指标变化情况见表 1-1，乙肝五项动态变化情况见表 1-2。

表 1-1　凝血项、血常规、肝功能动态变化情况

时间	PTA (%)	WBC (10^9/L)	HGB (g/L)	PLT (10^9/L)	ALT (U/L)	AST (U/L)	TBIL (μmol/L)	ALB (g/L)	CHE (U/L)
2 月 6 日	12	5.56	152	99	6121.6	3324	200.2	42.7	5668
2 月 27 日	26	6.26	143	119	5502.8	1436.1	186.9	38.4	5286
2 月 28 日	32	7.27	127	96	3116.6	185.7	140.2	32.6	4704
3 月 1 日	45	7.4	131	85	2134.8	280.5	203.8	31.6	4717
3 月 4 日	73	7.75	149	103	1129.4	233.6	236	28.6	4707
3 月 11 日	116	4.48	120	141	413.9	106.2	120	31.7	5710
3 月 20 日	108	3.98	131	145	81.5	37.8	64.3	40.7	5210
4 月 10 日	121	5.59	145	107	5.7	15.9	27.1	44.2	6927
5 月 10 日	121	4.06	136	115	18.2	18.1	12.7	45.2	7040

表 1-2　乙肝五项动态变化情况

时间	HBsAg（COI/mL）	HBsAb（IU/mL）	HBeAg（COI/mL）	HBeAb（COI/mL）	HBcAb（COI/mL）
2 月 26 日	7152	< 2	0.139	0.071	0.007
3 月 4 日	48.72	< 2	0.138	0.037	0.007
3 月 11 日	0.49	< 2	0.132	0.089	0.007
3 月 20 日	< 0.005	< 2	0.121	0.117	0.007

病例分析

患者起病急，初期出现乏力、恶心、呕吐，食欲差，发病2周内出现肝性脑病Ⅱ度，黄疸进行性加深，TBIL 200.2 μmol/L，PTA 12%，因此可以明确诊断为急性肝衰竭，病因结合化验结果考虑急性乙肝病毒感染。治疗上，内科综合治疗包括一般治疗、病因治疗、护肝治疗、营养治疗、对症治疗等，抗病毒药物应选择快速强效的核苷（酸）类药物，建议优先使用核苷类似物，如恩替卡韦、替诺福韦。关于肾上腺皮质激素在肝衰竭治疗中的应用尚存在不同意见。近年来，有学者提出了急性肝损伤的“三重打击”模式，即以免疫损伤为首发，继而出现缺血缺氧损伤、内毒素血症、炎性因子风暴。患者起病急、病情重、免疫损伤重，无使用激素禁忌证，故应用肾上腺皮质激素治疗。总体治疗效果好，病情恢复较快。在恢复期完成肝脏穿刺活检，随着病情好转，肝脏病理也随之改变。因此，此病例病理结果仅提示小叶内中央区融合性坏死，毛细胆管胆栓，嗜酸小体及蜡质样细胞易见。随访患者肝功能恢复正常，乙肝表面抗原转为阴性。观察分析整个病程可发现对此患者做到了早期诊断、早期治疗，因此预后好。

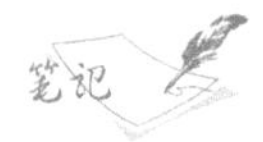

病例点评

急性肝衰竭的特点是病情进展迅速，肝组织的坏死性炎症反应如得不到及时有效控制会危及生命。该例患者为急性乙肝肝衰竭，虽及时给予强效抗病毒药物治疗，但短期内通过抑制病毒复制难以达到控制因乙肝病毒感染所致的肝组织过度炎症反应。在无禁忌证的情况下，短期使用糖皮质激素，控制过度炎症反应，延缓疾病进展速度，为抗病毒及其他一系列综合治疗效应的显现和肝细胞再生创造机会，这是该病例治疗成功的经验之一。

参考文献

中华医学会感染病学分会肝衰竭与人工肝学组，中华医学会肝病学分会重型肝病与人工肝学组．肝衰竭诊治指南（2018 年版）[J]. 临床肝胆病杂志，2019，35（1）：38-44.

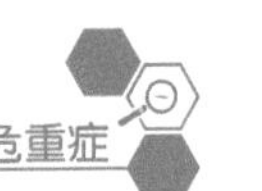

病例2　甲型肝炎病毒感染所致急性肝衰竭

病历摘要

【基本信息】

患者，男，39 岁。主因“乏力、食欲减退、发热 2 周，皮肤、巩膜黄染 4 天”于 2018 年 12 月入院。

现病史：患者于 2 周前因不洁饮食后出现乏力、食欲减退、厌油腻，伴不规则发热，体温最高 38.9 ℃，伴畏寒、寒战、头痛。无皮肤瘙痒、灰白便、呕吐、肝区不适等，自行按照“感冒”治疗，口服“连花清瘟胶囊”4 天、“布洛芬颗粒”2 次，并于当地医院静脉输注维生素 C，体温恢复正常，其他症状未见明显缓解。4 天前发现皮肤、巩膜黄染，无腹痛、腹泻、皮肤瘙痒、灰白便等，无咳嗽、咳痰，就诊于当地某医院住院治疗。查肝功能：ALT 88 U/L，AST 33 U/L，γ-GT 243 U/L，TBIL 203.2 μmol/L，DBIL 137.6 μmol/L；凝血功能：PTA 19.1%；血常规未见异常，考虑诊断肝衰竭，为进一步诊治转来我院。自发病以来，精神欠佳，食欲欠佳，大便正常，尿黄，体重未见明显变化。

既往史：平素体健，否认输血及血制品史。否认药物过敏史。否认吸烟史，偶尔饮酒。否认肝炎病史及接触史，父母体健。

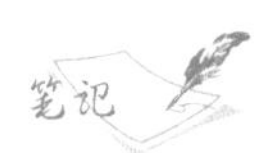

【体格检查】

体温 36.7 ℃，血压 136/77 mmHg，脉搏 80 次 / 分，呼吸 20 次 / 分，神志清，精神欠佳，全身浅表淋巴结未触及，皮肤、巩膜重度黄染，可见肝掌，未见蜘蛛痣，针刺可见皮下淤斑。双肺呼吸音清，心律齐，未闻及杂音，腹部饱满，无压痛、反跳痛，肝、脾肋下未触及，肝浊音界无明显缩小，Murphy's 征阴性，腹部移动性浊音阴性，双下肢未见水肿，病理征阴性。

【辅助检查】

尿常规、便常规均正常，血常规：WBC 7.43×10^9/L，N% 56.5%，HGB 154 g/L，PLT 189×10^9/L。肝肾功能：ALT 4285.2 U/L，AST 819.6 U/L，TBIL 232.2 μmol/L，DBIL 212.9 μmol/L，ALB 33.2 g/L，Cr 79.3 μmol/L。凝血功能：PTA 35%，PCT 0.87 ng/mL，CRP 31 mg/L，AFP 224.5 ng/mL。NH_3 43 μg/dL。甲型肝炎 IgM、IgG 抗体均阳性，自身抗体系列未见明显异常；乙、丙、丁、戊型肝炎病毒学标志物均阴性。胸片、心电图未见明显异常，腹部彩超示胆囊壁水肿，未探及腹水。

【诊断】

病毒性肝炎（甲型），急性黄疸型；亚急性肝衰竭。

【诊疗经过】

予常规保肝、退黄治疗，并予甲泼尼龙 60 mg–40 mg–40 mg，连续 3 天静脉点滴治疗。内科综合治疗 4 天，患者自觉乏力、食欲缺乏症状稍好转。复查化验指标显示肝功能：ALT 1024.2 U/L，AST 170.4 U/L，TBIL 142.2 μmol/L，DBIL

114.6 μmol/L，ALB 33.7 g/L；凝血功能：PTA 120%。患者转氨酶、总胆红素下降，凝血功能恢复正常。继续内科综合治疗 2 周后，患者病情好转出院。出院时部分实验室检查结果显示肝功能：ALT 69.7 U/L，AST 28.5 U/L，TBIL 33.3 μmol/L，DBIL 25.9 μmol/L，ALB 39.7 g/L；凝血功能正常。

病例分析

甲型病毒性肝炎是由甲肝肝炎病毒（hepatitis A virus，HAV）感染引起的、经粪 – 口途径传播的急性消化道传染病。传播途径与乙型和丙型肝炎不同，甲型肝炎通常会引起急性和自限性的轻微临床症状，不会引起慢性肝病，很少发生肝衰竭和死亡。甲型病毒主要在未感染过和未接种过疫苗的易感人群摄入受感染者粪便污染的食物或水时传播，该病的传播、流行与不安全的水或食物、匮乏的卫生条件和不良的个人卫生习惯密切相关。

我国是 HAV 感染的高发流行地区，感染人群多以学生和农民为主；主要通过日常生活接触或食用受污染的水、食物传播，潜伏期通常为 14 ～ 28 天，其临床表现从轻微到重症不一，包括发热、食欲缺乏、腹泻、恶心、腹部不适、尿色加深和黄疸（皮肤、巩膜黄染）。并不是每个感染者都会有所有的症状，成人比儿童更容易出现临床症状和体征，老年人群往往症状更严重，致命性结局发生率较高。6 岁以下的感染儿童通常不会出现明显的症状，只有 10% 的患儿会出现黄疸，在年龄较大的儿童和成人中，感染通常导致更严重的症状，超过 70% 的患者发生黄疸。

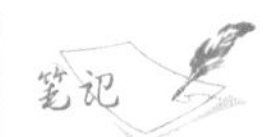

日本一项回顾性研究分析了影响甲型肝炎所致肝衰竭恶性结局的因素，该研究纳入 83 例甲型肝炎感染所致肝衰竭患者，导致疾病恶化的因素主要有年龄及合并基础代谢性疾病，年龄越大、合并糖尿病或非酒精性脂肪性肝病的患者死亡风险更高。对于甲型肝炎所致的肝衰竭，除了常规保肝对症等治疗外，还包括人工肝支持和糖皮质激素治疗，一般治疗效果良好，肝功能恢复较快。本例患者入院后予积极保肝、退黄等治疗，并激素治疗 3 天后，凝血功能恢复正常。

病例点评

患者为中青年男性，在发病前曾有外出不洁饮食史，在发病初期曾自行按照感冒治疗，服用非甾体抗炎药物，在甲型肝炎病毒感染的基础上，有可能会加重肝脏损伤，进而导致肝衰竭的发生。此外，需要注意患者是否饮酒，以及是否合并脂肪肝，这些因素均可加重病情。目前甲型肝炎发病率较低，主要通过受污染的饮食、用水传播，除了加强甲肝传播相关知识的宣教以外，同时应关注甲肝疫苗接种率，尤其是合并基础疾病的老年人。

参考文献

1. 朱佳佳，胡登利，洪秀琴，等 . 基于时空大数据的甲型肝炎发病率分布特征分析及预测模型 [J]. 中华疾病控制杂志，2018，22（11）：1144-1147.
2. 曹杨维，李用国 . 病毒性肝炎的性传播 [J]. 临床肝胆病杂志，2019，35（5）：1106-1108.
3. NAKAO M，NAKAYAMA N，UCHIDA Y，et al. Deteriorated outcome of recent

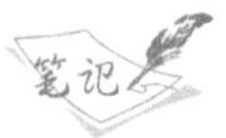

patients with acute liver failure and late-onset hepatic failure caused by infection with hepatitis A virus：a subanalysis of patients seen，between 1998 and 2015 and enrolled in nationwide surveys in Japan [J]. Hepatol Res，2019，49（8）：844-852.

4. KATHLEEN A L，PREETI N M. Hepatitis A [J]. JAMA，2017，318（23）：2393.
5. FOSTER M A，HOFMEISTER M G，KUPRONIS B A，et al. Increase in hepatitis A virus infections-United States，2013–2018 [J]. MMWR Morb Mortal Wkly Rep，2019，68（18）：413–415.

笔记

病例3 药物性肝损伤致急性肝衰竭

病历摘要

【基本信息】

患者，女，29岁。主因“皮肤黄染、发热3周余，伴意识障碍1周”收入院。

现病史：3周前出现皮肤黄染，伴发热，体温最高至37.6 ℃，呈午后低热，伴皮肤瘙痒、盗汗，未予重视。2日后，皮肤黄染加重，体温最高至39.8 ℃，伴腹泻，为稀糊样便或水样便，5～6次/日，无里急后重，就诊于当地医院。检查ALT 48 U/L，AST 72 U/L，PTA 88%，具体诊断不详，予以左氧氟沙星及中药等治疗，间断予以布洛芬、洛索洛芬退热（具体用量不详）。1周前出现精神改变，词不达意、嗜睡，复查ALT 3882 U/L，AST 2012 U/L，TBIL 275.8 μmol/L，DBIL 155.3 μmol/L，PTA 9.8%，就诊于某三甲医院，诊断为“急性肝衰竭，药物性肝炎可能性大”，予以保肝、利胆、降颅压、输注血浆、激素等治疗，患者转氨酶下降，PTA升高至32%，但胆红素进行性升高，TBIL 488 μmol/L，患者为进一步治疗转入我院。

既往史：2个月前某三甲医院诊断为肠结核可能，白塞病不除外，予以异烟肼+利福平+乙胺丁醇+吡嗪酰胺抗结核治疗至今。个人史、月经史及家族史无特殊。

【体格检查】

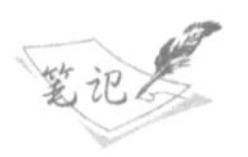

神志恍惚，表情淡漠，颈软，肝掌阳性，无蜘蛛痣，全身

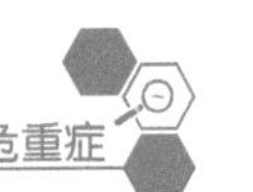

皮肤、巩膜重度黄染，腹软，中上腹压痛，反跳痛可疑，肝脾肋下未触及，移动性浊音可疑，双下肢无水肿，扑翼样震颤阳性，踝阵挛阴性，病理征未引出。

【辅助检查】

入院急查：WBC 10.13×10^9/L，RBC 2.65×10^{12}/L，HGB 94 g/L，PLT 60×10^9/L；NH_3 74 μg/dL。ALT 103.8 U/L，AST 26.4 U/L，TBIL 534.6 μmol/L，DBIL 370.9 μmol/L，ALB 30.8 g/L。PTA 22%，INR 3.23。甲、乙、丙、戊型病毒性肝炎标志物均阴性，ANA 1∶100，其余自身免疫指标均阴性。胸部 CT 提示右上肺陈旧病变，腹部 CT 提示小肠炎症、腹水、胆囊炎。骨髓细胞学检查示红系增生明显活跃，巨核细胞产板不良，可见噬血现象。

【诊断】

急性肝衰竭（晚期），药物性肝炎，肝性脑病Ⅱ期，腹水，腹腔感染；三系降低原因未明。

【诊疗经过】

（1）保肝对症治疗：根据患者病史及相关化验，RUCAM 评分 9 分，考虑为抗结核药物导致的急性肝衰竭，立即停用抗结核药物，给予复方甘草酸苷、多烯磷脂酰胆碱、还原型谷胱甘肽、腺苷蛋氨酸等保肝退黄药物；并应用门冬氨酸鸟氨酸、盐酸精氨酸、支链氨基酸等纠正肝性脑病；补充凝血酶原复合物、纤维蛋白原、冰冻血浆、维生素 K_1 等综合支持治疗。

（2）人工肝血浆置换治疗：入院后第 4、第 13 天予以血浆置换治疗，每次置换血浆 2000 mL。

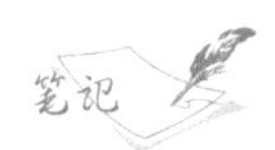

（3）抗感染治疗：患者发热、腹部压痛，腹部 CT 显示小肠炎症、腹水（腹水量少无法行诊断性穿刺），考虑腹腔感染，给予头孢哌酮舒巴坦抗感染治疗。患者仍有间断低热，体温最高 38.1 ℃，患者血红蛋白进行性下降，并持续血小板减低，予以完善骨穿，请血液科医师会诊后，排除血液系统疾病，考虑为严重感染所致，改为万古霉素联合头孢噻肟钠舒巴坦抗感染治疗。

（4）营养支持治疗：患者有低白蛋白血症，入院 NRS-2002 评分 4 分，存在营养风险。按 25 ～ 35 kcal/（kg · d）给予热量补充，同时少食多餐、睡前加餐，适当静脉补充维生素。

经积极治疗，患者出院时血常规：WBC 4.47×10^9/L，RBC 1.93×10^{12}/L，HGB 75 g/L，PLT 64×10^9/L；肝功能：ALT 88 U/L，AST 80.2 U/L，TBIL 174.5 μmol/L，DBIL 140.9 μmol/L；凝血功能：PT 18 s，PTA 50%，INR 1.61。体温恢复正常，肝功能好转，病情好转出院。

出院后规律口服复方甘草酸苷片、熊去氧胆酸胶囊，5 个月后于我院门诊复查，血常规：WBC 1.83×10^9/L，RBC 3.38×10^{12}/L，HGB 98 g/L，PLT 51×10^9/L；肝功能：ALT 26.8 U/L，AST 26.8 U/L，TBIL 14.4 μmol/L，DBIL 5.4 μmol/L；凝血功能：PT 11.7 s，PTA 93%，INR 1.04。

病例分析

患者既往无肝病史，明确使用抗结核药物后出现肝脏损伤，RUCAM 评分 9 分，结合病史、查体、实验室检查，诊断

为药物引发的急性肝衰竭。急性肝衰竭（acute liver failure，ALF）是一种比较少见的预后凶险的疾病，其临床特点是急性起病和进展迅速，无基础肝病史，主要表现为严重的原发性肝损伤及2周以内出现Ⅱ度以上肝性脑病和凝血功能障碍。

肝衰竭目前治疗手段有限，主要采用内科治疗－人工肝模式－肝移植。考虑该患者因使用抗结核药物后出现肝损伤，故立即停止抗结核药物，给予内科积极支持、对症和纠正肝性脑病、控制腹腔感染等并发症治疗，同时辅以人工肝血浆置换，最终达到临床治愈。患者血象偏低，以三系低为主要特点，结合病史和实验室检查不符合噬血细胞综合征的诊断，血象偏低最初会诊考虑为感染所致，但5个月后复查仍偏低，当时建议患者进一步去血液科就诊明确原因。

病例点评

抗结核药物所致药物性肝损伤（drug-induced liver injury，DILI）是指在使用抗结核药物过程中，由于药物或其代谢产物引起的肝细胞毒性损伤或肝脏对药物及其代谢产物的变态反应所致的病理过程。我国抗结核药物导致DILI的发生率约为2.55%，吡嗪酰胺与利福平是最常见的致DILI药物，所致DILI大多发生在开始接受抗结核治疗的3个月内。其机制主要分为两类：①药物所产生的代谢物对肝脏产生直接毒性作用，即直接进入肝脏细胞，对细胞器（线粒体、微粒体等）有直接损伤，其特点为剂量依赖性。②药物作为中间体，通过脂质过氧化或共价结合蛋白介导的免疫过程对细胞膜及相关蛋白（酶）

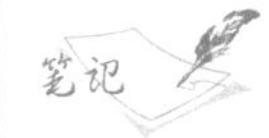

造成损伤，导致细胞坏死凋亡；或是通过免疫机制的途径激发抗体依赖的细胞毒性反应和 T 细胞超敏反应，引起肝细胞大量坏死。

患者急性肝衰竭诊断明确，但其结核病史为肝移植禁忌，治疗方式选择内科综合治疗 + 人工肝的治疗模式，最终救治成功。

参考文献

中华医学会肝病学分会药物性肝病学组 . 药物性肝损伤诊治指南 [J]. 中华肝脏病杂志，2015，23（11）：1752-1769.

病例 4　药物性肝损伤致亚急性肝衰竭

病历摘要

【基本信息】

患者，女，42 岁。主因“间断发热 2 月余，眼黄、皮肤黄染 1 月余”于 2018 年 9 月入院。

现病史：患者于 2 月余前无明显诱因出现发热，体温最高 38.5 ℃，伴畏寒、寒战，无咳嗽、咳痰，无皮肤、巩膜黄染及反酸、恶心等不适，2018 年 7 月 25 日就诊于当地诊所，考虑上呼吸道感染，予克林霉素加左氧氟沙星抗感染及补液对症治疗 3 天，体温恢复正常；但此后患者间断自觉发热，未监测体温，伴畏寒、寒战，无咳嗽、咳痰、腹痛、腹泻、盗汗等，曾自行口服对乙酰氨基酚 2 次退热治疗；1 月余前出现乏力及皮肤、巩膜黄染，伴恶心、呕吐，伴脐周疼痛，呈绞痛，可耐受，持续数分钟后可自行缓解，未在意，未诊治；皮肤、巩膜黄染逐渐加重，1 周前（2018 年 9 月 18 日）伴发双下肢水肿、腹胀、尿少，浓茶色尿，就诊于当地医院，查血常规：WBC 5.50×10^9/L，HGB 120 g/L，PLT 108×10^9/L，N% 70.9%；CRP 36.7 μg/mL，红细胞沉降率 23.11 mm/h。肝肾功能：ALT 723 U/L，AST 767 U/L，TBIL 114.67 μmol/L，DBIL 78.48 μmol/L，ALB 31.4 g/L，γ-GT 145.3 U/L，ALP 282.2 U/L，Cr 83.3 μmol/L。上腹部 CT（2018 年 9 月 21 日）提示“肝硬化，腹水，胆囊炎？”，予护肝退黄、补充白蛋白等对症治疗，效果欠佳。复查

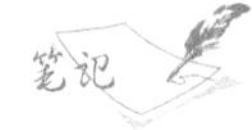

肝功能：ALT 370.9 U/L，AST 427.2 U/L，TBIL 202.39 μmol/L，DBIL 197.21 μmol/L，ALB 37.5 g/L，γ-GT 144.11 U/L，ALP 274.5 U/L；入院 1 天前转至北京某医院，肝肾功能提示：ALT 208 U/L，AST 334 U/L，TBIL 283.2 μmol/L，ALB 37 g/L，CHE 2348 U/L，Cr 131 μmol/L，血淀粉酶 429 U/L，脂肪酶 2373 U/L，PTA 32%。遂转至我院急诊，复查肝功能：TBIL 327.2 μmol/L，DBIL 273.1 μmol/L，ALB 34 g/L，PTA 32%，为进一步诊治收入院。

既往史：平素健康状况良好，否认高血压、心脏病、糖尿病病史，否认外伤史，否认手术史，否认过敏史。失眠症 8 个月，间断口服中药治疗 8 个月，其中 6 月份药方含有首乌藤 15 g。否认肿瘤家族史，否认遗传性疾病家族史，否认其他传染性、家族性疾病史。

【体格检查】

体温 37.1 ℃，血压 146/82 mmHg，脉搏 92 次 / 分，呼吸 20 次 / 分。发育正常，神志清，精神弱，慢性病容，自主体位。皮肤、巩膜重度黄染，肝掌阴性，蜘蛛痣阴性，双肺呼吸音清，未闻及干、湿性啰音，心音正常，心律齐，各瓣膜区未闻及病理性杂音。腹饱满，肝浊音界不明显，肝脾触诊不满意，全腹部压痛、反跳痛阳性，Murphy's 征阳性，移动性浊音可疑，双下肢轻度水肿，病理征阴性。

【辅助检查】

肝肾功能：ALT 223.6 U/L，AST 348.3 U/L，TBIL 338.9 μmol/L，DBIL 294.7 μmol/L，Cr 109.9 μmol/L，ALB 31.7 g/L。凝血功能：PTA 30%，APTT 45.5 s，D-Dimer 844 μg/L。NH_3 30 mmol/L。

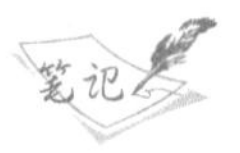

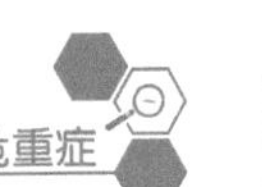

血淀粉酶387.8 U/L，尿淀粉酶294.1 U/L。电解质：钾2.64 mmol/L，钠141.4 mmol/L，钙2.22 mmol/L。乳酸2.03 mmol/L。心肌酶正常、BNP正常。血常规：WBC 5.54×10^9/L，PLT 123×10^9/L，HGB 114 g/L，N% 65.8%，CRP 4 mg/L，PCT 0.61 ng/mL，G试验129.6 pg/mL，GM试验阴性，TB-SPOT阴性。甲、乙、丙、丁、戊型肝炎病毒标志物检测均阴性，自身抗体ANA 1∶320，胞浆颗粒、核颗粒；其他相关抗体均阴性，特种蛋白显示IgG 28.5 g/L，IgA 6.05 g/L，IgM 3.51 g/L，补体C3/C4下降。IgG亚类测定四项均正常。血培养（–）。铜蓝蛋白、24小时尿铜均正常。甲状腺功能：TT_3、TT_4、TSH均下降。肿瘤标志物：AFP 40 ng/mL；CA19-9 372.9 U/mL，其他正常。心电图正常。胸片未见异常，超声心动未见明显异常。腹部增强CT（2018年9月28日）：①肝脏炎性改变可能；②肝硬化不除外，脾大，侧支循环形成；③肝囊肿；④胆囊炎；⑤腹膜后及腹腔多发轻度肿大淋巴结，炎性反应性增生可能。

【诊断】

亚急性肝衰竭。

【诊疗经过】

入院后完善检查，计算RUCAM评分R值约等于8，考虑药物性肝损伤、肝细胞损伤型。结合患者其他化验指标，考虑诊断亚急性肝衰竭、肝功能异常原因待查、药物性肝损伤可能性大、腹水腹腔感染、急性胰腺炎不除外，急性肾损伤。入院后禁食水、补液，监测生命体征、出入量、血糖；嘱患者卧床休息，予复方甘草酸苷注射液、丁二磺酸腺苷蛋氨酸、熊去氧胆酸、奥美拉唑、奥曲肽、乌司他丁治疗，纠正电解质紊

乱，予比阿培南抗感染治疗；并予静脉输注新鲜冰冻血浆、补充白蛋白等治疗，先后予人工肝治疗 3 次（模式分别为血液灌流 + 血浆滤过吸附 + 血液透析滤过、血液灌流 + 血浆滤过吸附 + 血液透析滤过、血液灌流 + 血浆滤过吸附 + 血浆置换），每次治疗时间间隔 1 周。待淀粉酶恢复正常、腹痛消失后，嘱患者保证能量摄入，高热量饮食，夜间加餐。经内科综合治疗及人工肝治疗后，患者胆红素最高达 487.7 μmol/L，波动在 200 μmol/L 左右，PTA 波动在 15% ～ 20%，Cr 维持在 90 μmol/L 左右；乏力、食欲缺乏症状改善，但患者反复出现低钠血症、低血糖症状，凝血功能始终未见改善，最终转至北京某医院行肝移植治疗。

随访本例患者，患者肝移植术后病情稳定，胆红素逐渐下降至正常，凝血功能恢复，不适症状消失。肝脏组织病理结果回报符合药物性或中毒性肝损伤表现（具体不详）。

病例分析

肝衰竭是多种因素引起的严重肝脏损伤，导致合成、解毒、代谢和生物转化功能严重障碍或失代偿，出现以黄疸、凝血功能障碍、肝肾综合征、肝性脑病、腹水等为主要表现的一组临床综合征。在我国引起肝衰竭的主要病因是肝炎病毒（尤其是乙型肝炎），其次是药物及肝毒性物质（如酒精、化学制剂等）。基于病史、起病特点及病情进展速度，肝衰竭可分为四类：急性肝衰竭、亚急性肝衰竭（subacute liver failure，SALF）、慢加急性（亚急性）肝衰竭和慢性肝衰竭（chronic

笔记

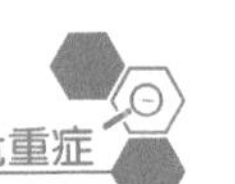

liver failure，CLF）。其中亚急性肝衰竭起病较急，2～26周内出现以下表现者即可诊断为亚急性肝衰竭：①极度乏力，有明显的消化道症状；②黄疸迅速加深，血清 TBIL ≥ 10×ULN 或每日上升≥ 17.1 μmol/L；③伴或不伴肝性脑病；④有出血表现，PTA ≤ 40%（或 INR ≥ 1.5）并排除其他原因者。本例患者肝移植术后病理回报为药物性肝损伤，结合患者病史及实验室检查结果，药物性肝损伤所致亚急性肝衰竭诊断明确。

目前肝衰竭的内科治疗尚缺乏特效药物和手段，治疗原则强调早期诊断、早期治疗，采取相应的病因治疗和综合治疗措施，并积极防治并发症。肝衰竭诊断明确后，应动态评估病情、加强监护和治疗。本例患者入院时合并胰腺损伤、腹腔感染、肾功能不全，经内科综合治疗联合人工肝治疗后，患者胰腺炎、腹腔感染、肾功能情况均好转，未引起其他并发症。

急性胰腺炎（acute pancreatitis，AP）是肝衰竭患者严重并发症之一，在临床上并不少见，但因其症状存在多样性且与肝衰竭伴发，使得与胰腺炎相关的临床症状体征常被肝衰竭掩盖，尤其是肝衰竭合并自发性腹膜炎、胆囊炎，常导致一定程度的漏诊及误诊延误治疗，加速肝衰竭病情的恶性进展，使病死率增加。有学者多因素回归性分析了肝衰竭合并急性胰腺炎患者的病历资料，结果提示呕吐症状、胆石症、并发症个数、应用糖皮质激素（发生急性胰腺炎之前）是肝衰竭患者发生急性胰腺炎的危险因素，对于肝衰竭患者除积极治疗原发病、维持内环境稳定外，还需要及时对症处理消化道症状，注意避免并发症的诱发因素并警惕并发症的恶性连锁反应。本例患者存在呕吐症状，影像学提示胆囊炎征象，并发低钠血症、自发性

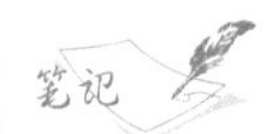

腹膜炎、急性肾损伤，即存在合并急性胰腺炎的高危因素，但该患者同时需要排除药物性胰腺炎（drug-induced pancreatitis，DIP）可能，DIP 为临床少见的一种特殊类型胰腺炎，起病迅速、病程短，大多数表现为急性胰腺炎，极少数表现为慢性胰腺炎，其临床表现基本与其他病因导致的急性胰腺炎相似，并没有相应的特异性检测指标。据统计，约 2% 成人急性胰腺炎可由药物引起，而根据药物与诱发胰腺炎的相关程度可将药物分为也许相关、可能相关和明确相关三类。260 多种药物可能引发 DIP，而其中与胰腺炎明确相关的药物则包括硫唑嘌呤、四环素、利尿剂、磺胺类药物、非甾体类抗炎药、钙剂、抑酸剂和免疫调节剂等。本例患者在发病之前曾应用非甾体类抗炎药治疗，但并不能说明该药物与急性胰腺炎一定相关。该患者的胰腺损伤原因仍不明确，但肝衰竭合并急性胰腺炎使得病情严重，提示预后较差。

值得注意的是，本例患者自住院起反复出现低血糖症状，需持续高糖泵入以维持血糖水平；在肝衰竭时，肝细胞大块坏死严重地影响了肝脏糖代谢。肝脏是糖代谢的重要器官，糖原的合成和分解、糖酵解、糖异生和糖类的转化等维持血糖稳定的代谢活动都在肝脏进行。由于肝脏有巨大的储备功能，80% 以上肝细胞坏死时才会出现肝衰竭和糖代谢异常，其中 70% 以上表现为低血糖；低血糖提示肝脏功能有严重损伤，对于肝衰竭的进展及预后有一定的预测作用。本例患者持续低血糖，侧面反映患者肝脏坏死程度严重，提示预后差。

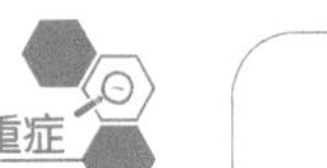

病例点评

肝衰竭是临床常见的严重肝病综合征，病死率极高，且引起肝衰竭的病因较多，早期诊断的同时积极寻找病因，在内科综合治疗的基础上，根据个体化差异，联合人工肝不同治疗模式进行治疗；同时兼顾并发症和原有并发症的治疗，注意预防其他并发症出现的高危因素，避免出现新的并发症；若合并急性胰腺炎、低血糖，提示预后较差，应积极建议患者行肝移植治疗。

参考文献

1. 中华医学会感染病学分会肝衰竭与人工肝学组，中华医学会肝病学分会重型肝病与人工肝学组．肝衰竭诊治指南（2018 年版）[J]. 临床肝胆病杂志，2019，35（1）：38-44.
2. 纪风兵，邓玫，李玉北．肝衰竭患者发生急性胰腺炎的危险因素分析 [J]. 重庆医学，2015，44（17）：2379-2380，2383.
3. 石添元，左兴，谢俊强，等．急性胰腺炎对肝衰竭预后的影响 [J]. 热带医学杂志，2009，9（9）：1032-1034.
4. 何文华，吕农华．药物性胰腺炎 [J]. 临床内科杂志，2012，29（2）：79-81.
5. 陈丽丹，潘延凤．血糖水平与肝衰竭患者预后的临床分析 [J]. 中国实用医刊，2017，44（13）：43-44.
6. 吴凤萍，李亚萍，杨颖，等．血糖和总胆固醇水平对肝衰竭患者预后的影响 [J]. 实用肝脏病杂志，2018，21（3）：413-416.
7. 谢能文，何金秋，熊墨龙，等．低血糖与肝衰竭患者预后的临床分析 [J]. 实用临床医学，2014，15（4）：41-42，45.

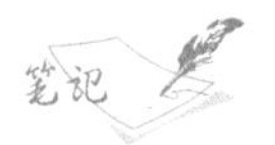

病例 5　戊型肝炎病毒感染所致亚急性肝衰竭（一）

病历摘要

【基本信息】

患者，男，63 岁。主因“恶心、呕吐 2 个月，伴皮肤黄染 2 周”于 2013 年 8 月入院。

现病史：患者于 2 个月前无明显诱因出现乏力、食欲减退，伴恶心、呕吐，非喷射性呕吐胃内容物，伴反酸、胃灼热，无发热、咳嗽、咳痰，无腹痛、腹泻等不适，未诊治。2 周前出现皮肤、巩膜重度黄染，伴尿色加深，无皮肤瘙痒、灰白便，于当地医院住院治疗，检查结果显示：戊型肝炎抗体 IgM 阳性，乙肝表面抗体阳性，丙肝抗体、甲肝抗体均阴性。肝功能：ALT 494 U/L，AST 707 U/L，TBIL 40.4 μmol/L，ALB 32.6 g/L，PTA 74.3%，NH_3 151.7 μmol/L。予异甘草酸镁、还原型谷胱甘肽、多烯磷脂酰胆碱等保肝治疗，腺苷蛋氨酸退黄治疗，泮托拉唑保护胃黏膜治疗，头孢美唑抗感染治疗及氨基酸等综合治疗，治疗 9 天后病情无好转，肝功能进一步恶化。检查肝功能：ALT 822 U/L，AST 901 U/L，TBIL 358.6 μmol/L，ALB 29.5 g/L，PTA 30%，为进一步诊治收入我院。

既往史：否认乙型肝炎、戊型肝炎疫苗接种史，否认输血

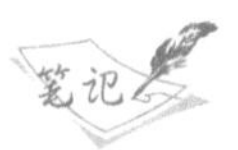

及血制品史。4 个月前诊断“肺结核”，并服用异烟肼、利福平抗结核治疗，已停用 2 个月。否认高血压、心脏病、糖尿病病史，否认外伤史，否认手术史，否认过敏史，否认肿瘤家族史，否认遗传性疾病家族史，否认其他传染性、家族性疾病史。

【体格检查】

体温 36.2 ℃，血压 116/62 mmHg，脉搏 65 次 / 分，呼吸 17 次 / 分。发育正常，神志清，精神差，皮肤、巩膜重度黄染，肝掌阴性，蜘蛛痣阴性，双肺呼吸音清，未闻及干、湿性啰音，心音正常，心律齐，各瓣膜区未闻及病理性杂音。腹饱满，肝脾肋下未触及，腹部压痛、反跳痛可疑，Murphy’s 征阴性，移动性浊音可疑，双下肢无水肿，病理征阴性。

【辅助检查】

肝肾功能：ALT 272.2 U/L，AST 153.9 U/L，TBIL 248.5 μmol/L，DBIL 141.2 μmol/L，Cr 54.8 μmol/L，ALB 31.1 g/L。血常规：WBC 12.23×10^9/L，PLT 112×10^9/L，HGB 135 g/L，N% 75.5%。凝血功能：PTA 46%，APTT 46.2 s，NH_3 92 μmol/L。电解质正常、心肌酶正常、BNP 正常。PCT 2.01 ng/mL，G 试验正常，GM 试验阴性，TB-SPOT 阳性。戊型肝炎 IgM、IgG 抗体均阳性，甲乙丙型肝炎病毒、EB 病毒、CMV 病毒标志物检测均阴性，自身免疫相关抗体均阴性，血培养阴性。肿瘤标志物：AFP 689.4 ng/mL；CA19-9 679.4 U/mL，铁蛋白 528.6 ng/mL。心电图正常。超声心动图未见明显异常。腹部增强 CT：①肝实质炎性表现，肝实质灌注异常，考虑亚急性肝衰竭；②胆囊炎，腹水；③肝囊肿，右侧肾囊肿。胸部 CT：

两肺结核治疗后复查，双重胸膜增厚。

【诊断】

病毒性肝炎，戊型，急性黄疸型；亚急性肝衰竭；腹水，腹腔感染；药物性肝损伤不除外；肺结核。

【诊疗经过】

入院后予复方甘草酸苷注射液、丁二磺酸腺苷蛋氨酸、熊去氧胆酸、苦黄等保肝、退黄药物治疗，予地衣芽孢杆菌活菌、双歧杆菌三联活菌调节肠道菌群，予泮托拉唑保护胃黏膜、多潘立酮促进胃动力治疗，患者腹腔感染，先后予哌拉西林舒巴坦、美罗培南、替考拉宁、头孢吡肟抗感染治疗；并间断静脉输注新鲜冰冻血浆、补充白蛋白、氨基酸、脂肪乳等营养支持治疗，先后予血浆置换治疗 5 次。

治疗过程中，患者凝血功能逐渐恢复正常，但患者胆红素仍波动在 300 μmol/L 左右，精神差、情绪低落，食欲下降明显，消化道症状加重。请精神科医生会诊后考虑患者抑郁状态，建议口服抗抑郁药物治疗，患者拒绝；患者消化道症状持续加重，肝功能提示胆汁淤积性状态，加用前列地尔改善微循环、低分子肝素抗凝等，鉴于患者进食差、营养状况差，与患者沟通后，放置胃管行肠内营养支持治疗。请营养科医生会诊后制定肠内营养治疗方案，保证患者营养充分，随后患者胆红素进行性下降，PTA 持续正常，血常规正常，消化道症状明显好转，遂出院。

病例分析

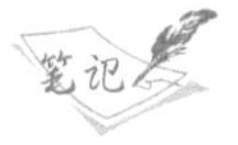

戊型肝炎是由 HEV 引起的一种急性传染病，HEV 是一个

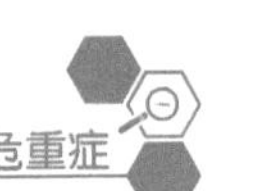

单股正链无包膜的 RNA 病毒。该病毒至少有 4 种不同类型：基因 1 型、2 型、3 型、4 型。基因 1 型、2 型仅发现于人类，基因 3 型、4 型为人畜共患型。

戊型肝炎感染的暴发流行遍及世界各地，据估计，全球每年有 2000 万例 HEV 感染者，有临床症状的 HEV 感染者超过 330 万，2015 年戊型肝炎约引起 44 000 人死亡（占病毒性肝炎死亡率的 3.3%）。感染者主要为青壮年，在一般人群中戊型肝炎的平均病死率为 0.5% ～ 4%，而孕妇感染者病死率达 20% ～ 30%，有慢性肝病患者及老年人感染 HEV 后容易诱发肝衰竭，病死率高。我国属于HEV感染高发流行区，流行率为 7% ～ 15%。近年来，我国每年报道戊型肝炎 130 万～ 140 万例，死亡 700 ～ 1100 例。有学者收集 2004—2014 年我国 31 个省（直辖市、自治区）的戊型肝炎发病率数据，分析显示我国戊型肝炎发病率整体处于上升趋势，但是趋势总体较为平缓，其中 65 ～ 74 岁为戊型肝炎发病高峰年龄段；＞ 60 岁的老年人的发病率增幅最大，这可能与老年人抵抗力较差、该年龄段疫苗覆盖率较低等因素有关。目前老年人已成为戊型肝炎感染的高危人群，应引起足够的重视。

戊型肝炎病毒主要通过粪 – 口途径传播，由于饮用水受到感染者粪便污染后引起暴发流行，因此，戊型肝炎的发病率与卫生条件密切相关。戊型肝炎也可通过其他途径传播，但占临床病例的比例较少，包括：①摄入来自受感染动物的未煮熟的肉或肉制品；②输注受感染的血液制品；③从孕妇到胎儿的垂直传播。此外，食用生贝类或未煮熟贝类可能是流行地区散发病例的来源。

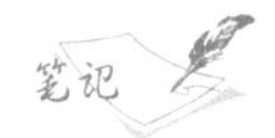

暴露于戊型肝炎病毒后的潜伏期为 2 ～ 10 周，平均为 5 ～ 6 周，感染者在发病前几天到发病后 3 ～ 4 周会持续排出病毒。在 HEV 高发区，症状性感染最常见于 15 ～ 40 岁人群。在儿童感染者中通常没有症状，或者只有不伴黄疸的轻微症状。其所致肝炎的典型症状包括：①初期轻度发烧、食欲减退、恶心和呕吐，持续数天，部分患者还可能出现腹痛、瘙痒、皮疹或关节痛；②黄疸（皮肤、巩膜黄染），尿黄；③肝脏稍增大，质软。这些症状往往与其他病因所致肝病症状无法区分，通常持续 1 ～ 6 周。

在极少数情况下，急性戊型肝炎可导致急性重型肝炎（急性肝衰竭）。在慢性肝病患者中合并 HEV 感染引发肝衰竭后病死率达 70%，慢性肝病患者重叠感染 HEV 会迅速引起肝脏疾病的恶化，诱发慢加急性肝衰竭，而血清胆红素水平、INR 及并发肝性脑病、感染、消化道出血是影响慢加急性戊型肝炎肝衰竭患者预后的独立危险因素，可作为判断肝衰竭患者预后的临床指标。对于有高危因素的患者，应积极进行内科综合治疗，预防并发症的发生，以降低病死率。

目前针对 HEV 感染患者尚没有确切的抗病毒治疗方案，应用免疫抑制剂的慢性戊型肝炎患者因使用抗病毒药物利巴韦林（可以抑制病毒复制并达到持续病毒学应答）而受益。聚乙二醇干扰素的应用同样可以使这部分患者获益，但相关研究样本量较少，尚需要更大规模的前瞻性研究进行验证。

此外，接种疫苗是预防控制戊型肝炎的最有效的办法，我国于 2012 年批准戊型肝炎病毒疫苗上市，临床试验数据证明其具有良好的安全性、免疫原性和有效性；但由于缺乏育龄妇

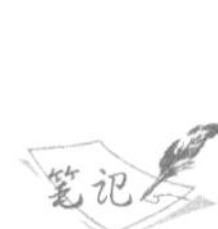

女、慢性肝病患者、免疫低下人群和老年人群接种的安全性和有效性数据，尚未实施普及接种。

本例患者在治疗过程中出现严重的消化道症状，肝功能指标缓解，但症状加重，为保证患者营养需求，予下胃管进行肠内营养支持治疗后，患者病情逐渐好转。急性肝衰竭或慢加急性肝衰竭进展期，由于肝细胞大量坏死，糖类、脂肪和蛋白质代谢严重紊乱，蛋白质分解增多导致低蛋白血症和高氨血症，糖代谢受损常导致血糖异常和高乳酸血症。肝衰竭患者应进行详细营养评定，以确定营养不良类型及程度。由营养支持小组对肝衰竭患者进行综合营养评定、制定个体化营养支持治疗方案并督导方案实施。

病例点评

戊型肝炎是自限性疾病，一般情况下预后良好，但在老年人、免疫功能低下人群、有基础肝病患者及孕妇人群中，发生肝衰竭的风险增加，病死率高。本例患者为中老年男性，既往合并肺结核，发病前应用了抗结核药物，提示患者免疫力低下同时有药物性肝损伤可能的基础，因此进展至肝衰竭。停用抗结核药物，并予积极内科综合治疗后，患者肝功能指标虽有好转，但消化道症状严重，经营养干预后，患者最终病情稳定出院。对于肝衰竭患者应高度重视患者营养问题，及时给予营养支持治疗，以改善预后。

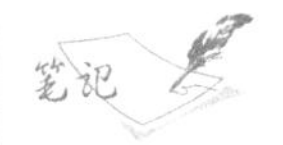

参考文献

1. 刘振球，左佳鹭，严琼，等．我国 2004—2014 年戊型肝炎流行的时空特征及趋势分析 [J]. 中华流行病学杂志，2017，38（10）：1380-1385.

2. 高朋彬，赵晓彦，秦浩，等．戊型肝炎肝衰竭死亡原因分析 [J]. 实用肝脏病杂志，2019，22（2）：220-223.

3. 郑亚，李亚飞，姚星姝，等．戊型肝炎疫苗临床研究进展 [J]. 病毒学报，2018，34（6）：951-958.

4. 王金霞，李雯，张云智．戊型肝炎病原学及流行病学研究进展 [J]. 中国热带医学，2018，18（3）：277-281.

5. 张冬琴，龚作炯．戊型肝炎相关性慢加急性肝衰竭研究进展 [J]. 中西医结合肝病杂志，2016，26（5）：317-320.

6. 中华医学会肝病学分会，中华医学会消化病学分会．终末期肝病临床营养指南 [J]. 中华肝脏病杂志，2019，27（5）：330-342.

7. LAUMON T，DIETRICH H，MULLER L，et al. Acute liver failure and misdiagnosis：do not forget viral hepatitis E [J]. Anaesth Crit Care Pain Med，2019，38（1）：73-75.

8. FRIAS M，LOPEZ-LOPEZ P，RIVERO A，et al. Role of hepatitis E virus infection in acute-on-chronic liver failure[J]. Biomed Res Int，2018：9098535.

9. KAR P，SENGUPTA A. A guide to the management of hepatitis E infection during pregnancy[J]. Expert Rev Gastroenterol Hepatol，2019，13（3）：205-211.

10. CHAUHAN A，WEBB G，FERGUSON J. Clinical presentations of hepatitis E：a clinical review with representative case histories [J]. Clin Res Hepatol Gastroenterol，2019，43（6）：649-657.

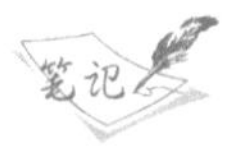

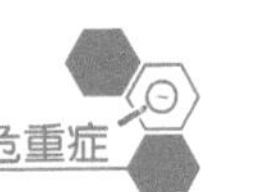

病例6　戊型肝炎病毒感染所致亚急性肝衰竭（二）

病例摘要

【基本信息】

患者，男，70岁。主因“发热2周，乏力、尿黄10天”收入院。

现病史：患者于2周前受凉后出现发热，体温38.9 ℃，伴有咳嗽，咳白色黏痰，无畏寒、寒战，当地诊所先后应用林可霉素、阿莫西林、利巴韦林、地塞米松治疗。10天前出现乏力、尿黄，伴腹胀，进行性加重，于当地医院住院治疗。外院化验（2017年1月23日）：ALT 1080 U/L，AST 1590 U/L，BUN 2.76 mmol/L，Cr 78 μmol/L，乙肝表面抗原、丙型肝炎抗体未见异常。腹部增强CT提示肝实质密度欠均匀，胆囊缩小，胆囊壁水肿增厚，腹水，腹膜后多个小淋巴结，双侧少量胸腔积液。诊断“肝衰竭病因不明”，予以异甘草酸镁保肝、降酶、退黄、利尿，美罗培南抗感染等治疗，病情无改善。

既往史：体健，否认高血压、糖尿病、心脏病病史。

【体格检查】

神志清，精神可，计算力及定向力正常，双下肢可见散在淤斑。肝掌阳性，皮肤、巩膜重度黄染，双肺呼吸音清，未闻及干、湿性啰音，心律齐，腹膨隆，肝脾肋下未触及，无压

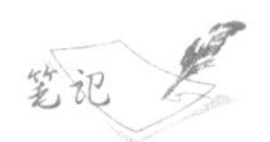

痛，下腹部反跳痛阳性，移动性浊音阳性，双下肢中度可凹性水肿，扑翼样震颤及踝阵挛阴性。

【辅助检查】

常规检查：①全血细胞分析、尿常规、便常规均正常；②肝功能：ALT 171.7 U/L，AST 75.1 U/L，AST /ALT 0.44，TBIL 336.2 μmol/L，DBIL 248.8 μmol/L，DBIL/TBIL 0.74，TP 56.3 g/L，ALB 25.5 g/L，UREA 9.02 mmol/L，CR 196.0 μmol/L，GFR 29.0 mL/min，TG 1.16 mmol/L，钾 5.55 mmol/L，钠 116.6 mmol/L，氯 90.4 mmol/L，γ-GT 65.6 U/L，ALP 90.4 U/L，TBA 91.5 μmol/L，CHE 113.0 U/L；③ PTA 47.0%，INR1.69；④血气分析：pH 值 7.408，PCO_2 30.7 mmHg，$PO_2$91.2 mmHg；⑤病原学检查：甲型流感病毒抗原阴性，乙型流感病毒抗原阴性，戊型肝炎抗体 IgG、IgM 阳性。甲型肝炎抗体 IgM 0.325 阴性，巨细胞病毒抗体 IgM 0.324 阴性，IgG ＞ 500 阳性，出血热抗体阴性。自身抗体系列：ANA 阳性（1 ∶ 100），核颗粒、胞浆颗粒，抗线粒体抗体阴性；⑥肿瘤标志物：AFP 4409 ng/mL，异常凝血酶原 29.0 mIU/mL，甲胎蛋白异质体 -L 37.975 ng/mL。

影像学检查：①腹部 B 超：弥漫性肝病表现，胆囊未充盈，胆囊壁水肿，腹水中量，胰腺、脾脏、肾脏未见异常。②肺部 CT：左侧肺炎症伴双侧胸腔积液。

【诊断】

病毒性肝炎戊型；亚急性肝衰竭；腹水；胸腔积液；低蛋白血症；急性肾损伤。

【诊疗经过】

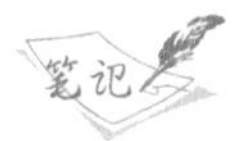

患者为老年男性，急性病程，病程 2 周，以发热起病，

10 天前出现乏力、尿黄，化验总胆红素显著升高，肝损伤重度，INR1.5，肝衰竭诊断明确，结合患者意识清楚，未出现Ⅱ度以上肝性脑病，故诊断为亚急性肝衰竭。化验戊型肝炎抗体 IgM、IgG 阳性。至此，患者诊断戊型肝炎明确。

近期出现肾功能恶化，伴有急性肾损伤。嘱患者卧床休息，少食多餐，注意夜间加餐，并给予以下治疗。①激素治疗：先用剂量 1.5 mg/（kg · d），连用 3 天，然后改用 1 mg/（kg · d），连用 2 天，最后改用 0.5 mg/（kg · d），连用 2 天；②抗感染治疗；③保肝、退黄、利尿对症治疗；④静脉输注白蛋白、血浆，改善肾脏灌注；⑤纠正电解质紊乱、对症支持治疗。患者明显好转出院，回当地医院继续巩固治疗，后随访已完全康复。

病例分析

【急性戊型肝炎】

戊型肝炎是由戊型肝炎病毒感染引起的传染病，主要表现为急性感染，经粪 – 口途径传播，传染源为急性期患者和隐性感染者，隐性感染多见。显性感染主要发生于成年人，是老年患者急性病毒性肝炎的常见原因，晚期孕妇感染 HEV 后病死率高，可达 30% 以上。戊型肝炎发病机制尚不清楚，可能与甲型肝炎相似。细胞免疫是引起肝细胞损伤的主要原因。HEV 经消化道侵入人体后，在肝脏复制。从潜伏期后半段开始，HEV 开始在胆汁中出现，随粪便排出体外，并持续至起病后 1 周左右。同时病毒进入血流导致病毒血症。

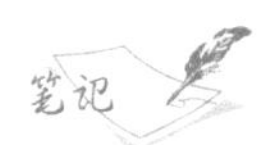

【戊型肝炎的病原学诊断】

抗 HEV-IgM 在发病初期产生，是近期 HEV 感染的标志，大多数在 3 个月内转阴。抗 HEV-IgG 在急性期滴度较高，恢复期则明显下降，如果抗 HEV-IgG 高滴度，或由阴转阳，或由低滴度到高滴度或由高滴度到低滴度甚至转阴，均可诊断为 HEV 感染。HEV 存在于发病早期的患者的粪便和血液中，但持续时间不长，如果血 HEV-RNA 阳性或便 HEV-RNA 阳性或检出 HEV 颗粒均可诊断。本例患者通过检测抗 HEV-IgM 及抗 HEV IgG 均阳性，明确诊断为急性戊型肝炎。

【戊型肝炎临床表现特点及治疗】

通常戊型肝炎与甲型肝炎相似，但黄疸前期较长，平均 10 天，症状较重，自觉症状至黄疸出现后 4 ～ 5 天才开始缓解，病程长。老年患者通常病情较重，以黄疸型为主，黄疸较深，持续时间较长，易发生淤胆，并发症较多，肝衰竭发生率高，病死率较高。一般认为戊型肝炎无慢性化过程也无慢性携带状态，但临床观察、流行病学调查和肝组织检查均发现，3% ～ 10% 的急性戊型肝炎患者可有病程超过 6 个月的迁延现象。

戊型肝炎一般为自限性，多可完全恢复，但引发肝衰竭者，若不及时治疗，会威胁患者的生命安全，需要积极营养支持及保肝护肝等药物治疗。如果肝功能持续恶化，则需要考虑肝移植治疗。

病例点评

此例患者起病前有受凉史，随后出现发热，伴有轻度咳

嗽、咳痰等症，开始容易误诊为上呼吸道感染而进行无谓的抗感染治疗，故首诊时如能想到检查肝功能并发现肝功能异常，常能及时提示医师进一步检查肝炎病毒而较早诊断戊型肝炎并较早给予相应的治疗，可减轻患者的肝损伤程度。戊型肝炎无特效病原治疗，主要采取对症、支持及防治并发症等综合治疗，出现感染时应积极进行抗感染治疗，老年患者由于常伴有慢性基础性疾病，发生戊型肝炎时病情较重甚至可引发肝衰竭，容易并发肝外器官的损伤（如该患者并发急性肾损伤等），故要做好各脏器的功能检查、评估，采取相应的防护、对症与支持治疗。

参考文献

李兰娟，任红．传染病学 [M].8 版．北京：人民卫生出版社，2013：17-43.

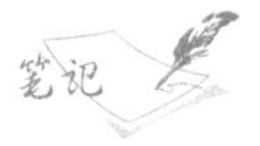

病例 7　慢性乙型肝炎停抗病毒药后诱发慢加急性肝衰竭

病历摘要

【基本信息】

患者，男，38 岁。主因“乙肝病史 12 年，间断乏力 7 年，食欲缺乏、尿黄 1 月余”于 2018 年 10 月收入院。

现病史：患者于 12 年前体检时发现乙肝表面抗原阳性，无乏力、食欲缺乏、腹痛、腹泻、反酸、恶心等不适，未治疗，此后每年定期复查肝功能，自诉肝功能均正常；7 年前无明显诱因出现乏力不适，就诊于当地医院，查肝功能异常，具体不详，给予保肝治疗，同时予拉米夫定联合阿德福韦酯抗病毒治疗，3 个月后复查肝功能正常，乙肝病毒转阴，此后坚持口服抗病毒药物，并定期查肝功能均正常，乙肝病毒载量低于检测下限，乙肝五项提示“大三阳”。患者于 5 个月前自行停用拉米夫定及阿德福韦酯治疗。1 个月前无明显诱因开始出现食欲缺乏、尿黄，伴恶心、低热，体温波动在 37.5 ℃左右，就诊于当地医院，完善检查，考虑诊断“乙肝肝硬化（失代偿期），慢加亚急性肝衰竭”，予保肝、退黄等对症治疗，予替诺福韦联合恩替卡韦抗病毒治疗，但患者胆红素进行性升高，予激素治疗约 20 天，具体用量及疗程不详，患者病情无好转，现为进一步诊治收入院。

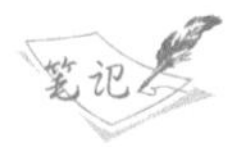

既往史：平素健康状况良好，有乙肝接触史，否认乙肝疫

苗接种史，否认职业暴露史，住院期间有输血浆及白蛋白史。否认高血压、心脏病、糖尿病病史，否认外伤史，否认手术史，否认过敏史。“银屑病”史 10 余年，未用药治疗。母亲为乙肝携带者，否认肿瘤家族史，否认遗传性疾病家族史。

【体格检查】

体温 36.5 ℃，血压 134/76 mmHg，脉搏 100 次 / 分，呼吸 21 次 / 分，发育正常，神志清，精神弱，慢性病容，自主体位。皮肤、巩膜重度黄染，四肢、颈部及躯干可见散在色素缺失，肝掌阳性，蜘蛛痣阴性，双肺呼吸音粗，未闻及干、湿性啰音，心音正常，心律齐，各瓣膜区未闻及病理性杂音。腹饱满，肝浊音界不明显，肝脾触诊不满意，下腹部压痛、无反跳痛，Murphy's 征阴性，移动性浊音可疑，双下肢无水肿，病理征阴性。

【辅助检查】

肝肾功能：ALT 263.8 U/L，AST 108.9 U/L，TBIL 576.7 μmol/L，DBIL 427.1 μmol/L，Cr 54.7 μmol/L，ALB 34.1 g/L。凝血功能：PTA 39%，APTT 41.9 s，D-Dimer 123 μg/L。NH_3 27 mmol/L。乳酸：2.27 mmol/L。血常规：WBC 15.57×10^9/L，PLT 75×10^9/L，HGB 166 g/L，N% 85%，CRP 4 mg/L，G 试验 53.1 pg/mL，GM 试验阴性。乙肝病毒血清标志物：HBsAg、抗 HBe 和抗 HBc 阳性，HBV-DNA 定量 2.44×10^2 IU/mL，AFP 6.1 ng/mL；甲、丙、戊型肝炎病毒标志物检测均阴性，自身抗体免疫相关抗体均阴性，血培养阴性。甲状腺功能：FT_3、FT_4、TT_3、TT_4、TSH 均下降。心电图正常。胸部 CT 提示双肺下叶真菌感染可能性大，建议复查；双肺下叶小结节，考虑陈旧病变可

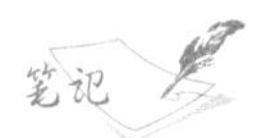

能。腹部增强CT示肝硬化伴多发再生结节形成，脾大，侧支循环形成，少量腹水，肝脏局灶灌注异常，肝内钙化灶，胆囊炎，胆囊结石。

【诊断】

慢加亚急性肝衰竭、肝炎肝硬化失代偿期（乙型）、腹水腹腔感染、肺部真菌感染、胆囊炎、银屑病。

【诊疗经过】

入院后嘱患者卧床休息，高热量饮食，监测生命体征、血糖、出入量，予口服替诺福韦联合恩替卡韦抗病毒治疗，予复方甘草酸苷、多烯磷脂酰胆碱、还原型谷胱甘肽、丁二磺酸腺苷蛋氨酸、苦黄注射液、熊去氧胆酸等药物保肝、退黄治疗，予奥美拉唑保护胃黏膜治疗，予呋塞米、螺内酯利尿治疗，同时予输注新鲜冰冻血浆、补充白蛋白等治疗，并予头孢噻肟舒巴坦抗感染治疗，予伏立康唑抗真菌治疗；监测血常规、肝肾功能，定期复查胸部CT；治疗3周后，患者消化道症状好转，无发热、咳嗽、咳痰等不适，PTA波动在40%～50%，胆红素下降至342.7 μmol/L；住院期间患者反复诉头晕、眼花不适，行头颅CT未见异常，考虑与伏立康唑有关，随后更换为卡泊芬净抗真菌治疗，8周后复查胸部CT提示肺部真菌感染较前好转。复查肝功能：ALT 121 U/L，AST 142.3 U/L，TBIL 120.7 μmol/L，DBIL 95.9 μmol/L。凝血功能：PTA 62%。患者无不适症状，要求出院。

出院半年后复查肝功能：ALT、AST、CHE均正常，TBIL 20.5 μmol/L，DBIL 7.4 μmol/L，ALB 30.3 g/L。凝血功能：PTA 72%。乙肝五项：HBsAg、抗HBe和抗HBc阳性；HBV-

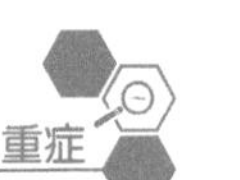

DNA 定量 29 IU/mL。甲状腺功能正常。胸部 CT：肺部感染复查，病灶较前进一步吸收。

病例分析

慢加急性（亚急性）肝衰竭是指在慢性肝病基础上，由各种诱因引起的以急性黄疸加深、凝血功能障碍为肝衰竭表现的综合征，可合并肝性脑病、腹水、电解质紊乱、感染、肝肾综合征、肝肺综合征等并发症，以及肝外器官功能衰竭。患者黄疸迅速加深，血清 TBIL ≥ 10 × ULN 或每日上升≥ 17.1 μmol/L；有出血表现，PTA ≤ 40%（或 INR ≥ 1.5）。根据不同慢性肝病基础分为 3 种类型：A 型，在慢性非肝硬化肝病基础上发生的慢加急性肝衰竭；B 型，在代偿期肝硬化基础上发生的慢加急性肝衰竭，通常在 4 周内发生；C 型，在失代偿期肝硬化基础上发生的慢加急性肝衰竭。

本例患者为代偿期肝硬化基础上因自行停用抗病毒药物后诱发的慢加亚急性肝衰竭，在临床上，由于停用核苷酸类抗病毒药物后导致的肝衰竭并不少见。持续的乙型肝炎病毒复制可以导致肝脏组织慢性损伤，最终发展至肝硬化，甚至肝癌。核苷（酸）类药物 [nucleos（t）ide analogues，NAs] 可以通过抑制 HBV-DNA 复制，从而延缓慢性乙型肝炎患者的疾病进展，但 NAs 并不能完全清除乙肝病毒复制模板 cccDNA，因此治疗中即使 HBV 病毒低于检测下限，体内仍存在 cccDNA 池而难以耗竭。故短期服用 NAs 停药后，HBV-DNA 将会大量复制，超出机体的免疫清除能力范围，必然导致短期内出现广泛肝组织损伤，甚至引起肝衰竭。

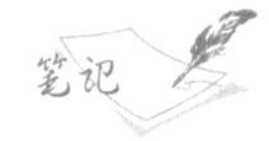

关于慢性乙型肝炎抗病毒治疗如何安全停药，各指南也给出了指导与建议，但仍有 25% ～ 50% 患者在达到指南规定的治疗终点停药后复发。大多数复发在停药后 1 ～ 2 年内，随着停药时间的延长，复发率越高。不同的 NAs 停药复发率无明显不同。国外学者评估了 HBeAg 阴性慢性乙型肝炎患者，这些患者在病毒学应答后接受至少 24 个月的治疗后停止了 NAs 治疗，绝大多数患者在停药后很快就发现了可检测的 HBV-DNA，在治疗后 6 个月、12 个月和 24 个月的随访中，HBV-DNA ＞ 200 IU/mL 的比例约为 70%、80% 和 90%。同样，如果临床上有意义的复发即血清 HBV-DNA ＞ 2000 IU/mL，所占比例约为 55%、70% 和 70%。如果以 HBV-DNA ＞ 2000 IU/mL 和 ALT 升高来确定治疗后复发率，患者的比例会降低，但仍有约 35%、50% 和 55% 患者会出现这种情况。一项系统分析纳入了 25 个研究共 1716 例患者，结果显示，在停药后第 12、第 24、第 36 个月的持续病毒学抑制率分别为 51.4%、39.3% 和 38.2%，停药后病毒学抑制率呈逐年递降趋势；NAs 抗病毒药物停药复发可表现为不同的临床结局，包括单纯的病毒学复发而无肝功能异常，慢性乙型肝炎急性发作，少部分进展为肝衰竭。

抗乙肝病毒治疗停药后复发并进展为肝衰竭的停药至发病中位时间为 6（1 ～ 24）个月，停药复发的高危因素除了体内存在 cccDNA 外，还有停药时血清表面抗原（HBsAg）滴度也会影响乙肝复发，HBsAg 主要由 cccDNA 转录成信使 RNA 翻译产生，因此血清 HBsAg 水平在一定程度上反映了 cccDNA 的转录活性，是 cccDNA 的一个重要血清替代标志物，有研究

表明，HBsAg 降低到一定水平，与停药后病毒学复发明显相关。此外，患者年龄、基线 HBV-DNA 载量、药物巩固治疗时间也是 NAs 停药复发的相关因素。达停药标准后的年轻患者停药复发率明显低于年老患者，基线 HBV-DNA 水平高者停药复发率高，无论 HBeAg 阳性还是 HBeAg 阴性慢性乙型肝炎患者，延长巩固治疗时间均可降低停药后的复发率。

慢性乙型肝炎患者中停药后复发相关肝衰竭病死率较高，与非停药复发的肝衰竭比较，停药复发相关肝衰竭的病情进展更快，肝性脑病发生率和病死率更高，有肝硬化基础的患者，预后更差。因此，对于肝硬化患者，停药风险极大，应坚持长期乃至终身服药。

病例点评

核苷酸类似物停药后复发进展至肝衰竭后病死率较高，应严格按照指南推荐标准停药，并在停药后的 6 个月内密切随访；由于停药诱发的慢加急性肝衰竭，应尽早重新开始抗病毒治疗，选择强效、高耐药屏障的抗病毒药物，早期快速降低 HBV-DNA 载量是治疗的关键，若 HBV-DNA 病毒载量在 2 周内能下降 2 次方，患者存活率可提高。

参考文献

1. 中华医学会感染病学分会肝衰竭与人工肝学组，中华医学会肝病学分会重型肝病与人工肝学组 . 肝衰竭诊治指南（2018 年版）[J]. 临床肝胆病杂志，2019，35（1）：38-44.
2. PAPATHEODORIDIS G V，MANOLAKOPOULOS S，SU T H，et al. Significance

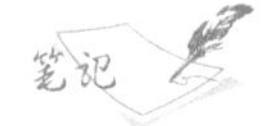

of definitions of relapse after discontinuation of oral antivirals in HBeAg-negative chronic hepatitis B[J]. Hepatology，2018，68（2）：415-424.

3. PAPATHEODORIDIS G，VLACHOGIANNAKOS I，CHOLONGITAS E，et al. Discontinuation of oral antivirals in chronic hepatitis B：a systematic review [J]. Hepatology，2016，63（5）：1481-1492.
4. 胡伯斌，江建宁，付嘉鑫，等 .HBeAg 阳性慢性乙型肝炎患者经核苷和核苷酸类药物治疗达标停药后复发的相关因素 [J]. 临床肝胆病杂志，2016，32（5）：885-889.
5. 区淑华，陈永鹏，姜荣龙，等 . 核苷（酸）类药物治疗慢性乙型肝炎停药后复发相关肝衰竭预后分析 [J]. 中华肝脏病杂志，2016，24（4）：252-257.
6. 李孝楼，卓海燕，刘志强，等 . 核苷和核苷酸类药物治疗慢性乙型肝炎停药后复发并进展为肝衰竭患者的临床特征及预后影响因素分析 [J]. 临床肝胆病杂志，2018，34（7）：1423-1427.
7. 胡娜，尤红 . 慢性乙型肝炎患者核苷（酸）类似物停药的研究进展 [J]. 中华肝脏病杂志，2016，24（9）：704-707.
8. 丁霞，廖桂婵，夏牧晔，等 . 探讨长期核苷（酸）类药物治疗慢性乙型肝炎患者停药后复发的影响因素 [J]. 新发传染病电子杂志，2019，4（1）：52-55.

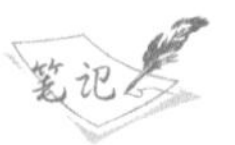

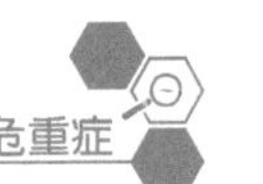

病例 8　慢性乙型肝炎合并酒精因素所致慢加急性肝衰竭

病历摘要

【基本信息】

患者，男，40 岁。主因“乙肝表面抗原阳性 20 年，乏力、食欲缺乏 1 个月，尿黄、眼黄 10 余天”收入院。

现病史：患者于 20 年前体检发现乙肝表面抗原阳性，肝功能正常。入院前 1 个月无明显诱因出现乏力、食欲缺乏，未予治疗。入院前 10 天饮白酒 350 ～ 400 克后自觉乏力、食欲缺乏加重，并出现眼黄、尿黄如浓茶色，4 天前于我院门诊就诊，化验：WBC 6.6×10^9/L，HGB 162 g/L，PLT 119×10^9/L，ALT 887 U/L，AST 784 U/L，TBIL 76.85 μmol/L，ALB 40.1 g/L，CHE 7784 U/L，PTA 57%。HBV-M：HBsAg 阳性、HBeAg 阳性、HBcAb 阳性，甲肝、丙肝、戊肝抗体化验均为阴性。HBV-DNA 2.64×10^8 copies/mL。B 超：肝实质回声增强，脾厚 4.3 cm，门静脉直径 1.2 cm，为进一步治疗收入我院。发病以来，精神、食欲差，无皮肤瘙痒及灰白便，无发热、腹痛，无双下肢水肿，无意识障碍。

【体格检查】

神志清，精神差，反应稍迟钝，定向力正常，计算力减退，面色晦暗，肝掌阳性，皮肤、巩膜重度黄染，心、肺查体

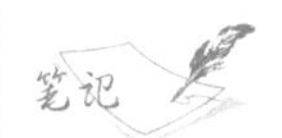

未见明显阳性体征，腹软，无压痛、反跳痛，肝、脾肋下未触及，Murphy's 征可疑阳性，移动性浊音阴性，双下肢无水肿，扑翼样震颤阳性，踝阵挛阴性。

【辅助检查】

常规检查：入院急查 PTA 36.2%，ALT 1200 U/L，AST 1468 U/L，TBIL 299.8 μmol/L，DBIL 147 μmol/L，γ-GT 105.4 U/L，ALP 204 U/L，CHE 3505 U/L，NH_3 160 ng/mL，ALB 30 g/L。WBC 6.76×10^9/L，HGB 147 g/L，PLT 107×10^9/L。超声提示腹水少量。

腹部增强 CT：肝表面欠光滑，各叶比例失调，肝裂增宽，多发肝囊肿、胆囊炎。自身抗体系列均阴性。

【诊断】

病毒性肝炎，乙型；慢加急性肝衰竭；肝性脑病Ⅱ期。

【诊疗经过】

（1）保肝对症治疗：患者肝脏功能严重受损，PTA 明显降低，TBIL 升高＞17.1 μmol/L 每天，给予复方甘草酸苷、多烯磷脂酰胆碱、还原型谷胱甘肽、熊去氧胆酸、腺苷蛋氨酸等保肝退黄药物；应用门冬氨酸鸟氨酸、盐酸精氨酸、支链氨基酸及口服乳果糖，限制蛋白饮食等措施纠正肝性脑病；补充凝血酶原复合物等综合支持治疗。

（2）抗病毒治疗：予恩替卡韦 1.0 mg/d 空腹服用抗病毒治疗，4 周后 HBV-DNA ＜ 500 copies/mL 后，改为 0.5 mg/d。

（3）糖皮质激素的应用：患者入院后 1 周内每日应用糖皮质激素甲基泼尼松龙，先用剂量 1.5 mg/（kg · d），连用 2 天；

然后改用1.0 mg/(kg · d)，连用2天；最后改用0.5 mg/(kg · d)，连用3天，总疗程7天。同时予磷酸铝凝胶、奥美拉唑等保护胃黏膜，螺内酯利尿，补充钙剂、维生素AD胶丸、钾剂等措施预防不良反应的发生。

（4）营养支持治疗：患者乏力食欲缺乏，化验ALB 30 g/L，入院NRS-2002评分3分，存在营养风险。按25～35 kcal/(kg · d)给予热量补充，同时少食多餐、睡前加餐，适当静脉输注补充维生素。

（5）动态评估病情及预后，必要时启动肝移植诊疗程序。

经以上治疗后患者症状逐渐缓解，肝功能、凝血指标好转，40天后出院。出院后定期门诊复查，病毒持续处于检测线以下，肝功能恢复正常，PLT逐渐升至100×10^9/L。住院期间主要指标变化情况见表8-1。

表8-1　患者住院期间主要指标变化情况

时间	PTA (%)	WBC (10^9/L)	HGB (g/L)	PLT (10^9/L)	ALT (U/L)	AST (U/L)	TBIL (μmol/L)	ALB (g/L)	CHE (U/L)
2月23日	26.2	6.76	147	107	1200	1468	299.8	30	
2月24日	31.6	8.86	126	114	1013	886	285	29	3559
2月25日	39.2	12.6	133	126	699	369	215	26	3206
3月10日	50	7.51	126	51	96	124	320	27.9	2210
4月12日	61.3	3.45	118	48	19	42	87.2	26.5	1988

病例分析

患者既往有乙肝病史，此次发病在慢性肝病基础上，快速出现肝功能严重障碍，PTA < 40%，TBIL > 10×ULN，并出现肝性脑病，其诱因可能是大量饮酒。

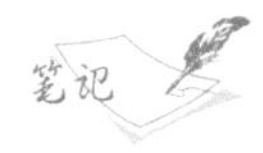

慢加急性（亚急性）肝衰竭（acute-on-chronic liver failure，ACLF）是指在慢性肝病基础上，由各种诱因引起的以黄疸、凝血功能障碍为肝衰竭表现的综合征，可合并肝性脑病、腹水、电解质紊乱、感染、肝肾综合征、肝肺综合征等并发症，以及肝外器官功能衰竭。对该患者而言，乙肝病毒复制为病因，大量饮酒为诱因。

目前肝衰竭的内科治疗尚缺乏特效药物和手段，原则上强调早期诊断、早期治疗、针对不同病因采取相应的病因治疗措施和综合治疗措施，并积极防治各种并发症。治疗方式上选择内科治疗 – 人工肝模式 – 肝移植，人工肝治疗手段是为肝移植争取时间。该患者治疗为内科综合治疗，包括病因治疗、对症治疗、糖皮质激素早期、短程应用，最终患者获得救治。

病例点评

目前关于 HBV-ACLF 研究较多，其发病机制主要为三重打击学说：免疫病理反应、缺血缺氧性损伤、内毒素血症。根据疾病临床过程分成四个阶段：上升早期、上升期、平台期、恢复期。在上升早期和上升期阶段，主要为免疫病理损伤。该患者治疗取得成功，关键在于糖皮质激素的早期应用，其能迅速抑制过强的免疫反应所致的原发性肝损伤，具有减轻炎症反应，促进胆汁排泄的作用。

在抗病毒治疗的基础上短期应用糖皮质激素对早期 HBV-ACLF 疗效显著，安全性较好。

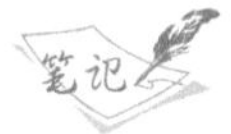

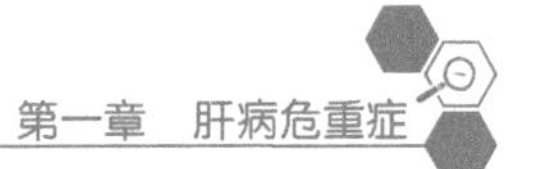

参考文献

1. SARIN S K，CHOUDHURY A. Acute-on-chronic liver failure：terminology，mechanisms and management [J]. Nat Rev Gastroenterol Hepatol，2016，13（3）：131-149.

2. SARIN S K，KEDARISETTY，C K，ABBAS Z，et al. Acute-on-chronic liver failure：consensus recommendations of the Asian Pacific Association for the Study of the Liver（APASL）2014 [J]. Hepatol Int，2014，8（4）：453-471.

笔记

病例 9　肝衰竭并发噬血细胞综合征（一）

病历摘要

【基本信息】

患者，女，24 岁。主因“发热、皮疹、肝功能异常 1 月余”于 2015 年 8 月 21 日门诊收入院。

现病史：患者于 2015 年 7 月 16 日受凉后出现发热，体温最高 39 ℃，伴畏寒。化验血常规：WBC 7.9×10^9/L，HGB 116 g/L，N% 78.6%，PLT 143×10^9/L。肝功能：ALT 358 U/L，AST 442 U/L，TBIL 10.9 μmol/L。自身抗体阴性；单纯疱疹病毒 IgM 阳性；伤寒杆菌 O 阳性 1：80，伤寒杆菌 H 阳性 1：80。血培养：人苍白杆菌。乙肝五项：乙肝表面抗体、乙肝核心抗体阳性。丙肝抗体阴性。予哌拉西林他唑巴坦、阿昔洛韦、利巴韦林、保肝、降酶等治疗，并予地塞米松等治疗（具体剂量及疗程不详），患者仍有发热，体温最高 39.7 ℃，逐渐出现全身红色皮疹，出疹顺序为下肢－躯干－上肢－头面部－耳后，压之褪色，间断伴全身游走性关节肌肉酸痛，活动受限，出现双手示指、中指关节色素沉着。当地医院请外院会诊后排除麻疹、伤寒（具体不详），暂停哌拉西林他唑巴坦、阿昔洛韦，改为头孢呋辛抗感染治疗（具体不详），加用氯雷他定、甲泼尼龙 40 mg，每日 1 次治疗（具体不详），皮疹较前减少，发热未见明显改善。后转入某三甲医院，化验示肝功能：ALT 238 U/L，AST 142 U/L，TBIL 14.27 μmol/L；PCT

0.09 ng/mL；结核感染T细胞试验阴性；免疫球蛋白阴性；EBV-DNA阴性；抗风疹病毒IgG、单纯疱疹病毒Ⅱ型IgG阳性；类风湿抗体阴性；CRP 34 mg/L。2015年8月3日颈部、胸部、腹部、盆腔联合CT：颈部、肺部、盆腔未见明显占位性病变，胆囊结石。予米诺环素抗感染、保肝、降酶等治疗。2015年8月4日予琥珀氢考一次（具体不详）后体温正常。2015年8月7日患者就诊于协和医院，化验血常规：WBC 7.73×10^9/L，HGB 114 g/L，N% 67.8%，PLT 233×10^9/L。肝功能：ALT 496 U/L，AST 280 U/L，TBIL 10.1 μmol/L。自身抗体、类风湿因子及相关抗体阴性。血培养阴性。TORCH、PCT、肥达试验、外斐反应阴性。EBV-DNA、CMV-DNA阴性。颈部淋巴结、锁骨上窝淋巴结超声阴性。甲状腺超声阴性。予多烯磷脂酰胆碱、双环醇等保肝，盐酸西替利嗪、糠酸莫米松乳膏、依巴斯汀片、酮替芬等治疗皮疹。皮疹未见好转，肝功能较前恶化。2015年8月14日予氢化可的松200 mg，每日1次；8月20日改为甲泼尼龙40 mg治疗。2015年8月20日化验肝功能：ALT 842 U/L，TBIL 123 μmol/L，DBIL 97.6 μmol/L。凝血功能：PT 15.7 s，PTA 54.3%，INR 1.46。

【体格检查】

体温37.1 ℃，血压94/62 mmHg，脉搏108次/分，呼吸20次/分，神志清，精神尚可，皮肤、巩膜中度黄染，双下肢、臀部可见片状暗红色陈旧皮疹，表面脱屑，肝掌阴性，未见蜘蛛痣，颈部淋巴结未见肿大，双肺呼吸音粗，未闻及干、湿性啰音，心律齐，未闻及病理性杂音，全腹软，无明显压痛，无反跳痛及肌紧张，肝脾触诊不满意，肝区无叩痛，

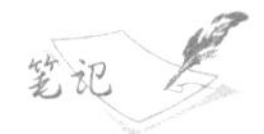

Murphy's 征阴性，移动性浊音阴性，病理征阴性。

【辅助检查】

入院后实验室检查：① 2015 年 8 月 24 日抗 EB 病毒衣壳 IgM 阴性，抗 EB 病毒早期 IgM 阴性，人细小病毒 B19 抗体 IgM 阴性，人细小病毒 B19 抗体 IgG 阴性；麻疹抗体 IgM 阴性，风疹病毒抗体 IgM 阴性；红细胞沉降率 12.0 mm/h；丁型肝炎抗体 IgM 抗体阴性；戊型肝炎抗体 IgM 阴性，戊型肝炎抗体 IgG 阴性；快速梅毒血清反应素试验阴性；艾滋病毒抗体检测（进口金标法）阴性；甲型肝炎抗体 IgM 阴性；PCT 1.1 ng/mL；单纯疱疹病毒Ⅰ型抗体IgG阴性，单纯疱疹病毒Ⅱ型抗体 IgG 阴性；人绒毛膜促性腺激素＜ 0.1 IU/L。②免疫球蛋白 G 11.4 g/L，免疫球蛋白 A 4.17 g/L，免疫球蛋白 M 2.51 g/L，补体C3 0.53 g/L，补体C4 0.171 g/L，类风湿因子 9.19 IU/mL，抗链球菌溶血素“O” 167.0 IU/mL，α_1- 酸性糖蛋白 0.606 g/L，α_2- 巨球蛋白 2.46 g/L，铜蓝蛋白 0.235 g/L，转铁蛋白 1.46 g/L，α_1- 抗胰蛋白酶 1.64 g/L，血 β_2- 微球蛋白＜ 0.07；真菌（1-3）-β-D 葡聚糖 10.0 pg/mL。③凝血功能：INR 1.9，PTA 38.0%，PT 21.7 s，APTT 44.1 s；血清铁 21.9 μmol/L。④ ALT 823.1 U/L，AST 745.2 U/L，TBIL 402.3 μmol/L，DBIL 183.5 μmol/L，ALB 34.2 g/L，UREA 1.84 mmol/L，Cr 43.0 μmol/L，TG 1.77 mmol/L，CHOL 3.21 mmol/L，γ-GT 127.0 U/L，ALP 114.3 U/L，TBA 121.8 μmol/L，CHE 3341.0 U/L。NH_3 90.0 μg/dL；自身抗体系列：抗核抗体阴性，抗线粒体抗体阴性。⑤全血细胞分析：WBC 12.73 $\times 10^9$/L，RBC 4.19 $\times 10^{12}$/L，HGB 126.0 g/L，红细胞比积 39.5%，平均红细胞体积 94.3 fL，PLT 67.0 $\times 10^9$/L，N%

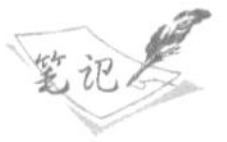

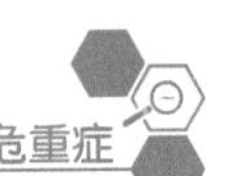

69.1%，LYMPH% 14.9%，EO% 5.9%，BA% 0.7%，MO% 9.4%。骨髓穿刺检查：可见噬血现象。外送检查可溶性 CD25 水平：5200.8 pg/mL。流式细胞学检测 NK 细胞活性：12.41%。

【诊断】

噬血细胞综合征，亚急性肝衰竭。

【诊疗经过】

患者为青年女性，急性病程，主要表现为发热、皮疹，化验肝功能异常，PTA ＜ 40%，TBIL ＞ 170 μmol/L，病程超过 2 周、小于 26 周，亚急性肝衰竭诊断明确，经抗感染、保肝、降酶治疗效果欠佳，使用激素可使体温短暂下降、皮疹好转。结合患者发热、骨髓活检中发现噬血现象，二系以上血细胞进行性减少，可溶性 CD25 ＞ 2400 pg/mL，NK 细胞活性降低的情况，噬血细胞综合征诊断基本明确。

患者营养不良，制订营养支持计划干预，少食多餐、睡前加餐。具体治疗包括：①保肝退黄对症治疗；②血浆置换；③激素 + 依托泊苷治疗；④抗感染治疗。

病例分析

【噬血细胞综合征】

噬血细胞综合征又称噬血细胞性淋巴组织细胞增多症，主要特征为过度炎症反应，分为原发性和继发性两种。前者多发生于幼年或呈家族性发病，与遗传因素关系密切；后者则可发生于任何年龄，与感染、肿瘤或风湿性疾病有相关性。发病机制尚不明确，但有研究显示可能是 T 淋巴细胞、单核巨噬细胞

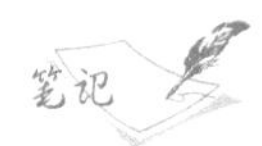

等受到了致病因素的激活，促使其分泌大量炎性细胞因子，引起细胞因子风暴，大量的组织细胞受到了刺激后被激活然后开始增生，并对血细胞产生吞噬作用，抑制造血祖细胞增生。主要表现为高热、肝脾淋巴结肿大、肝功能异常、凝血障碍、全血细胞减少。该病起病急、进展快，如果不及时诊断和治疗，病死率极高。

【噬血细胞综合征的诊断及治疗】

至今尚未发现一种能完全确诊噬血细胞综合征的临床或实验室诊断手段，主要根据国际上规定的诊断标准，符合 5 项及 5 项以上者均可确诊。①发热，体温＞ 38.5 ℃并持续 7 天以上；②肝、脾、淋巴结肿大；③血细胞减少，血红蛋白低于 90 g/L，血小板低于 100×10^9/L，中性粒细胞＜ 1.0×10^9/L；④三酰甘油升高和（或）纤维蛋白原降低（三酰甘油≥ 3.0 mmol/L 或纤维蛋白原≤ 1.5 g/L）；⑤组织细胞占骨髓涂片有核细胞的比例为 2% 或 2% 以上，其中噬血组织细胞≥ 1%；⑥ 自然杀伤细胞的活性受到影响，呈现出降低或者缺失；⑦高血清铁蛋白（达 500 ng/mL 以上）；⑧可溶性 CD25 达 2400 U/mL 以上。

早期诊断及早期治疗至关重要。除针对基础病治疗外，还要抑制淋巴细胞及单核 – 巨噬细胞的过度活化，对于明确诊断的患者，进行及时的激素治疗和化疗可明显提高治愈率。本例患者在明确诊断后给予依托泊苷联合甲泼尼龙治疗，病情好转后出院。

【以肝衰竭为表现的噬血细胞综合征】

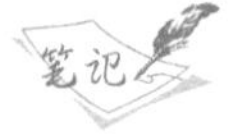

引起急性肝衰竭的原因很多，如肝炎病毒感染、酒精和药

物损伤等。由噬血细胞综合征伴发的肝衰竭少见且病情更为严重，临床表现有转氨酶、胆红素等肝功能异常，以及乳酸脱氢酶升高等，进一步检查可能会发现自然杀伤细胞数量减低，铁蛋白异常升高。疾病早期，骨髓、肝脏中出现噬血现象的比例并不高，约低于 50%，而无噬血现象并不能排除该诊断。因此，敏锐准确的诊断、及时的干预对于该病预后极为重要。

病例点评

肝衰竭发生继发性噬血细胞综合征或因发生噬血细胞综合征继发肝损伤甚至肝衰竭者时有报道，这两种患者的病死率均较高。该患者起病之初不除外有病毒（单纯疱疹病毒）感染，加上病程发展、合并感染、炎症反应加重及治疗过程中用药较为复杂，共同促进肝损伤与噬血细胞综合征的发生发展。故对这样的患者如能密切监测肝功能、血常规变化，一旦发现肝损伤进行性加重、血细胞进行性减少，应及时进行骨髓细胞学检查或骨髓活检，结合病例分析部分提到的一些其他检查结果，及时做出相应诊断，给予激素及相应的化疗能明显改善部分患者的预后。

参考文献

高云梅．噬血细胞综合征的诊疗进展 [J]. 世界最新医学信息文摘，2018，18(52)：18-19.

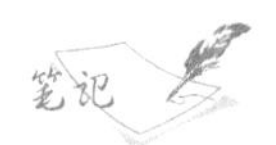

病例 10　肝衰竭并发噬血细胞综合征（二）

病历摘要

【基本信息】

患者，女，32 岁。主因“肝功能异常 5 个月，皮肤黄染 3 个月”于 2014 年 2 月入院。

现病史：患者因皮疹服用中药汤剂等多种药物，于 5 个月前在当地医院化验肝功能：ALT 449.8 U/L，AST 383.4 U/L，诊断“急性肝炎（非病毒性）”，住院予保肝治疗，复查肝功能好转后出院，院外继续口服保肝药物治疗。患者于 3 个月前出现皮肤、巩膜黄染及尿黄，复查肝功能：ALT 561.2 U/L，TBIL 52.4 μmol/L，随后于外院住院治疗，行肝穿刺活检提示药物性 / 毒物性所致肝损伤，诊断为“急性肝衰竭、药物性肝损伤、非酒精性脂肪肝、EB 病毒性肝炎、肺部感染”，予保肝等对症治疗，具体不详，2 个月前开始甲泼尼龙 20 mg，每日 1 次静脉点滴治疗，最大剂量增至 60 mg/d，后减量至 40 mg/d 治疗，患者一度病情好转，但因出现感染，病情进一步加重，于 1 个月前再次行肝穿刺活检病理提示药物诱导性脂肪性肝炎。在住院期间先后行血浆置换 4 次，胆红素吸附 3 次，但病情仍无明显好转，病程中反复发热，体温最高 39 ℃，无畏寒、寒战，体温可自行降至正常。为求进一步诊治收入我院。

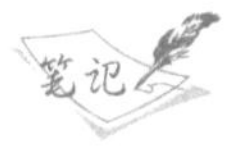

既往史：平素健康状况良好，否认高血压、心脏病、糖尿病病史。否认外伤史，否认手术史。对“替他欣”过敏，表现

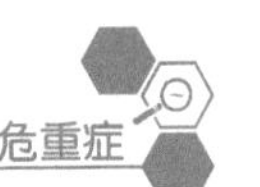

为皮试阳性。否认肿瘤家族史，否认遗传性疾病家族史，否认其他传染性、家族性疾病史。

【体格检查】

体温 37.5 ℃，血压 100/60 mmHg，脉搏 80 次 / 分，呼吸 20 次 / 分。发育正常，神志清，精神弱，慢性病容，自主体位。皮肤、巩膜重度黄染，肝掌阴性，蜘蛛痣阴性，双肺呼吸音粗，未闻及干、湿性啰音，心音正常，心律齐，各瓣膜区未闻及病理性杂音。腹饱满，肝脏肋下 10 cm，质硬，触痛可疑，脾脏肋下 6 cm，质韧，无触痛，全腹部无压痛、反跳痛，Murphy's 征阴性，移动性浊音阳性，双下肢无水肿，病理征阴性。

【辅助检查】

肝肾功能及电解质：ALT 104.3 U/L，AST 219.5 U/L，TBIL 378.5 μmol/L，DBIL 179.6 μmol/L，ALP 230.5 U/L，γ-GT 218.8 U/L，TBA 39.8 μmol/L，Cr 36.8 μmol/L，ALB 29.9 g/L，钾 4.05 mmol/L，钠 135 mmol/L，氯 97 mmol/L。血脂：CHOL 5.22 mmol/L，TG 8.46 mmol/L。凝血功能：PTA 87%，PT 12 s，APTT 48.6 s，FIB 0.96 g/L，D-Dimer 261 μg/L。HN_3 51 mmol/L。红细胞沉降率：57 mm/h。血常规：WBC 2.88×10^9/L，PLT 101×10^9/L，HGB 64 g/L，N% 47.2%。血清铁蛋白＞2000 ng/mL。抗 EB 病毒衣壳 IgM 阳性。G 试验 10 pg/mL，GM 试验阴性。乙、丙、戊型肝炎病毒标志物检测均阴性，自身抗体 ANA 1∶100；其他相关抗体均阴性，血培养阴性。心电图：正常心电图。胸部 CT 未见明确病变。腹部增强 CT：①胆总管上段未显示，考虑胆管炎，建议治疗 2 周后复查；②肝左叶囊肿，肝右叶囊肿不除外，必要时复查；③胆囊炎；④脾大。

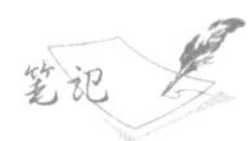

【诊断】

急性肝衰竭、药物性肝损伤、非酒精性脂肪肝、EB 病毒感染、噬血细胞综合征。

【诊疗经过】

入院后予复方甘草酸苷注射液、丁二磺酸腺苷蛋氨酸、熊去氧胆酸、奥美拉唑等对症支持治疗，患者胆红素进行性升高，血常规提示三系进行性下降，间断发热，体温 39 ℃以上，无畏寒、寒战，无咳嗽、咳痰、腹痛、腹泻等，不伴皮疹；追问病史，患者诉近几年自生产后频繁发热、上呼吸道感染，经常服用抗感染退热等药物，自 2012 年 9 月开始间断出现皮疹，2013 年 6 月皮疹加重，因皮疹服用多种药物后出现肝功能损伤并进行性加重，于外院行 2 次肝穿刺活检病理均提示重度脂肪变，支持药物性肝损伤。患者入院前 2 个月开始，血常规提示三系进行性下降，外院两次骨穿检查可见不明细胞、未明确增生异常。查体：皮肤、巩膜重度黄染，肝脾大。入院化验提示胆红素显著升高、血常规三系减低、低白蛋白血症、高三酰甘油血症、低纤维蛋白原血症，血清铁蛋白 ≥ 500 μg/L；EB 病毒抗体 IgM 阳性，请专家会诊后考虑患者为噬血细胞综合征，建议转至血液科治疗，与患者及其家属沟通后拒绝转科，继续于我科治疗；但患者病情进展迅速，肝功能提示总胆红素升至 708.9 μmol/L，血常规提示血小板降至 8×10^9/L，血红蛋白持续低于 60 g/L，反复予输注悬浮红细胞、血小板、血浆等治疗，并予糖皮质激素联合丙种球蛋白治疗，但患者病情危重，出血倾向明显，与患者家属充分沟通后，表示对病情理解并知情，随后自动出院。

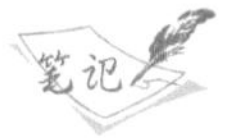

病例分析

噬血细胞综合征（hemophagocytic syndrome，HPS）又称噬血细胞性淋巴组织细胞增多症，是由多种致病因素导致淋巴细胞单核细胞和巨噬细胞系统异常激活增生，分泌大量炎性因子所引起的致命性炎症状态。临床主要表现为发热、肝脾和（或）淋巴结肿大、全血细胞减少、凝血障碍、骨髓肝脾淋巴结组织中发现噬血现象等。发病机制尚不明确，但有研究显示可能是 T 淋巴细胞、单核巨噬细胞等受到了致病因素的激活，促使其分泌大量炎性细胞因子，引起细胞因子风暴，大量的组织细胞受到了刺激后被激活开始增生，并对血细胞产生吞噬作用，抑制造血祖细胞增生。

根据病因不同，HPS 分为原发性和继发性两种。原发性 HPS 的发生受到基因突变的影响，一旦基因出现突变，将会降低杀伤细胞与细胞毒性 T 细胞的功能，或者是导致这种功能的缺失。该病在婴幼儿群体中发病率较高。继发性或获得性 HPS 可能由恶性、传染性或自身免疫刺激引起，没有可识别的潜在遗传触发因素。与原发性 HPS 患者相比，继发性 HPS 患者的 T 淋巴细胞活化和分化模式不同，表明这两种疾病的发病机制可能存在潜在差异。儿童和成人患者中，继发性 HPS 占大多数。引起断发性 HPS 的可能原因有以下几点。①与各种原发病相关，恶性肿瘤、获得性免疫缺陷综合征、自身免疫性疾病均可合并 HPS；②应用免疫抑制药物或化疗药物可诱发 HPS；③由感染引起，包括病毒感染，最常见的 EB 病毒，其次是 HIV 病毒、巨细胞病毒和其他疱疹病毒，此外，细菌（分枝杆

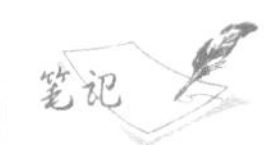

菌）、真菌、寄生虫和原生动物感染都可能引发 HPS；④ HPS 也可由药物超敏反应引起。

目前噬血细胞综合征诊断主要是根据国际上规定的诊断标准，原发性 HPS 需满足家族性 / 已知遗传缺陷。继发性 HPS 的临床和实验室标准：①发热，体温＞ 38.5 ℃，并持续 7 天以上；②脾大；③全血细胞减少，累及≥ 2 个细胞系，血红蛋白低于 90 g/L，血小板低于 100×10^9/L，中性粒细胞低于 1.0×10^9/L；④三酰甘油升高和（或）纤维蛋白原降低（三酰甘油≥ 3.0 mmol/L 或纤维蛋白原≤ 1.5 g/L）；⑤骨髓、脾脏或淋巴结中可见噬血细胞；⑥自然杀伤细胞的活性受到影响，呈现出降低或者缺失；⑦血清铁蛋白达 500 ng/mL 以上；⑧可溶性 CD25 达 2400 U/mL 以上。符合上述条件中 5 项及 5 项以上者均可确诊。

本例患者以肝功能异常起病，在发病之前有长期应用中药治疗皮疹史，完善各项检查，结合患者肝穿刺病理检查，考虑诊断药物性肝损伤、急性肝衰竭；同时合并 EB 病毒感染；经过激素治疗后，肝功能曾一过性好转，但随后再次出现高胆红素血症，以直接胆红素升高为主，伴谷丙转氨酶、谷草转氨酶、碱性磷酸酶、γ - 谷氨酰转肽酶升高，伴间断发热，体温波动在 39 ℃左右，并逐渐出现血常规三系减低、低白蛋白血症、高三酰甘油血症、低纤维蛋白原血症，血清铁蛋白≥ 2000 μg/L；EB 病毒 IgM 抗体持续阳性，符合 HPS 诊断标准。经血液科会诊后，给予糖皮质激素联合丙种球蛋白治疗，但患者病情进展迅速，最终出现多脏器功能衰竭而死亡。有研究表明，EB 病毒感染引起的 HPS 在所有病因中预后较差，多在 3 个月内死亡，1 年生存率低于 20%。

病例点评

本例患者因不明原因肝功能异常并间断发热起病，同时有长期应用中药史，在完善肝穿刺活检提示药物所致肝脏脂肪变性，经治疗后有一过性好转；但随后病情再次恶化，胆红素再次进行性升高，合并肝脾大和血细胞减少，此时应寻找其他可能再次加重病情的原因，尤其在合并 EB 病毒感染时，应警惕噬血细胞综合征可能，进一步完善 sCD25、NK 细胞活性骨髓细胞学等检查，早期识别继发性 HPS，及早进行治疗，降低病死率。

参考文献

1. 李硕，王晶石，王旖旎，等 .147 例噬血细胞综合征病因及预后分析 [J]. 临床血液学杂志，2014，27（4）：559-563，569.
2. 王晶石，吴林，赵新颜，等 . 肝功能异常为主要临床表现的噬血细胞综合征 10 例临床分析 [J]. 临床肝胆病杂志，2011，27（2）：189-191.
3. RAMACHANDRAN S，ZAIDI F，AGGARWAL A，et al. Recent advances in diagnostic and therapeutic guidelines for primary and secondary hemophagocytic lymphohistiocytosis[J]. Blood Cells Mol Dis，2017，64：53-57.
4. HENTER J I，HORNE A，ARICO M，et al. HLH-2004：Diagnostic and therapeutic guidelines for hemophagocytic lymphohistiocytosis[J]. Pediatr Blood Cancer，2007，48（2）：124-131.
5. WYSOCKI C A. Comparing hemophagocytic lymphohistiocytosis in pediatric and adult patients[J]. Curr Opin Allergy Clin Immunol，2017，17（6）：405-413.
6. AL-SAMKARI H，BERLINER N. Hemophagocytic Lymphohistiocytosis[J]. Annu Rev Pathol，2018，13：27-49.
7. 高云梅 . 噬血细胞综合征的诊疗进展 [J]. 世界最新医学信息文摘，2018，18（52）：18-19.

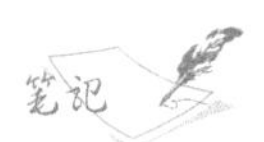

病例 11　糖皮质激素在肝衰竭治疗中的应用

病历摘要

【基本信息】

患者，男，29 岁。主因“发现乙肝标志物阳性 2 年，乏力、食欲缺乏 3 周，尿黄 16 天”于 2018 年 5 月入院。

现病史：患者于 2 年前体检发现乙肝表面抗原阳性，无临床不适，未治疗。3 周前无明显诱因出现乏力、肝区不适、食欲缺乏、厌油腻，无发热及腹痛。未行治疗。16 天前无明显诱因出现尿黄及皮肤、巩膜黄染，无皮肤瘙痒、腹痛、腹胀等，于当地医院化验肝功能明显异常（具体值不详），HBV-DNA 阳性（具体值不详），开始在当地住院行保肝、退黄治疗，同时行恩替卡韦抗病毒治疗。因胆红素水平继续升高（约 400 μmol/L，具体不详）、凝血功能下降（具体值不详），先后行 2 次血浆置换治疗，病情未见好转，为进一步诊治转来我院。自发病以来，精神欠佳，食欲欠佳，大便正常，尿黄，体重减轻约 1 kg。

既往史：平素体健，否认乙肝接触史，否认输血及血制品史。否认药物过敏史。否认吸烟史，偶尔饮酒。已婚，配偶体健，未生育。父母体健（未检测乙肝）。

【体格检查】

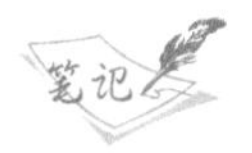

体温 36.3 ℃，血压 120/65 mmHg，脉搏 78 次 / 分，呼吸

20次/分，神志清，精神可，全身浅表淋巴结未触及，皮肤、巩膜重度黄染，未见肝掌及蜘蛛痣，未见皮下淤斑。全身浅表淋巴结未触及肿大，双肺呼吸音清，心律齐，未闻及杂音，腹部饱满，无压痛、反跳痛，肝、脾肋下未触及，肝浊音界无明显缩小，Murphy's 征可疑阳性，腹部移动性浊音阴性，双下肢未见水肿，病理征阴性。

【辅助检查】

尿便常规均正常。血常规：WBC 9.82×10^9/L，N% 76.4%，HGB 127 g/L，PLT 134×10^9/L。肝肾功能：ALT 69.3 U/L，AST 74.1 U/L，ALP 187.6 U/L，γ-GT 102.6 U/L，TBIL 418.2 μmol/L，DBIL 302.6 μmol/L，ALB 33.5 g/L，Cr 45.2 μmol/L，eGFR 142 mL/（min · $1.73m^2$）。电解质：钾 4.13 mmol/L，钠 139.7 mmol/L。凝血功能：PTA 39%；PCT 0.86 ng/mL；CRP 31 mg/L。乙肝病毒血清标志物：HBsAg、HBeAg 和抗 HBc 阳性，HBV-DNA 定量 1.78×10^5 IU/mL，AFP 154.6 ng/mL；NH_3 58 μg/dL；自身抗体系列未见明显异常；甲、丙、丁、戊型肝炎病毒学标志物均阴性。胸片、心电图未见明显异常，腹部彩超提示慢性肝损伤及胆囊炎，腹部增强 CT 示脾稍大、胆囊炎。

【诊断】

病毒性肝炎，慢性，乙型；慢加急性肝衰竭；低白蛋白血症；胆囊炎；胆系感染；轻度贫血。

【诊疗经过】

予加强营养及对症支持等治疗，常规保肝、退黄治疗，继续恩替卡韦抗病毒治疗，予呋塞米（20 mg）+ 螺内酯（40

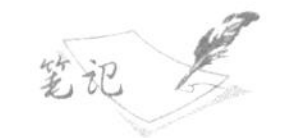

mg）利尿预防腹水，给予头孢噻肟舒巴坦钠抗感染治疗，间断静脉输注白蛋白纠正低蛋白血症。积极内科综合治疗 3 天后，患者自觉乏力症状稍减轻，食欲稍好转，但仍有尿黄及皮肤、巩膜黄染。查体：皮肤、巩膜重度黄染，Murphy's 征可疑阳性，余阴性。化验指标示血常规：WBC 7.13×10^9/L，N% 65.2%，HGB 124 g/L，PLT 136×10^9/L；PCT 0.23 ng/mL，CRP 12 mg/L。但患者 TBIL 不降反升，升至 434.3 μmol/L，凝血功能稍有下降，PTA 降至 38%。拟补充新鲜血浆以改善凝血功能，患者自诉外院输血浆有过敏史，拒绝输血浆；拟予人工肝治疗，患者自诉外院已治疗两次、效果差，拒绝人工肝治疗。患者因经济困难拒绝肝移植。继续加强退黄、改善肝脏微循环等综合治疗，治疗 5 天后复查部分化验项目示血常规：WBC 6.92×10^9/L，N% 62.7%，HGB 125 g/L，PLT 139×10^9/L，PCT 0.12 ng/mL。肝功能：TBIL 425.3 μmol/L。凝血功能：PTA 40%。内科综合治疗后患者肝功能和凝血功能改善不明显，但细菌感染指标明显好转，同时已进行抗 HBV 治疗。与患者及其家属沟通后同意使用糖皮质激素，使用之前完善肺部 CT 未发现异常，胃镜检查未提示食管静脉曲张及溃疡。5 月 7 日开始加用糖皮质激素（甲泼尼龙），按照 80 mg–60 mg–60 mg 连用 3 天，同时给予补钾、补钙及应用胃黏膜保护剂预防激素不良反应。TBIL 由 425.3 μmol/L 降至 288.9 μmol/L。PTA 由 40% 升至 45%，但 5 月 10 日停用激素后，TBIL 水平不再下降，甚至轻微升高至 304.5 μmol/L，PTA 由 45% 降至 44%。于 5 月 14 日予甲泼尼龙 80 mg–60 mg–60 mg 连用 3 天，TBIL 由 304.5 μmol/L 降至 223.2 μmol/L，PTA 由 44% 升至 52%。因胆

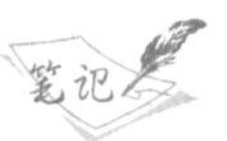

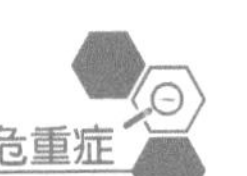

红素水平下降不明显，于5月21日予甲泼尼龙80 mg-60 mg-60 mg-60 mg-60 mg连用5天，TBIL由229.8 μmol/L降至125.3 μmol/L。

经积极内科综合治疗，患者病情好转出院。出院时血常规：WBC 5.79×10^9/L，N% 54.7%，HGB 141 g/L，PLT 178×10^9/L；PCT正常。肝功能：ALT、AST恢复正常，TBIL 84.2 μmol/L，DBIL 60.5 μmol/L，ALB 38.2 g/L。电解质：钾4.05 mmol/L，钠142.8 mmol/L，钙2.25 mmol/L。凝血功能：PTA 52%，INR 1.56；HBV-DNA定量 1.38×10^3 IU/mL。

出院3个月复查肝功能：ALT、AST、CHE均正常，TBIL 25.4 μmol/L，DBIL 11.0 μmol/L，ALB 39.6 g/L。凝血功能：PTA 66%。乙肝五项：HBsAg和抗HBc阳性；HBV-DNA定量＜100 IU/mL。出院后半年肝功能完全恢复正常，凝血功能：PTA 81%。乙肝五项：HBsAg、抗HBe和抗HBc阳性；HBV-DNA定量＜20 IU/mL。出院后近1年复查结果显示肝功能仍完全正常，凝血功能：PT 11.1 s，PTA 101%。乙肝五项：HBsAg、抗HBs、抗HBe和抗HBc阳性，HBV-DNA定量＜10 IU/mL。

病例分析

肝衰竭是多种因素引起的严重肝脏损伤，导致肝脏合成、解毒、代谢和生物转化功能严重障碍或失代偿，出现以黄疸、凝血功能障碍、肝肾综合征、肝性脑病、腹水等为主要表现的一组临床综合征。基于病史、起病特点及病情进展速度，分

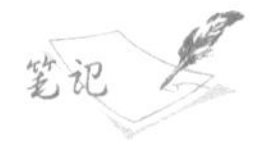

为四类：急性肝衰竭、亚急性肝衰竭、慢加急性（亚急性）肝衰竭和慢性肝衰竭。在我国，由乙肝病毒感染所致的慢加急性（亚急性）肝衰竭最常见，约占 60% 以上。

肝衰竭是临床常见的严重肝病综合征，预后差，病死率极高。《第 13 届亚太临床微生物学和感染共识会议肝衰竭诊断与治疗指南》指出：慢加急性肝衰竭中短期死亡率可达 50% ～ 90%。

糖皮质激素对机体的发育、生长、代谢及免疫功能等起着重要调节作用，是机体应激反应最重要的调节激素，也是临床上使用最为广泛而有效的抗感染和免疫抑制剂。对于自身免疫性肝炎所致的肝衰竭、药物性肝炎所致的肝衰竭或重症酒精性肝炎患者，国内外的研究结果提示采用糖皮质激素治疗多数有效，多数专家学者也倾向支持应用糖皮质激素治疗；但对于乙肝感染相关的慢加急性（亚急性）肝衰竭，是否可采用糖皮质激素治疗一直存在争议，国内外文献的研究结果也不尽一致，甚至得出截然相反的结果。支持应用糖皮质激素的理由包括：①内毒素－巨噬细胞－细胞因子风暴为肝衰竭主要机制，在肝衰竭前期和早期阶段，免疫损伤起主导作用，此时期应用激素可起到抗炎及免疫抑制作用，减轻炎症反应，改善疾病预后。②多个基础与临床研究结果及 Meta 分析结果证实，糖皮质激素治疗可改善 HBV 感染相关肝衰竭的临床指标、预后及提高生存率。反对的理由包括：①肝衰竭时病情危重，而糖皮质激素具有很多严重的不良反应，不但会加重病情，还影响病情判断及治疗效果评价，同时激素治疗后可导致乙肝病毒再激活的问题也一直为人们所关注；②也有研究结果提示糖皮质激

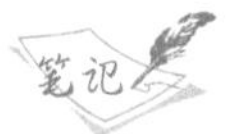

素治疗并未改善肝衰竭患者的预后。

目前较多的观点认为：HBV感染所致的慢加急性（亚急性）肝衰竭并不是糖皮质激素的禁忌证，尤其在肝衰竭的前期和早期且已给予抗乙肝病毒治疗的基础上。正确掌握糖皮质激素的适应证、选择合适的肝衰竭患者、合理选择糖皮质激素的剂量和疗程，常能阻断病情进展、改善肝衰竭预后，提高患者生存率，从而获得较好的治疗效果。同时，糖皮质激素治疗肝衰竭是一把“双刃剑”，在应用激素的过程中，一定要做好激素不良反应的预防与监测、治疗效果的评价与监测。

《肝衰竭诊治指南（2018 年版）》指出：肾上腺皮质激素在肝衰竭治疗中的应用尚存在不同意见。非病毒感染性肝衰竭，如自身免疫性肝炎及急性酒精中毒（重症酒精性肝炎）等，可考虑肾上腺皮质激素治疗如甲泼尼龙，1.0 ～ 1.5 mg/（kg · d），治疗中需密切监测，及时评估疗效与并发症。其他原因所致的肝衰竭前期或早期，若病情发展迅速且无严重感染、出血等并发症者，可酌情短期使用。

病例点评

对于一些乙肝病毒感染相关的慢加急（亚急）性肝衰竭的前期和早期，在已给予抗乙肝病毒治疗的基础上，充分评估患者肝脏基础及病情，患者及其家属知情同意后可酌情使用糖皮质激素。肝衰竭时应用激素前注意事项：①评估患者及肝脏基础；②判断肝衰竭时期；③注意预防激素的不良反应与及时评价疗效。应用原则：小剂量、短疗程、可间断。糖皮质激素

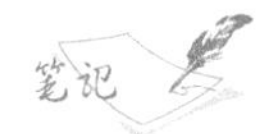

在肝衰竭中应用时需密切注意的不良反应：①抑制免疫，容易诱发或加重感染，尤其注意肺部真菌感染；②胃溃疡及消化道出血；③血糖升高及血压升高；④电解质紊乱、情绪及皮肤改变等。

参考文献

1. 中华医学会感染病学分会肝衰竭与人工肝学组，中华医学会肝病学分会重型肝病与人工肝学组 . 肝衰竭诊治指南（2012 年版）[J]. 中华临床感染病杂志，2012，5（6）：321-327.
2. 中华医学会感染病学分会肝衰竭与人工肝学组，中华医学会肝病学分会重型肝病与人工肝学组 . 肝衰竭诊治指南（2018 年版）[J]. 临床肝胆病杂志，2019，35（1）：38-44.
3. Organization Committee of 13th Asia-Pacific Congress of Clinical Microbiology and Infection. 13th Asia-Pacific Congress of Clinical Microbiology and Infection Consensus Guidelines for diagnosis and treatment of liver failure[J]. Hepatobiliary & Pancreatic Diseases International，2013，12（4）：346-354.
4. ZHU B，YOU S L，WAN Z H，et al. Clinical characteristics and corticosteroid therapy in patients with autoimmune-hepatitis-induced liver failure[J].World J Gastroenterol，2014，20（23）：7473-7479.
5. YEOMAN A D，WESTBROOK R H，ZEN Y，et al.Prognosis of acute severe autoimmune hepatitis （AS-AIH）：the role of corticosteroids in modifying outcome[J]. J Hepatol，2014，61（4）：876-882.
6. HU P F，WANG P Q，CHEN H，et al. Beneficial effect of corticosteroids for patients with severe drug-induced liver injury[J]. J Dig Dis，2016，17（9）：618-627.
7. NGUYEN-KHAC E，THEVENOT T，PIQUET M A，et al. Glucocorticoids plus N-acetylcysteine in severe alcoholic hepatitis[J]. N Engl J Med，2011，365（19）：1781-1789.
8. MATHURIN P，LOUVET A，DUHAMEL A，et al. Prednisolone with vs without pentoxifylline and survival of patients with severe alcoholic hepatitis：a randomized

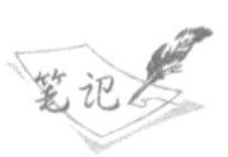

clinical trial[J].JAMA, 2013, 310（10）: 1033-1041.

9. THURSZ M R, RICHARDSON P, ALLISON M, et al. Prednisolone or pentoxifylline for alcoholic hepatitis[J]. N Engl J Med, 2015, 372（17）: 1619-1628.

10. ZHANG X Q, JIANG L, YOU J P, et al. Efficacy of short-term dexamethasone therapy in acute-on-chronic pre-liver failure[J]. Hepatol Res, 2011, 41（1）: 46-53.

11. HE B, ZHANG Y, LÜ M H, et al. Glucocorticoids can increase the survival rate of patients with severe viral hepatitis B: a meta-analysis[J]. Eur J Gastroenterol Hepatol, 2013, 25（8）: 926-934.

12. LI J, WU J, LIU H X, et al. Early bilirubin response in acute-on-chronic hepatitis B liver failure patients treated with corticosteroids predicates a lower 3-month mortality[J].Int J Clin Exp Med, 2016, 9（6）: 10364-10373.

13. CHEN J F, WANG K W, ZHANG S Q, et al. Dexamethasone in outcome of patients with hepatitis B virus-related acute-on-chronic liver failure[J]. J Gastroenterol Hepatol, 2014, 29（4）: 800-806.

笔记

病例 12　肝癌破裂出血（一）

病历摘要

【基本信息】

患者，女，48 岁。主因“肝病史 12 年余，肝癌 7 月余，腹胀 1 周”入院。

现病史：患者于 12 年前因腹胀、双下肢水肿就诊于当地医院，诊断乙肝肝硬化，经保肝、利尿、补充白蛋白等治疗后腹水消退，未再随诊复查。7 个月前患者出现乏力，就诊于当地专科医院，确诊为原发性肝癌，先后于 2017 年 8 月、2017 年 11 月行 TACE 治疗 2 次，第二次 TACE 后出现肝癌破裂出血，经内科止血后出院。近 1 周自觉腹胀，为进一步治疗来我院就诊。

【体格检查】

面色晦暗，未见明显黄染，睑结膜略苍白，腹部略饱满，叩诊呈鼓音，肠鸣音 4 次 / 分，肝脾肋下未触及，腹膜刺激征（–），移动性浊音（±），双下肢不肿，病理征（–），扑翼样震颤及踝阵挛（–）。末次月经是 2018 年 2 月 24 日。

【辅助检查】

（1）血常规检查：（2018 年 3 月 8 日）示 WBC 2.55 × 10^9 /L，N% 61%，HGB 104 g/L。复查血常规（2018 年 3 月 18 日）：WBC 10.33 × 10^9 /L，N% 89.7%，HGB 76 g/L。肝功能 + 血生

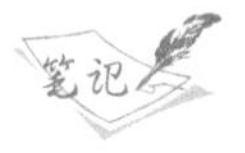

化：ALT 101.1 U/L，AST 186.9 U/L，TBIL 25.1 μmol/L，DBIL 15.7 μmol/L，ALB 35.2 g/L，GLU（空腹）5.04 mmol/L，Cr 43.5 μmol/L，CHE 4221 U/L，PCT 0.06 ng/mL。乙肝五项：HBsAg（+），HBsAb（–），HBeAg（–），HBeAb（+），HBcAb（+）。HBV-DNA：7.6×10^2 IU/mL。

（2）影像学检查：腹部 CT（增强，2018 年 3 月 12 日）示肝癌介入术后改变，病灶残余，新发灶不除外，门脉右支及肝门区胆管受侵，肝硬化伴多发再生结节形成，腹水。

腹部 CT（平扫，2018 年 3 月 17 日）：肝右叶肝癌破裂出血，腹水量较前增加，见图 12-1。

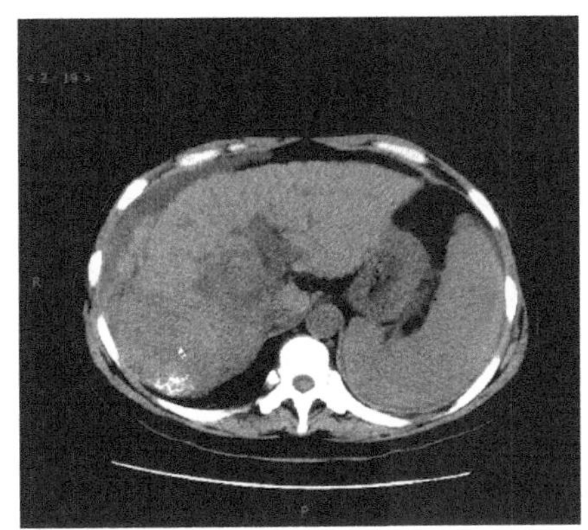
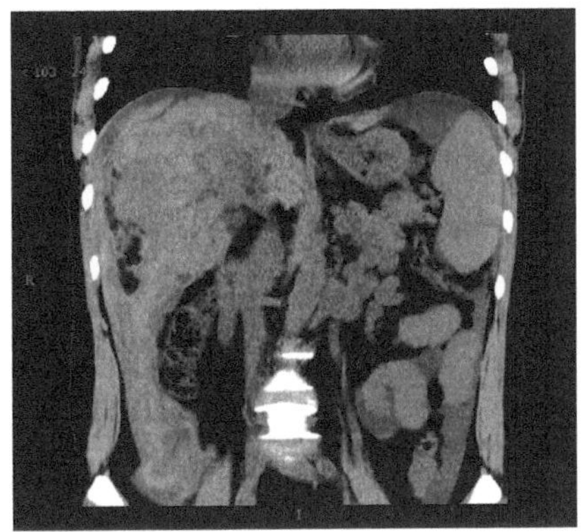

图 12-1　腹部 CT（2018 年 3 月 17 日）

腹部 CT（平扫，2018 年 3 月 26 日）：肝癌介入术后改变，腹腔及盆腔积液，腹腔内血肿较前吸收，见图 12-2。

【诊断】

肝癌破裂出血。

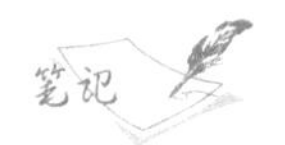
笔记

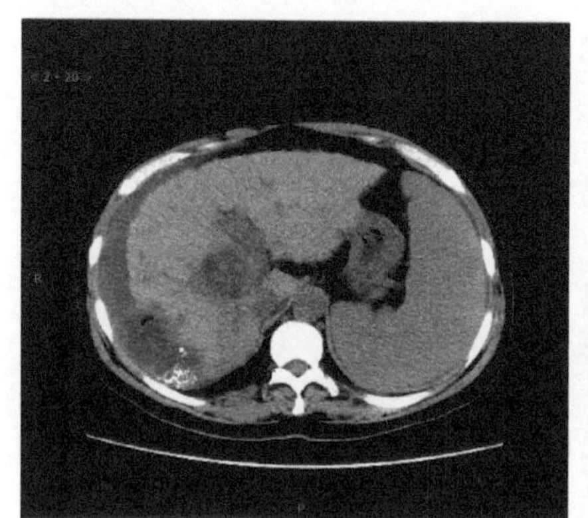
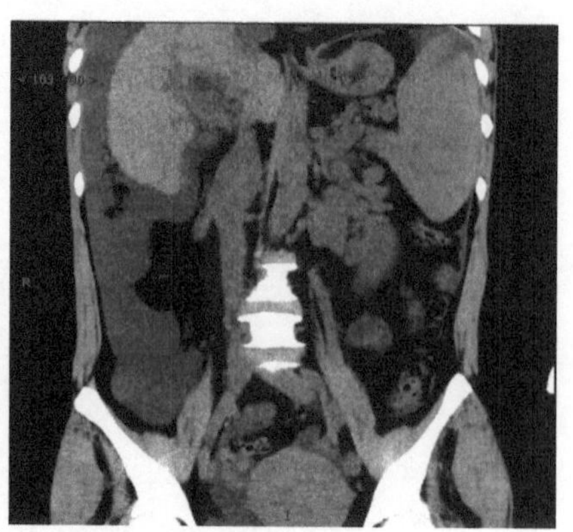

图 12-2 腹部 CT（2018 年 3 月 28 日）

【诊疗经过】

患者为原发性肝癌，拟寻求进一步治疗入院，入院后予甘草酸制剂、多烯磷脂酰胆碱保肝，呋塞米利尿，胸腺素调节免疫及营养支持等治疗，患者既往未抗病毒，住院期间查 HBV-DNA 7.62×10^{2} IU/mL，加用恩替卡韦 0.5 mg/d 抗病毒治疗，患者肝功能储备差，无外科手术条件，拒绝肝移植，经介入科评估具备行介入治疗条件，故住院期间预约介入治疗。等待治疗过程中患者无诱因突发右上腹痛，强迫膝胸卧位，查体血压较基础水平明显下降，面色苍白伴大汗，急查 HGB 下降至 76 g/L，腹部 CT 结果见前图 12-1，考虑肿瘤破裂出血，行急诊肝动脉栓塞术，术后继续予保肝治疗，同时加用卡络磺钠、注射用巴曲酶止血治疗，复查 HGB 稳定未再下降，腹部 CT 结果如前图 12-2，考虑活动性出血停止。

患者活动性出血停止，住院期间经介入科会诊认为进一步介入治疗获益不大，家属拒绝肝移植，出血停止后返回当地继续治疗。出院时检查结果显示血常规：WBC 3.59×10^{9} /L，N% 72.1%，HGB 85 g/L。肝功能 + 血生化：ALT 28.9 U/L，AST

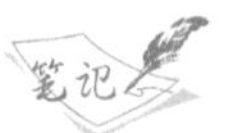

38.9 U/L，TBIL 37.9 μmol/L，DBIL 22.5 μmol/L，ALB 36.3 g/L，Cr 41.8 μmol/L，CHE 2556 U/L。

病例分析

该患者为肝硬化基础上发生的肝癌，影像学提示门脉右支及肝门区胆管受侵，患者突发腹部疼痛，血压下降，既往有肝脏肿瘤破裂史，排除宫外孕，急诊腹部 CT 提示肝右叶肝癌破裂出血，即予肝动脉栓塞，出血控制，救治成功。

肝癌破裂出血，病情进展迅速，出血量的多少直接影响着临床表现及预后，出血量较大可出现休克表现，可继发腹膜炎，严重者可出现感染中毒性休克危及生命，预后差。治疗包括：①外科手术治疗；②有介入指征者可行超选择性肝动脉栓塞（transcatheter arterial embolization，TAE）止血治疗，该方法较外科适应证更宽泛，是肝癌破裂出血最为迅速有效的措施；③内科保守治疗针对出血量小或肝功能为 Child-Pugh C 级、多脏器严重损伤患者，不符合外科及介入科止血指征者。

病例点评

肝癌破裂出血是指由于肝癌细胞生长快速，肿瘤结节发生缺血、坏死、软化而自发性破裂出血，或在外力作用下腹压骤然升高导致肝癌组织破裂出血。临床常见突发剧烈的右上腹疼痛，并迅速波及全腹，患者可有贫血貌、腹膜刺激征、腹部移动性浊音（+），若行腹腔穿刺可抽出不凝固血液，HGB 水平

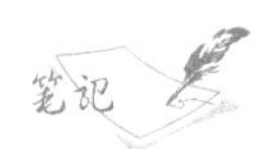

进行性下降，影像学 B 超、CT 等检查提示肝占位性病变及出血灶、腹内积血等。

肝癌破裂出血根据患者病史、临床表现、血常规及影像学确诊并不难，但需要与消化性溃疡穿孔、胆囊穿孔、急性胰腺炎、脾脏破裂、宫外孕等急腹症相鉴别。一旦诊断，尽早采取适宜措施，挽救患者生命。

参考文献

1. 裴俊，李雪松，夏锋．肝癌破裂出血的治疗选择 [J]. 肝胆外科杂志，2017，25（1）：5-7.
2. TANAKA S，KAIBORI M，UENO M，et a1. Surgical outcomes for the ruptured hepatocellular carcinoma：multicenter analysis with a case-controlled study [J]. J Gastrointest Surg，2016，20（12）：2021-2034.

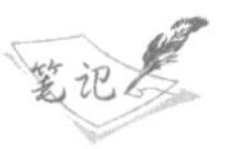

病例 13　肝癌破裂出血（二）

病历摘要

【基本信息】

患者，女，58 岁。主因“肝病史 20 年余，乏力、食欲减退 1 月余”于 2015 年 2 月入院。

现病史：患者于 20 年前体检发现乙肝标志物阳性，肝功能正常，乙肝病毒载量具体不详，无不适症状，未重视，未治疗。5 年前无明显诱因出现乏力、食欲下降，查肝功能提示转氨酶升高，具体不详，予保肝治疗后症状好转，此后仍未规律复查随诊。1 个月前劳累后出现乏力、食欲缺乏，伴厌油腻、恶心，无呕吐、腹泻、腹痛，无灰白便，无皮肤瘙痒，就诊于当地医院，超声提示肝硬化、肝内无回声、低回声，腹水，建议除外肝癌。为进一步系统诊治收入我科。

既往史：平素健康状况良好，否认高血压、心脏病、糖尿病病史。否认外伤史，否认手术史。否认过敏史。否认肿瘤家族史，否认遗传性疾病家族史，有乙肝家族史，否认其他传染性、家族性疾病史。

【体格检查】

体温 36.5 ℃，血压 130/73 mmHg，脉搏 81 次 / 分，呼吸 20 次 / 分。发育正常，神志清，精神可，慢性病容，自主体位。皮肤、巩膜轻度黄染，肝掌阳性，蜘蛛痣阳性，双肺呼吸

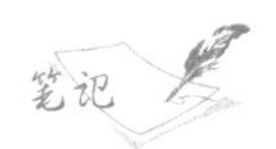

音清，未闻及干、湿性啰音，心音正常，心律齐，各瓣膜区未闻及病理性杂音。腹饱满，右下腹轻压痛，全腹反跳痛阳性，Murphy's 征阳性，移动性浊音阳性，双下肢轻度水肿，病理征阴性。

【辅助检查】

肝肾功能：ALT 27.6 U/L，AST 119.7 U/L，TBIL 37.8 μmol/L，DBIL 14.3 μmol/L，Cr 38 μmol/L，ALB 31.6 g/L。凝血功能：PTA 75%，APTT 28.5 s，D-Dimer 5956 μg/L。血常规：WBC 3.81×10^9/L，PLT 134×10^9/L，HGB 97 g/L，N% 77.9%，CRP 54 mg/L，PCT 0.13 ng/mL，乙肝五项提示乙肝表面抗原、乙肝病毒 e 抗原、抗乙肝病毒核心抗体阳性。乙肝病毒载量 2.17×10^6 IU/mL。肿瘤标志物：AFP 85 531 ng/mL。心电图正常。胸片未见异常。超声心动未见明显异常。

【诊断】

乙肝肝硬化，失代偿期，乙型；肝占位性病变；原发性肝癌可能性大。

【诊疗经过】

入院当天晚上出现发热，体温最高 38.8 ℃，伴畏寒，无寒战，无咳嗽、咳痰，无腹泻、腹痛，无尿频、尿急、尿痛。随后完善腹部增强 CT 提示：①肝右叶原发性肝癌伴肝内转移可能性大，门脉右支瘤栓形成，请结合临床除外肿瘤破裂出血；②肝硬化伴多发再生结节形成，脾大，副脾，侧支循环形成，腹水，肝囊肿。结合患者甲胎蛋白明显升高，请介入科医生会诊后考虑诊断原发性肝癌、肿瘤破裂出血，建议急诊行肝动脉

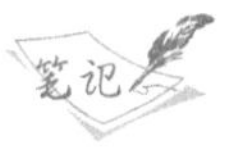

导管介入治疗止血。与家属沟通病情后同意介入治疗止血，经急诊介入治疗后，患者安返病房，复查血常规提示血红蛋白未见下降，但反复发热，考虑与肿瘤出血后吸收热有关，复查肝功能较前好转，患者乏力、食欲缺乏症状好转，患者要求自动出院，告知患者仍有再次发生肿瘤破裂出血的风险，患者表示理解并知情，仍要求出院，请示上级医生后，准予自动出院。

病例分析

全世界每年约有 70 万人死于肝细胞癌（hepatocellular carcinoma，HCC），是癌症相关死亡的第三大原因，严重威胁人类生命健康。尽管我国肝癌发病率近年来呈现逐步下降趋势，但发病率仍维持在一个相对高水平，国家癌症中心发布的 2014 年我国肿瘤数据显示，肝癌新发病例 36.5 万例，肝癌新死亡病例约 31.9 万例，肝癌的 5 年相对生存率仅 12.1%，肝癌好发于男性，男女比例约为 3.5：1。慢性 HBV 感染是我国肝癌的最主要病因，约 85% HCC 患者的 HBV 感染标志物阳性。HBV 基因型、血清 HBV-DNA 高载量、HBeAg 状态和病毒变异的存在是乙肝患者发展为肝癌的高危因素，肝硬化患者、有肝癌家族史患者更易发生 HCC。本例患者发现慢性乙型肝炎 20 年余，从未行抗病毒治疗，且 HBeAg 阳性，伴 HBV-DNA 高病毒载量，均为肝癌发生高危因素，应尽早抗病毒治疗，定期随访，可以延缓病情进展，降低肝癌发生率。

肿瘤破裂出血是肝癌潜在的危及生命的并发症。亚洲、非洲患者肝癌破裂出血的发生率高于欧洲。在亚洲，每年约有 10% 肝癌患者死于肿瘤破裂。自发性肿瘤破裂是仅次于肿瘤进

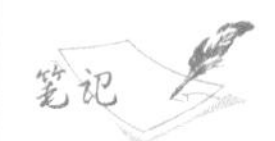

展和肝衰竭的第 3 位肝癌死亡常见原因。对于没有肝硬化或肝癌病史的患者，肿瘤破裂出血很难被诊断。由于肝癌在生长过程中呈膨胀性生长，且肿瘤生长速度较快，使得肿瘤内压力增高及出现血供不足的情况，从而导致缺血缺氧，造成肿瘤内部组织出现坏死或液化的现象，进而对周边的血管进行腐蚀。肿瘤在坏死、内部压力增高及淤血等多重情况下，若患者出现剧烈咳嗽、用力排便、深呼吸等情况使其腹部内压力突然增加，从而增加肿瘤内部压力，使其冲破肿瘤周边包膜或肝组织，出现腹腔内大出血情况。

肝癌自发性破裂出血患者一般为急诊入院，常见的临床表现：突发剧烈上腹部疼痛，压痛、反跳痛及肌紧张等，伴不同程度的失血性休克症状（头晕、昏厥、烦躁不安、心慌气短、口渴、乏力、脉搏细速、少尿、贫血貌）等，腹腔积血引起腹胀不适，诊断性腹腔穿刺抽出不凝固血液，还可有发热、应激性溃疡等。本例患者以突发右上腹痛伴发热为主要表现，查体可见全腹压痛、反跳痛，肿瘤破裂出血症状并不典型，在完善影像学检查后明确肿瘤破裂出血。考虑肝癌破裂范围比较小，出血比较缓慢，并未出现血容量不足的情况，仅仅是肝区出现轻微疼痛，症状可自行缓解。

对于肿瘤破裂出血患者，及时止血是首要问题。早期的研究报道显示，肝细胞癌破裂的急性期病死率为 25% ～ 75%。由于加强了对肝癌的监测和早期检测，肝细胞癌破裂的发生率及病死率均有所下降。我国原发性肝癌诊疗指南推荐手术切除与肝动脉介入栓塞化疗，对 HCC 破裂出血均有较好的效果，但是手术受到多种因素的影响，应根据患者情况积极地进

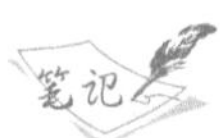

行术前选择性肝动脉造影和栓塞治疗。其中经导管动脉栓塞术（transcatheter arterial embolization，TAE）是最有效的急性期无创止血方法，成功率 53% ～ 100%。局部麻醉下操作避免麻醉和手术的双重打击，患者耐受性较好；在有效止血的同时，亦最大限度地保护了正常肝组织功能，在状态允许下可以注入化疗药治疗原发病。

病例点评

循证医学证据表明，不论是核苷（酸）类似物，还是干扰素，长期抗病毒治疗均可减少慢性乙肝患者发生 HCC 的风险，各个临床指南均推荐抗病毒治疗作为防治乙肝相关性肝癌发生的重要手段。本例患者诊断慢性乙肝后未及时接受抗病毒治疗，最终进展为原发性肝癌；并且合并自发性肿瘤破裂出血，危及生命。虽经 TAE 治疗后出血停止，但患者已经出现肝内转移、门脉瘤栓形成，预后较差。对于慢性乙肝患者应加强宣教抗病毒治疗的必要性，及时应用抗病毒药物，以减少肝衰竭、肝硬化、HCC 和其他并发症的发生。

参考文献

1. 中华人民共和国卫生和计划生育委员会医政医管局 . 原发性肝癌诊疗规范（2017 年版）[J]. 中华肝脏病杂志，2017，25（12）：886-895.
2. 刘孟锋，刘连新 . 原发性肝癌自发性破裂出血的诊疗现状 [J]. 医学综述，2017，23（16）：3193-3196，3201.
3. 李榕华，刘向东，卢春雨，等 . 原发性肝癌破裂出血的急诊介入治疗效果观察 [J]. 影像研究与医学应用，2019，3（2）：176-177.

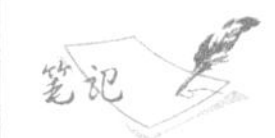

4. 中华预防医学会肿瘤预防与控制专业委员会感染相关肿瘤防控学组，中华预防医学会慢病预防与控制分会，中华预防医学会健康传播分会 . 中国肝癌一级预防专家共识（2018）[J]. 中华预防医学杂志，2019，53（1）：36-44.
5. 中国医师协会介入医师分会 . 中国肝细胞癌经动脉化疗栓塞治疗（TACE）临床实践指南 [J]. 中华肝脏病杂志，2019，27（3）：172-181.
6. SAHU S K，CHAWLA Y K，DHIMAN R K，et al. Rupture of hepatocellular carcinoma：a review of literature[J]. J Clin Exp Hepatol，2019，9（2）：245-256.

笔记

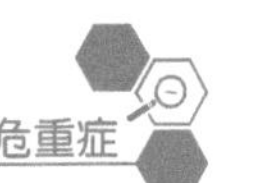

病例14　肝硬化、门脉高压导致反复上消化道出血

病历摘要

【基本信息】

患者，男，44岁。主因“肝病史10余年，间断呕血、黑便14天”于2013年10月5日急诊入院。

现病史：10年前患者体检发现乙肝病毒标志物阳性，肝功能异常，输液治疗。近3周出现乏力、食欲缺乏、上腹胀满，HBV-DNA 1.34×10^5 IU/mL。2周前间断呕血、黑便3次，晕厥2次，HGB 40 g/L，于当地医院进行止血、输血治疗。就诊于我院急诊后黑便1次，HGB 23 g/L。

既往史：有乙肝家族史，母亲及一妹患有乙肝。

【体格检查】

体温36.2 ℃，血压80/50 mmHg，脉搏60次/分，呼吸18次/分。神志清，精神弱，慢性面容，贫血貌，皮肤、巩膜重度黄染，肝掌（+），前胸及颈部可见数枚蜘蛛痣，双肺呼吸音稍低，未闻及干、湿性啰音，心律齐，未闻及杂音。腹饱满，腹软，无压痛及反跳痛，肝脾未触及，Murphy's征（–），移动性浊音可疑，肠鸣音2次/分，双下肢无水肿，踝阵挛（–），扑翼样震颤（–）。

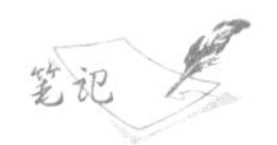

【辅助检查】

血常规：WBC 1.23×10^9/L，N% 65.1%，HGB 23 g/L，PLT 31×10^9/L。肝功能：ALT 17.8 U/L，AST 13.4 U/L，TBIL 6.5 μmol/L，DBIL 2.1 μmol/L，ALB 10.6 g/L，GLU 2.56 mmol/L。肾功能：UREA 3.44 mmol/L，Cr 37 μmol/L。凝血功能：PTA 45%，INR 1.69；FIB 0.88 g/L，NH_3 88 μg/dL，AFP 1.89 ng/mL；HBsAg（+），HBeAg（+），HBcAb（+），HBV-DNA 1.07×10^5 copies/mL。

胸片：两肺炎症不除外，左侧少量胸腔积液。

胃镜（图 14-1）：食管静脉曲张（重度，RC+），警惕出血，胃静脉曲张，门脉高压性胃病，胃溃疡（多发，H1 期），十二指肠球溃疡（S1 期）。

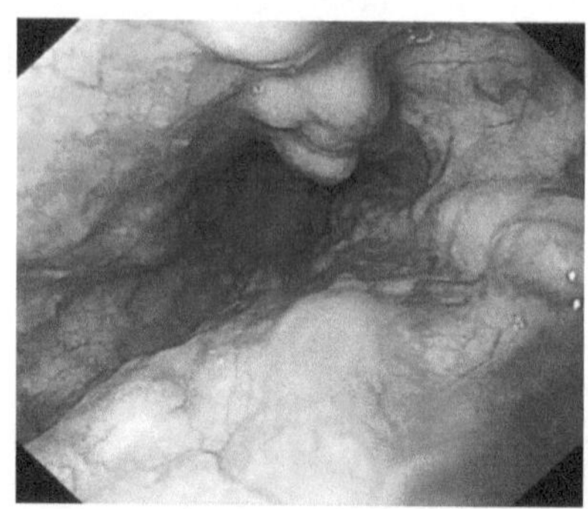
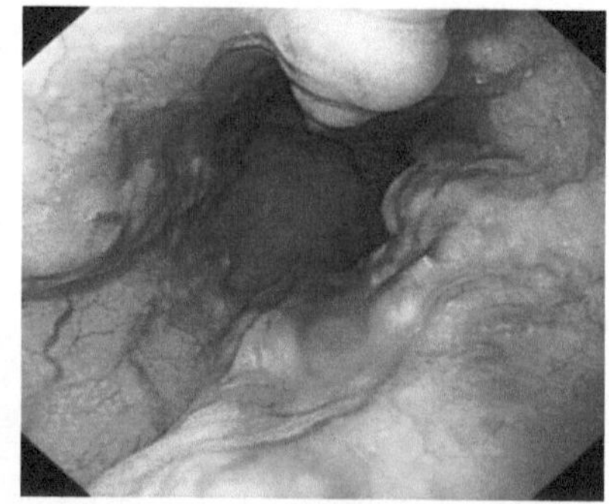

图 14-1　第一次出血后胃镜（2013 年 10 月 9 日）

【诊断】

上消化道出血；食管静脉曲张破裂出血；失血性贫血；胃溃疡；十二指肠溃疡；肝炎肝硬化，失代偿期，乙型；慢性肝衰竭；脾功能亢进；低蛋白血症；肺部感染；胸腔积液；低血糖。

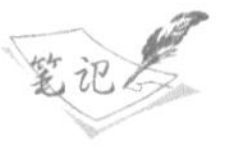

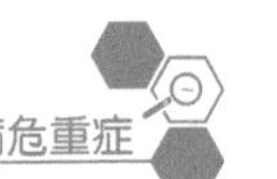

【诊疗经过】

患者为中年男性，有家族肝病史，慢性肝病 10 年，查体肝掌蜘蛛痣阳性。因呕血、黑便入院。根据病史、查体的阳性体征及胃镜等辅助检查，诊断明确。

具体治疗方法包括：①纠正休克、贫血治疗；②硬化剂止血治疗，治疗后胃镜见图 14-2；③抗感染治疗；④抗病毒治疗；⑤外科会诊后，择期进行了脾切除 + 断流手术治疗，手术后胃镜见图 14-3，此后未再发生消化道出血。

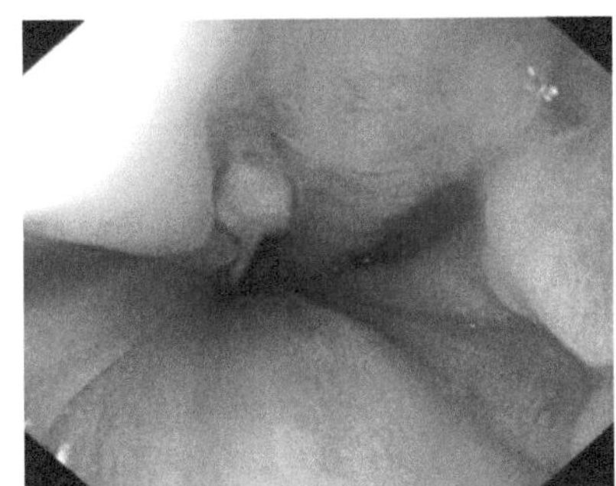
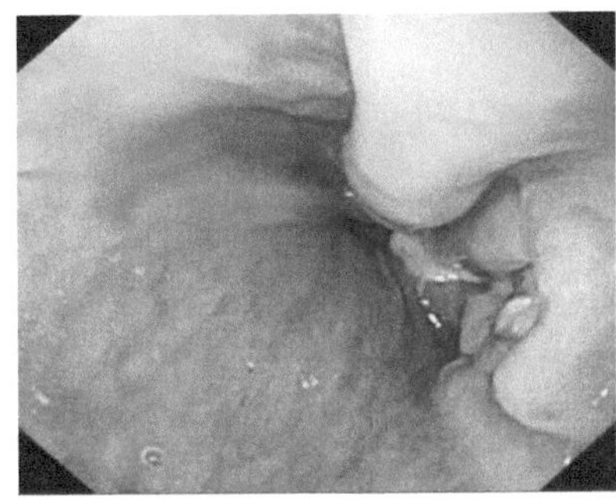

图 14-2　2 次硬化剂治疗后胃镜

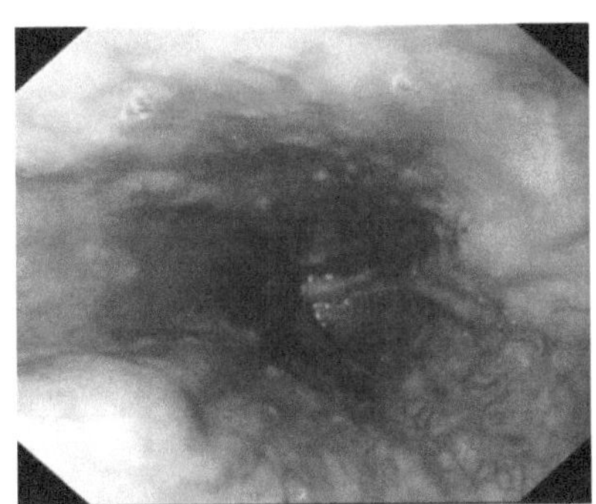
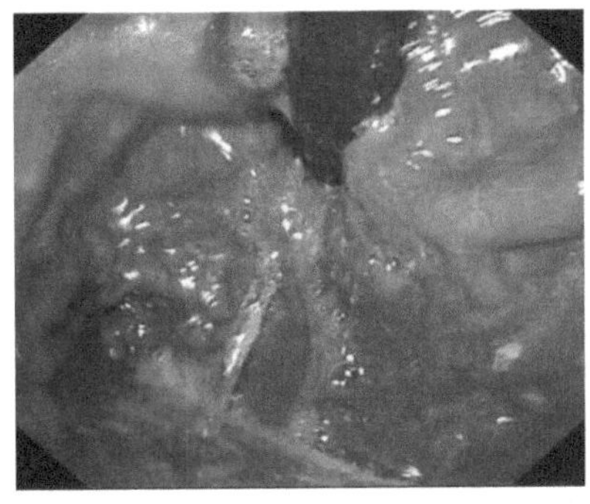

图 14-3　脾切除术后 4 个月胃镜（2014 年 8 月 27 日）

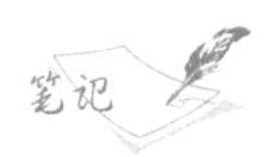

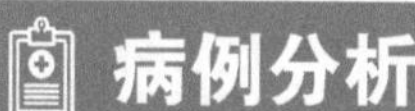

病例分析

【肝硬化引起的门脉高压】

门脉高压合并上消化道出血属于临床常见的急危重症，是肝硬化严重并发症。肝硬化患者通常伴有食管下端、胃底静脉曲张，一旦发生食管胃底静脉曲张破裂出血，1 年内再出血发生率为 70%，病死率为 30% ～ 50%，是肝硬化的主要死亡因素。临床上治疗方式主要以控制出血为主，避免复发。

【食管胃底静脉曲张破裂出血的治疗】

一旦肝硬化患者出现上消化道出血，应予以积极抢救。常规治疗：卧床、禁食，予以补充血容量、必要时输血，密切监测生命体征。控制急性出血：给予降门脉压药物治疗，目前主要使用收缩内脏血管、减少门静脉血流的药物，常用生长抑素、醋酸奥曲肽、特利加压素；如果药物止血失败者，可以使用三腔二囊管压迫止血；经过抗休克和药物治疗血流动力学稳定者应立即做急诊内镜明确出血原因及部位；如果上述治疗后仍然出血不止，患者肝脏功能为 Child-Pugh A 级者可行脾切除 + 断流术。无条件手术者可行 TIPS 作为挽救生命的措施。由于肝硬化上消化道出血患者患细菌感染的风险较高，可能造成再次出血，严重者甚至死亡，因此无论患者有无腹水症状，均需要采用抗生素预防感染，可有效降低感染率及病死率。

【预防再出血】

本例患者反复发生上消化道出血情况，在出血稳定后需要采取措施预防出血。食管静脉曲张可采取内镜下治疗，首选套

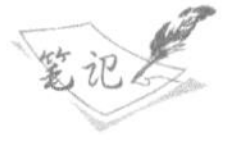

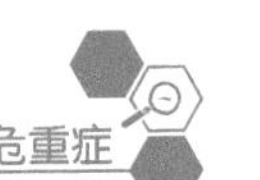

扎，套扎后较小的静脉可用硬化剂。有手术条件伴有脾功能亢进者可进行分流术或断流术加脾切除术。终末期肝病伴食管静脉反复出血者可考虑肝移植。急性食管静脉曲张破裂大出血者、断流或分流后再出血者、晚期肝硬化伴食管静脉曲张反复出血无外科手术指征者及顽固性腹水者可考虑经颈内静脉肝内门体分流术。

病例点评

该例患者食管胃底静脉重度曲张、胃与十二指肠溃疡同时发生，应注意上消化道出血原因的鉴别。因胃镜检查显示胃与十二指肠溃疡分别处于 H1 期和 S1 期，因此消化性溃疡引起的出血可能性小，而食管静脉（重度，RC+），提示食管静脉曲张破裂出血的可能性大。后面先后经过内镜下食管曲张静脉的硬化治疗及脾断流术后未再出现消化道出血，也提示先前的出血是由食管静脉曲张破裂引起的。对于慢性乙肝的患者应进行宣教，积极配合定期随诊、规范抗病毒治疗，能有效防止进展至失代偿期肝硬化及出现相关危及生命的并发症。

参考文献

1. 杨有，姜华，闫东，等．经颈内静脉肝内门腔分流术治疗肝硬化门脉高压上消化道出血患者的临床疗效观察 [J]. 安徽医药，2016，20（1）：141-142.
2. 李升．肝硬化门脉高压并上消化道出血治疗研究进展 [J]. 医学理论与实践，2019，32（7）：973-974.

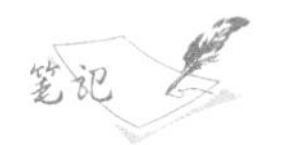

病例 15　肝性脑病的救治（一）

病历摘要

【基本信息】

患者，男，67 岁。主因“肝病史 13 年，嗜睡 5 天，加重 1 天”于 2019 年 3 月入院。

现病史：患者于 13 年前无明显诱因出现自觉乏力，无发热、咳嗽，于当地医院就诊，诊断为酒精性肝病，给予保肝等治疗（具体不详），并建议患者戒酒，但患者一直未完全戒酒。此后患者多次因肝功能异常于我院住院治疗，6 年前诊断为“酒精性肝硬化”。5 年前因呕血于我科住院治疗，考虑诊断为食管静脉曲张破裂出血，予止血、降门脉压等治疗，出血停止后出院。此后反复因意识障碍、食欲缺乏、头晕等不适住院治疗，住院期间诊断为酒精性肝硬化（失代偿期）、肝性脑病、陈旧性脑梗死，予对症支持治疗后好转。此后患者反复因肝性脑病、上消化道出血、肝功能异常等情况就诊于我科，予对症治疗后好转出院。此次患者于 5 天前饮酒后出现头晕、嗜睡，1 天前上述症状加重，于我院急诊就诊，予保肝、脱氨治疗，为进一步诊治收入院。

既往史：糖尿病病史 10 个月，规律用药，空腹血糖波动在 6 ～ 8 mmol/L，餐后 2 小时波动在 10 ～ 13 mmol/L；脑梗死病史 6 年，右侧肢体肌力轻度下降；否认高血压、心脏病病史。否认外伤史、手术史、过敏史。否认肿瘤家族史、遗

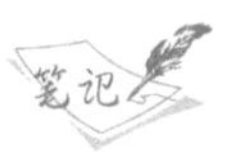

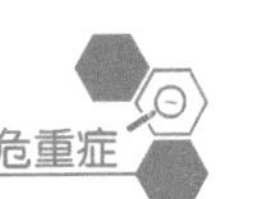

传性疾病家族史及其他传染性、家族性疾病史。

【体格检查】

体温 36.5 ℃，血压 139/84 mmHg，脉搏 80 次 / 分，呼吸 20 次 / 分。发育正常，嗜睡，平车入院。皮肤色泽晦暗，皮肤、巩膜无黄染，肝掌阴性，蜘蛛痣阴性，双肺呼吸音清，未闻及干、湿性啰音，心音正常，心律齐，各瓣膜区未闻及病理性杂音，腹饱满，腹部触诊不满意，扑翼样震颤不能配合，双下肢无水肿，病理征阴性。

【辅助检查】

肝肾功能：ALT 75.1 U/L，AST 214.9 U/L，TBIL 26.4 μmol/L，DBIL 7.1 μmol/L，Cr 36.4 μmol/L，ALB 39.5 g/L。凝血功能：PTA 69%。NH_3 86 mmol/L。乳酸 2.59 mmol/L。血气分析：pH 7.445，PCO_2 27.6 mmHg，PO_2 mmHg；GLU 8.43 mmol/L；心肌酶正常、BNP 正常。血常规：WBC 7.28×10^9/L，PLT 157×10^9/L，HGB 145 g/L，N% 54.2%，PCT < 0.05 ng/mL。甲、乙、丙、戊型肝炎病毒标志物检测均阴性，心电图正常。胸片未见异常。头颅 CT 平扫脑内未见明确病变。

【诊断】

酒精性肝硬化（失代偿期），肝性脑病Ⅱ期；2 型糖尿病；陈旧性脑梗死。

【诊疗经过】

入院后予心电监护；监测出入量、血糖；密切观察患者神志变化；予复方甘草酸苷注射液等药物治疗，门冬氨酸鸟氨酸脱氨治疗，补充支链氨基酸、乳果糖灌肠治疗。治疗 1 天后患

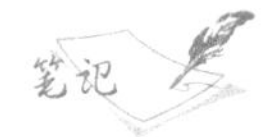

者神志转清，对答正常，复查血氨降至正常，嘱患者保证能量摄入，低蛋白饮食。随后患者病情平稳出院。

病例分析

肝性脑病（hepatic encephalopathy，HE）是由急、慢性肝功能严重障碍或各种门静脉 – 体循环分流（以下简称门 – 体分流）异常所致的、以代谢紊乱为基础、轻重程度不同的神经精神异常综合征。依据基础肝病的类型，HE 分为 A、B、C 型。A 型 HE 发生在急性肝衰竭基础上，进展较为迅速，其重要的病理生理学特征之一是脑水肿和颅内高压。B 型 HE 是门体分流所致，无明显肝功能障碍，肝活组织检查提示肝组织学结构正常。C 型 HE 则是指发生于肝硬化等慢性肝损伤基础上的 HE。本例患者为发生在酒精性肝硬化基础上的肝性脑病，即为 C 型肝性脑病。

据报道，肝硬化患者伴 HE 的发生率为 30% ～ 45%，在疾病进展期发生率可能更高。目前 HE 的发病机制尚未完全阐明，专家学者已经提出了多种机制来解释肝硬化中 HE 的发病机制，氨中毒学说是 HE 的主要发病机制之一。饮食中的蛋白质在肠道中经细菌分解可使产氨增加，肠壁通透性增加可导致氨进入门静脉增多，肝功能不全可导致血氨不能经鸟氨酸循环有效解毒。血氨进入脑组织使星状胶质细胞合成谷氨酰胺增加，导致细胞变性、肿胀及退行性变，引发急性神经认知功能障碍。氨还可直接导致兴奋性和抑制性神经递质比例失调，产生临床症状，并损伤颅内血流的自动调节功能。其他导致 HE 发病的机制包括氨和锰的神经毒性作用（通常为通过肝胆途径

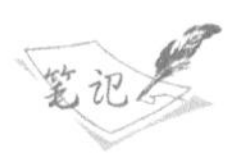

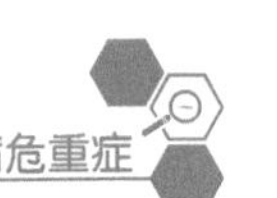

清除)、脑能量代谢受损、炎症反应损伤、氨基酸失衡学说、兴奋性和抑制性神经传递的改变及脑干网状系统功能紊乱等。近期有研究发现，肝硬化患者的肌肉改变与轻微和显性肝性脑病相关，肌肉改变（肌肉脂肪变性和肌肉减少症）在肝硬化患者中很常见，并且与包括显性肝性脑病在内的一些并发症有关。研究发现肌肉脂肪变性和肌肉减少症与肝硬化患者发生轻微肝性脑病（minimal hepatic encephalopathy，MHE）和明显HE的风险独立相关，研究者认为肌肉减少症和脂肪变性可能通过减少肌肉中氨的处理影响HE的发生；有研究发现，骨骼肌减少的患者和肝硬化HE患者血浆中支链氨基酸减少，而补充支链氨基酸可减少营养不良、促进骨骼肌细胞体积恢复并降低血氨，减少MHE患病率和显性HE发病率。

研究发现，肝硬化患者肠道菌群及肠道微环境改变与HE的发生密切相关。例如小肠细菌过度生长，肠道菌群组成与功能改变，肠道黏膜屏障受损，导致病理性菌群移位，引起外周循环中氨脂多糖吲哚等肠源性毒素的浓度增加，系统性炎症反应加重。一方面加重肝损伤，降低肝脏对肠源性毒素的代谢，使进入脑组织的氨增加；另一方面破坏血-脑屏障，加重神经炎症和脑组织水肿。此外，通过乳果糖、利福昔明及益生菌制剂调节肠道菌群，可以有效改善HE患者的认知功能。

HE最常见的诱发因素是感染（包括腹腔、肠道、尿路和呼吸道等感染，尤以腹腔感染最为重要）。其次是消化道出血、电解质和酸碱平衡紊乱、大量放腹水、高蛋白饮食、低血容量、利尿、腹泻、呕吐、便秘，以及使用苯二氮䓬类药物和麻醉剂等。TIPS术后HE的发生率增加，与术前肝功能储备状

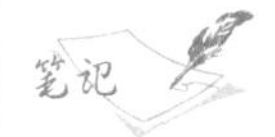

态、有无 HE 病史、支架类型及直径等因素有关。研究发现，质子泵抑制剂可能导致小肠细菌过度生长，从而增加肝硬化患者发生 HE 的风险，且风险随用药量和疗程增加而增加。在肝硬化患者存在高血氨的状态下，如果出现以上诱因，可进一步加重脑水肿和氧化应激，导致认知功能的快速恶化。

HE 是程度和范围较广的神经精神异常，结合临床表现、神经心理测试方法和鉴别诊断，肝硬化 HE 可分为 MHE 和 HE 1～4 级。治疗原则包括及时清除诱因、尽快将急性神经精神异常恢复到基线状态；药物治疗包括脱氨药物、微生态制剂、镇静药物等；同时要兼顾营养支持治疗。

病例点评

HE 是肝病的一种严重的神经精神性并发症，其特征是广泛的神经和精神症状，包括精神、认知和精细运动功能的改变。注意力、视觉、知觉、视觉空间结构及运动速度和准确性的缺陷是肝硬化患者早期 HE 的症状。本例患者为老年酒精性肝硬化患者，既往反复发生肝性脑病，未戒酒；同时合并 2 型糖尿病，因此该患者需要注意与脑血管疾病、低血糖、糖尿病酮症昏迷相鉴别。应加强患者及其家属健康教育，控制血氨升高及调节肠道微生态，做好肝性脑病防治工作。

参考文献

1. 中华医学会肝病学分会 . 肝硬化肝性脑病诊疗指南 [J]. 中华肝脏病杂志，2018，26（10）：721-736.

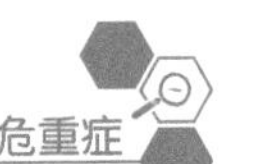

2. 张军昌，王永刚，林芳，等 . 肝性脑病发病机制新进展 [J]. 中国肝脏病杂志（电子版），2019，11（1）：6-11.

3. NARDELLI S，LATTANZI B，MERLI M，et al. Muscle alterations are associated with minimal and overt hepatic encephalopathy in patients with liver cirrhosis. Hepatology，2019.

4. 汤世豪，陈辉，韩国宏 . 肠道菌群与肝硬化肝性脑病的关系 [J]. 临床肝胆病杂志，2019，35（05）：1109-1113.

5. WIJDICKS E F. Hepatic Encephalopathy[J]. N Engl J Med，2016，375（17）：1660-1670.

6. BUTTERWORTH R F. Hepatic encephalopathy in alcoholic cirrhosis[J]. Handb Clin Neurol，2014，125：589-602.

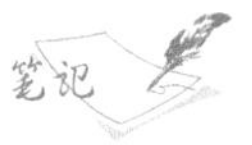

病例 16　肝性脑病的救治（二）

病历摘要

【基本信息】

患者，女，79 岁。主因“肝病史 30 年余，神志改变 2 天”来院就诊。

现病史：患者肝病史 30 年余，表现为肝功能异常，未规律治疗。7 年前于当地医院诊断肝硬化（病因不明）、食管静脉曲张、脾功能亢进，具体治疗不详。4 年前于某医院诊断自身免疫性肝病，予保肝治疗。2 年前外院行腹部核磁检查，诊断为肝癌，未进一步治疗。2 天前患者高蛋白饮食后出现神志改变，表现为反应迟钝，对答不切题，大小便失禁，为进一步诊治入院。

既往史：因胆囊息肉行胆囊切除术，卵巢肿瘤行卵巢切除术。饮酒史 20 余年，主饮白酒（≥ 42°），平均每天 3 两，已戒酒 6 年。有输血浆及白蛋白病史。

【体格检查】

体温 36.5 ℃，心率 78 次 / 分，呼吸 23 次 / 分，血压 108/77 mmHg，SpO_2 100%，神志欠清，表情淡漠，反应迟钝，记忆力减退，计算力障碍，面色晦暗，皮肤、巩膜轻度黄染，球结膜无水肿，睑结膜无苍白，双侧瞳孔等大等圆，直径约 3 mm，对光反射灵敏，舌苔厚腻，肝掌阳性，蜘蛛痣阳性。左下肺呼吸音减弱，未闻及明显干、湿性啰音。心律齐，未闻

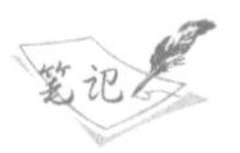

及杂音。腹软，腹部无压痛、反跳痛，肝区叩痛阴性，肝脾肋下未触及，移动性浊音阴性，双下肢无水肿，扑翼样震颤阳性，踝阵挛阴性，神经系统查体阴性。

【辅助检查】

（1）血气：pH 7.457，PaO_2 107.2 mmHg，$PaCO_2$ 39.2 mmHg，BE 3.0 mmol/L。血常规：WBC 3.7×10^9/L，N% 86.5%，HGB 103 g/L，PLT 51×10^9/L。凝血功能：PTA 59%，PT 14.3 s，INR 1.33。肝肾功能：ALT 29 U/L，AST 55 U/L，TBIL 54.9 μmol/L，DBIL 19.9 μmol/L，ALB 31.5 g/L，UREA 7.54 mmol/L，Cr 54.9 μmol/L，GLU 4.53 mmol/L。NH_3 110 μg/dL。乳酸 0.54 mmol/L。PCT 0.28 ng/mL。化验甲肝、乙肝、丙肝、戊肝病毒感染标志物阴性，EBV、CMV-IgM 抗体阴性。

（2）影像学检查：床旁胸片示左侧胸腔积液，左肺感染不除外。头颅 CT 示脑白质变性，脑萎缩。床旁腹部超声示弥漫性肝病表现，肝硬化，脾大，肝右叶低回声结节，未探及腹水。

【诊断】

肝硬化（失代偿期）；自身免疫性肝病；肝性脑病Ⅲ期；食管静脉曲张；脾功能亢进；原发性肝癌。

【诊疗经过】

（1）保肝对症治疗：患者入院后呈间断嗜睡状态，呼之可睁眼，压眶有痛苦表情，监测生命体征平稳。予脱氨、灌肠通便、头孢唑肟抗感染及保肝、营养支持、对症治疗。检查头颅 CT 提示脑白质变性，脑萎缩，除外颅内出血、梗死等病变。

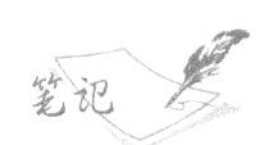

（2）动态评估病情：患者住院期间间断咳嗽，无发热，肺部可闻及哮鸣音，急查血常规：WBC 0.76×10^9/L，N% 79%，HGB 41 g/L，PLT 7×10^9/L；G试验 892.3 ng/mL（阳性），复查床旁胸片示双侧肺炎，左侧胸腔积液可能性大。予粒细胞集落刺激因子刺激造血，加用盐酸氨溴索和二羟丙茶碱对症治疗及氟康唑抗真菌感染、前列地尔改善循环，并予红细胞、白蛋白支持治疗。住院期间请精神科医师会诊除外精神性疾病。患者意识状态好转，可简单对答，部分切题准确，反应好转，复查血氨恢复正常。

经治疗患者意识状态改善，精神食欲好，定向力正常，计算力稍差，大便通畅。查体：神清，精神弱，反应迟钝，可认人及简单正确对答，定向力及计算力正常，贫血貌，皮肤、巩膜轻度黄染，双肺呼吸音粗，未闻及明显干、湿性啰音。心律齐，腹软，全腹无压痛及反跳痛，肝脾未触及，移动性浊音阴性，双下肢轻度水肿。复查肝肾功能：ALT 15.9 U/L，AST 39.9 U/L，TBIL 35.8 μmol/L，DBIL 9.7 μmol/L，ALB 34.9 g/L，UREA 5.35 mmol/L，Cr 40.7 μmol/L；GLU 4.58 mmol/L；NH_3 38 μg/dL。血常规：WBC 1.07×10^9/L，N% 53.3%，HGB 89 g/L，PLT 30×10^9/L；PCT 0.28 ng/mL；PTA 59%。血气：pH 7.43，PaO_2 140 mmHg，$PaCO_2$ 40.9 mmHg，BE 2.0 mmol/L；乳酸 0.54 mmol/L；患者病情好转嘱其出院。

病例分析

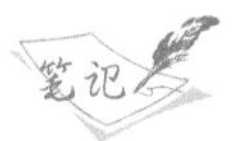

患者有引起肝性脑病（hepatic encephalopathy，HE）的基础疾病肝硬化，有临床可识别的神经精神症状及体征，既往无

精神病史，无毒物接触史，化验血电解质、血糖、血气 pH 值均正常，多次脑部 CT 检查除外神经系统疾病，实验室检查血氨升高，根据患者病史和查体除外认知及神经肌肉性损伤、酒精中毒，实验室检查除外代谢性因素（低血糖、尿毒症、电解质紊乱），头颅 CT 除外器质性病变，根据 AASLD 及 EASL 肝性脑病诊断指南，肝性脑病 3 期诊断明确。HE 分为 A、B、C 三型。A 型 HE 发生在急性肝衰竭基础上，进展较为迅速，其重要的病理生理学特征之一是脑水肿和颅内高压。B 型 HE 是门 – 体分流所致，无明显肝功能障碍，肝活检提示肝组织学结构正常。C 型则是指发生于肝硬化等慢性肝损伤基础上的 HE。患者为 C 型。影像学检查对诊断和鉴别诊断意义较大。常规 MRI 不仅可发现 HE 的部分基础性疾病，如肝硬化、门 – 体分流等，还可发现 HE 患者脑组织信号异常改变。有研究对 36 例 HE 患者行颅脑 MR 扫描，发现 HE 患者如出现双侧苍白球对称性 T_1WI 高信号并伴脑萎缩，即提示存在 HE。有学者研究发现 MRI 联合螺旋 CT 对诊断 HE 具有重要的临床价值。对于有精神症状的疑难病例进行精神科医生会诊也是有必要的。此患者经影像学检查及精神科会诊进一步除外其他疾病，明确诊断肝性脑病。进一步追问病史发现患者发病前出现发热，血常规提示 WBC、N% 明显升高，PCT 升高，提示感染为其诱因，因此需要积极去除诱因，加强抗感染治疗及脱氨治疗、营养支持治疗，并加强护理。显性肝性脑病控制后，需进行二级预防，乳果糖、拉克替醇等可作为一线药物，二级预防重点是对患者及其家属进行相关健康教育，加强适当营养支持，可明显减少显性肝性脑病反复发作。

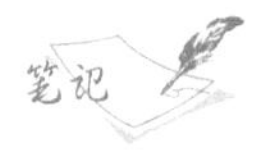

病例点评

肝性脑病是终末期肝病和肝衰竭的常见并发症。失代偿期肝硬化患者出现意识障碍时，除了首先考虑肝性脑病外，要注意排除或鉴别其他可以导致意识障碍的累及脑部的疾病如中枢神经系统感染性疾病、脑血管疾病、脑部占位等。对这些患者，除详细询问病史、细致体格检查来进行鉴别外，及时进行脑影像学、脑脊液检查等常能有助于明确诊断和鉴别诊断。

参考文献

1. BAJAJ J，VILSTRUP H，AMODIO P，et al. Hepatic encephalopathy in chronic liver disease：2014 Practice Guideline by the American Association for the Study of Liver Diseases and the European Association for the Study of the Liver [J]. Hepatology，2014，60（2）：715-735.
2. 中华医学会肝病学分会 . 肝硬化肝性脑病诊疗指南 [J]. 中华内科杂志，2018，57（10）：705-718.
3. 石彦斌，僧松娟，郭淼，等 . 肝性脑病的磁共振及 CT 影像表现分析 [J]. 中国实用神经疾病杂志，2016，19（19）：127-128.
4. 李广鉴，赵利，刘业松，等 . MRI 联合多层螺旋 CT 在肝性脑病诊断中的价值 [J]. 中国 CT 和 MRI 杂志，2015，13（10）：15-18.

第二章
感染与重症肝病

病例 17　脓毒症所致肝衰竭

病历摘要

【基本信息】

患者，男，33 岁。主因“发热 27 天，尿黄、眼黄、皮肤黄染 22 天”收入院。

现病史：27 天前着凉后出现发热，呈不规则发热、最高体温 39.2 ℃，伴畏寒及寒战，无乏力、恶心、腹胀。自行服用布洛芬、三九感冒颗粒后，症状好转，但体温仍有反复，并于 22 天前开始出现尿黄、眼黄、皮肤黄染症状，就诊于当地医院，

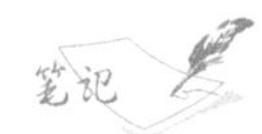

查血常规（2018 年 3 月 15 至 16 日）：WBC 5.6×10^9/L，N% 77%，HGB 129 g/L，PLT 60×10^9/L。生化：ALT 6760 U/L，AST 15060 U/L，TBIL 234.5 μmol/L，DBIL 203 μmol/L，γ-GT 137 U/L，Cr 291 μmol/L，BUN 12.9 mmol/L。PTA 28%，INR 2.51。AFP 1.05 ng/mL。随即出现Ⅱ期肝性脑病，故转入省医院 ICU，查 WBC 18.3×10^9/L，N% 93%，PCT 33 ng/mL，诊断脓毒血症，多脏器功能衰竭，患者血 WBC 及 PCT 明显升高，考虑存在细菌感染，感染部位尚不明确，给予广谱抗菌药物亚胺培南抗感染治疗。同时给予器官功能支持，共行 5 次血浆置换、4 次血液净化治疗，并给予保肝、对症治疗，患者肝性脑病逐渐纠正，肝肾功能及凝血指标逐步好转，体温正常。2018 年 3 月 31 日复查生化：ALT 67 U/L，AST 42 U/L，TBIL 256 μmol/L，DBIL 147 μmol/L，γ-GT 106 U/L，Cr 113 μmol/L，BUN 10.2 mmol/L，凝血功能：PTA 64%，INR 1.33，故为进一步治疗转入我院。

既往史：无特殊病史。

【体格检查】

生命体征平稳，体温 36.9 ℃，心率 57 次 / 分，血压 130/70 mmHg，神志清，精神可，肝掌、蜘蛛痣阴性，皮肤、巩膜重度黄染，右上臂及右季肋可见陈旧淤斑。心、肺未闻及异常，腹软，腹部无压痛、反跳痛，肝、脾未触及，移动性浊音阴性，Murphy's 征阴性，双下肢无水肿，踝阵挛阴性，右腹股沟区留置院外股静脉置管，局部无渗出、无肿胀。

【辅助检查】

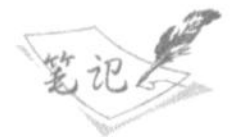

（1）常规检查。全血细胞：WBC 5.28×10^9/L，RBC

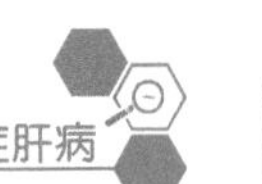

2.34×10^{12}/L，HGB 78 g/L，PLT 68×10^{9}/L，N% 81.8%。肝功能：ALT 107.0 U/L，AST 57.1 U/L，TBIL 364.8 μmol/L，DBIL 325.7 μmol/L，ALB 34.4 g/L。生化：BUN 8.91 mmol/L，Cr 90.2 μmol/L，钾 3.34 mmol/L，钠 135.1 mmol/L，氯 99.0 mmol/L。凝血功能：PTA 81%，INR 1.14；NH_3 43 μg/dL；AFP 243.5 ng/mL，乳酸 1.43 mmol/L；PCT 1.17 ng/mL。病毒筛查：HBsAb（+），HBcAb（+）；丙肝抗体（–）。HAV-IgG（+），HAV-IgM（–）；HEV-IgM（–），HEV-IgG（–）。自身抗体均阴性；IgG、IgA、IgM 及补体 C3、C4 均正常；肝抗原谱阴性；抗肝微粒体抗体阴性；抗线粒体抗体 IgG（M2）＜ 25 RU/mL。

（2）影像学检查：胸片未见异常；头颅 CT 平扫未见明确病变；上腹部增强 CT 示肝左叶局灶性灌注异常，脾大；腹部 B 超示弥漫性肝病表现，脂肪肝，脾大，脾静脉增宽。

【诊断】

急性肝衰竭；肝性脑病Ⅱ期；急性肾损伤。

【诊疗经过】

入院后给予甘草酸制剂、还原型谷胱甘肽、腺苷蛋氨酸等保肝、退黄药物，并予血浆、人血白蛋白支持治疗，拔出股静脉置管，患者体温已恢复正常，肾功能正常，监测体温和 PCT 指标变化。经上述治疗 2 周后，2018 年 4 月 24 日行肝穿刺病理活检，镜下可见 12 个炎性扩大的汇管区，中度混合性炎细胞浸润，小胆管数目增多，细胆管反应增生，管腔扩张含胆栓，周围伴中性粒细胞反应，结果提示（图 17-1）：中—重度肝内胆汁淤积，不除外大胆管梗阻，伴脓毒血症。免疫组化：HBsAg（–），HBcAg（–），CK7（胆管 +），CK19（胆管 +），

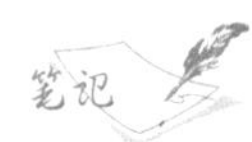

MUM1（浆细胞 +）。结合病理结果，考虑脓毒症所致严重肝肾衰竭。进一步追问病史，患者起病前 2 天有不洁饮食史，此后出现腹部不适症状，故脓毒症原因考虑与胃肠道感染相关。

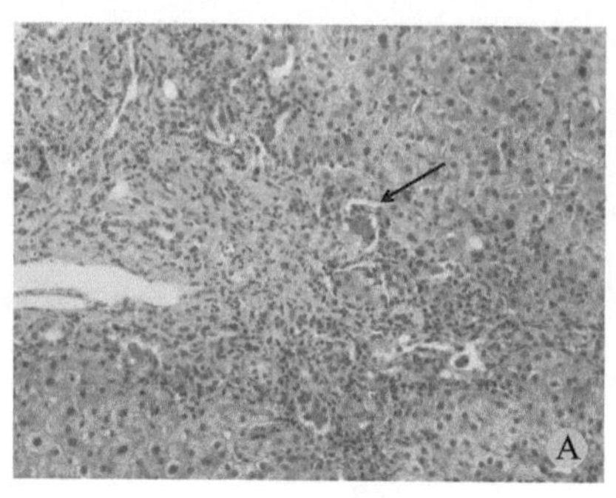
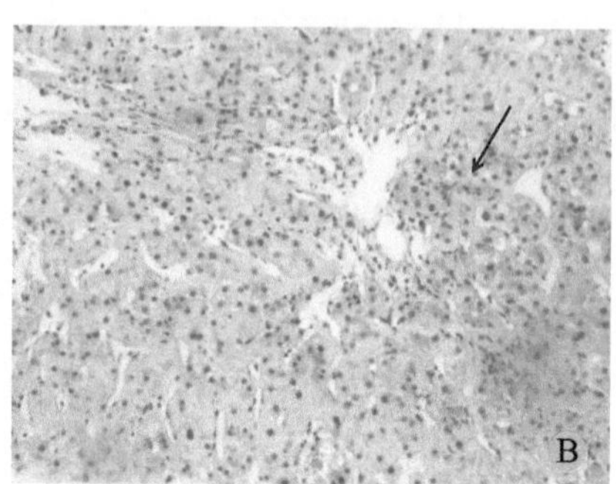

A. 细胆管胆栓（×20）；B. 中心胆管坏死（×20）。

图 17-1　肝组织病理

经上述治疗 3 周后，患者肝功能基本恢复正常，但出现血常规三系进行性减低，建议患者行骨穿刺检测，但患者拒绝。观察 1 周，血常规无继续降低，肝功能好转出院。出院后继续口服水飞蓟、还原型谷胱甘肽、甘草酸二铵胶囊，嘱其当地医院随访。

3 个月后复查：ALT 77 U/L，AST 56 U/L，TBIL 28 μmol/L，DBIL 21 μmol/L，B 超提示肝、胆、胰、脾、肾未见明显异常，继续口服水飞蓟和甘草酸二铵胶囊。

6 个月后复查：ALT 58 U/L，AST 44 U/L，TBIL 22 μmol/L，DBIL 16 μmol/L，B 超提示肝、胆、胰、脾、肾未见明显异常，间断口服水飞蓟和甘草酸二铵胶囊。

12 个月后复查：ALT 49.2 U/L，AST 20.9 U/L，TBIL 14.8 μmol/L，DBIL 4.8 μmol/L，B 超提示肝、胆、胰、脾、肾未见明显异常。

住院期间及一年后随访主要指标变化情况见表 17-1。

表 17-1 主要指标变化情况

日期	WBC $\times 10^9$/L	N%	HGB g/L	PLT $\times 10^9$/L	ALT U/L	AST U/L	TBIL μmol/L	DBIL μmol/L	ALB g/L	CHE U/L	BUN mmol/L	Cr μmol/L	PTA%
2018 年 4 月 4 日	4.8	80.2	74	70	85.6	58.9	349.3	249.4	36.4	4545	8.17	92.4	90
2018 年 4 月 7 日	4.6	80.8	73	85	95	64.3	370.5	324.1	34.9		6.66	74.9	84
2018 年 4 月 9 日	4.08	78.7	75	118	89.7	79.3	313.8	247.3	40.1		6.4	75.7	97
2018 年 4 月 11 日	4.21	72.9	78	146	90.6	80.2	247.1	206.7	38.9		7.39	83.7	
2018 年 4 月 13 日	3.25	67.1	76	173	76.8	72.2	187.9	155.4	38.1		7.43	69.7	103
2018 年 4 月 20 日	2.66	49.2	87	277	77.9	73.2	99.4	85.4	39.4		7.78	78.7	108
2018 年 10 月 15 日	5.24	60.7	142	227	49.2	20.9	14.8	4.8	43.4		4.83	73.4	105
2019 年 3 月 15 日	5.17	62.4	147	136	21	13	14.5	5.6	45.9	7886	5.22	66.3	106

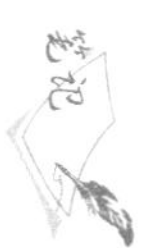

病例分析

【病例特点】

（1）患者为青年男性，急性起病，起病初期有发热、畏寒及寒战，起病前 2 天有不洁饮食史。

（2）病情迅速进展，出现肝、肾衰竭。

【诊疗思路】

（1）根据中华医学会 2018 年《肝衰竭诊疗指南》，肝衰竭常见的病因有嗜肝病毒、药物、酒精、其他病毒及细菌所致的严重感染等。此患者排除了病毒性肝炎、药物、酒精因素，感染指标 PCT 升高，并发肾损伤，考虑细菌感染脓毒症可能性大。

（2）肝衰竭的治疗包括内科综合治疗、人工肝治疗、肝移植三个主要方向。内科综合治疗主要原则分为一般支持治疗、病因治疗、并发症的防治几个方面。此患者早期即进行了积极的一般支持治疗，包括保肝、对症、补充白蛋白和血浆等；同时针对病因给予了积极的抗感染治疗；针对肾脏并发症，及时给予持续床旁血滤治疗。在上述内科综合治疗的基础上，同时给予多次人工肝血浆置换，为患者的康复赢得了宝贵的时间。

（3）转入我院时，患者肝肾功能均已有明显改善，病情开始恢复，此时在维持支持治疗的同时，寻找病因成了我们关注的重点。故在病情改善后很快完成了肝穿刺病理检查，证实脓毒症所致急性肝衰竭的诊断。

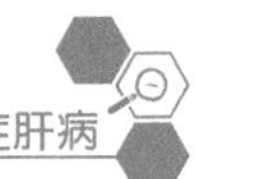

【疾病介绍】

急性肝衰竭是指各种原因引起肝细胞大面积坏死或严重肝功能损伤，出现以黄疸、腹水、肝性脑病和凝血功能障碍等为主要表现的一种临床综合征。该病的主要临床特征是起病急、进展迅速。近年来随着肝移植、人工肝等技术的发展，病死率有明显下降。美国报道急性肝衰竭的发病率约为 2000 例 / 年，欧洲急性肝衰竭的年发病率为（1 ～ 8）/100 万人，我国急性肝衰竭的发病率尚无明确报道。此病进展迅速，治疗效果不佳，我国近年来报道的治愈率约为 41%，病死率为 9%，恶化率为 50%。目前，原位肝移植是治疗急性肝衰竭效果最明确的方法。通过内科综合一般支持治疗和人工肝治疗效果不好者应尽快考虑肝移植治疗。

病例点评

这是一例由脓毒症引起的肝、肾衰竭，脓毒症是临床急重症，PCT 是诊断脓毒症可靠的炎症指标，PCT ≥ 0.5 μg/L 提示发生脓毒症可能性大，PCT ≥ 10 μg/L 提示发生脓毒性休克可能性极大。抗感染是脓毒症、脓毒性休克治疗的根本，抗生素建议疗程为 7 ～ 10 天。而 Lefkowitch 首次报道了脓毒症在肝脏组织的病理特征，即汇管区周围细胆管扩张，腔内充满淤积的胆汁，胆管上皮扁平、萎缩甚至消失，这一脓毒症在肝脏组织的病理特征已为国内外所公认。

笔记

参考文献

1. 中华医学会感染病学分会肝衰竭与人工肝学组，中华医学会肝病学分会重型肝病与人工肝学组．肝衰竭诊治指南（2018 年版）[J]. 临床肝胆病杂志，2019，35（1）：38-44.

2. LEFKOWITCH J H. Bile ductular cholestasis：an ominous histopathologic sign related to sepsis and “cholangitis lenta”[J]. Hum Pathol，1982，13（1）：19-24.

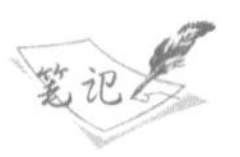

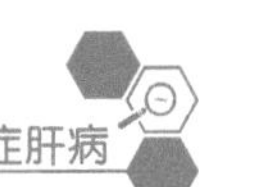

病例 18　脓毒症所致多脏器功能衰竭

病历摘要

【基本信息】

患者，男，55 岁。主因“乙肝病史 20 年，乏力、食欲减退、尿黄 10 余天，腹痛、腹泻 3 天伴发热 2 天”收入院。

现病史：20 年前体检时发现 HBsAg 阳性，未予规范治疗。10 天前出现乏力、食欲减退、尿黄，当地医院查肝功能：ALT 554 U/L、TBIL 114 μmol/L，服用恩替卡韦、双环醇、茵栀黄颗粒等保肝药物。3 天前出现全腹不适，呈胀痛，疼痛逐渐加剧、以脐周明显、无放射，并出现腹泻伴里急后重，为稀水样便，无黏液、脓血。伴有发热，呈不规则发热，最高体温 39 ℃。于当地住院治疗，症状无好转，遂来我院急诊入院。（入院 14 天前摔伤，双侧大腿外侧皮肤淤斑。）

【体格检查】

神志清，精神差，皮肤、巩膜重度黄染，双肺呼吸音粗，未闻及啰音，心脏未闻及异常，全腹明显压痛及反跳痛，无板状腹，肠鸣音弱，2 ～ 3 次 / 分，Murphy's 征阴性，移动性浊音可疑，双下肢无水肿。

【辅助检查】

（1）常规检查。全血细胞：WBC 5.67×10^9/L，RBC 3.82×10^{12}/L，HGB 127 g/L，PLT 90×10^9/L，N% 58.9%。肝功

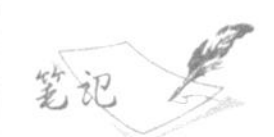

能：ALT 537.9 U/L，AST 391.6 U/L，TBIL 187.6 μmol/L，DBIL 117 μmol/L，ALB 27.2 g/L。血生化：BUN 5.82 mmol/L，Cr 85.1 μmol/L，钾 4.07 mmol/L，钠 138.4 mmol/L，氯 103.1 mmol/L，GLU 8.14 mmol/L，淀粉酶 67.9 U/L。凝血功能：PTA 39%，INR 1.95。NH_3 95 μg/dL，AFP 518.2 ng/mL，乳酸 6.91 mmol/L。动脉血气：pH 7.314，PCO_2 30.7 mmHg，PO_2 59.3 mmHg，HCO_3^- 15.3 mmol/L，BE –9.9 mmol/L。

病毒筛查：HBsAg（+），HBeAg（+），HBeAb（+），HBcAb（+）；HBV-DNA 5.16×10^6 IU/mL；丙肝抗体（–）；HAV-IgG（+），HAV-IgM（–）；HEV-IgM（–），HEV-IgG（–）；自身抗体 ANA 1∶100（核颗粒、胞浆颗粒），余自身抗体、抗核抗体谱、肝抗原谱指标均（–）。

（2）感染指标：PCT 45.16 ng/mL，细菌内毒素鲎试验 42.5 pg/mL；CRP 22 mg/L，血涂片杆状核 51%，真菌（1-3）-β-D 葡聚糖＞ 1000 pg/mL；GM（+）。

（3）影像学检查：胸部 CT 平扫示双肺炎症，建议治疗后复查；双侧胸膜增厚（图 18-1）。

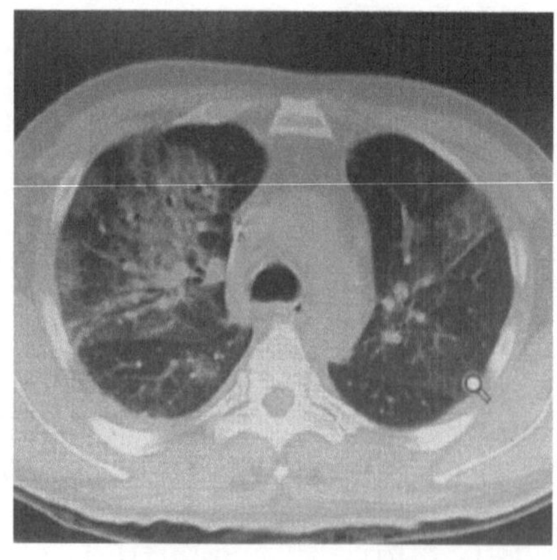

图 18-1　胸部 CT 平扫

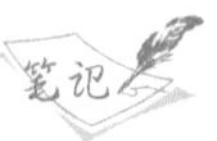

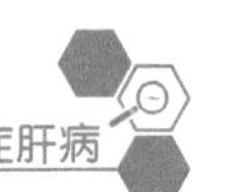

上腹部 + 下腹部 + 盆腔 CT 平扫：肝硬化可能，腹盆腔积液；肝囊肿可能；胆囊多发结石，双肾多发结石；膀胱内高密度影，造影剂可能，请结合临床病史；升结肠管壁轻度水肿；腹腔感染可能。

【诊断】

脓毒症休克；病毒性肝炎，乙型；慢加急性肝衰竭；腹腔感染；肝性脑病Ⅱ期；肺部感染；急性肾损伤；双下肢脓肿。

【诊疗经过】

患者入院后出现血压下降、乳酸升高，在持续鼻导管吸氧情况下，血氧饱和度 84% ～ 85%。在超声定位下行腹腔穿刺引流术，腹水呈脓性改变（图 18-2）。化验腹水常规：外观混浊，李凡他试验（+），WBC 28×10^9/L，RBC 14×10^{12}/L，多形核中性粒细胞 24×10^9/L。肺 CT 提示肺部感染，治疗上给予抗感染药物（亚胺培南西司他丁 + 利奈唑胺 + 卡泊芬净），液体复苏并应用血管活性药物，储氧面罩吸氧后血氧饱和度能维持在 90% ～ 95%。入院后 5 小时无尿，Cr 351 μmol/L，给予持续床旁血滤治疗。查肝功能严重受损，指标转氨酶和胆红素异常升高，PTA ＜ 40%。

通过上述器官功能支持治疗，患者循环逐渐稳定，尿量增加，腹痛缓解，血氧饱和度改善，体温恢复正常，但是患者血小板进行性降低至 16×10^9/L，并且出现意识障碍。考虑肝性脑病，予以输注血小板、降血氨、维持内环境稳定治疗，患者病情逐渐稳定，腹胀、腹痛症状显著改善。

患者入院第 7 天，病情好转。但出现左下肢足背及小腿外侧肿胀明显，且局部发红，皮温增高，患者右侧大腿外侧局部

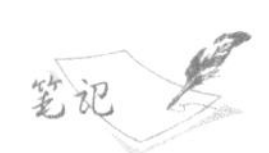

肿胀，皮色呈暗红色，皮温升高，急诊行床旁超声提示：右侧大腿外侧及左侧足踝部皮下软组织肿胀，可见液性暗区，请外科协助给予脓肿切开引流（图 18-3），继续给予抗感染治疗。

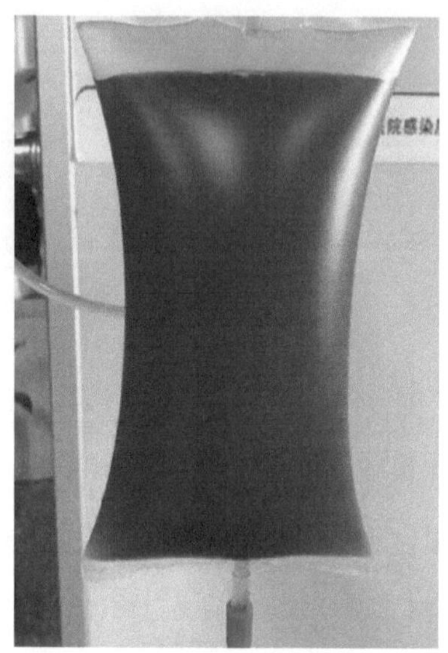

图 18-2　腹水引流液

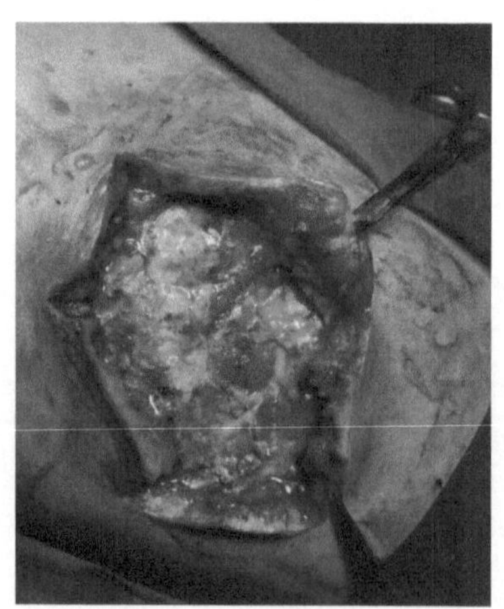

图 18-3　左下肢清创

经上述治疗后，患者肝功能逐渐好转。患者肢体软组织损伤，予清创换药。

治疗 4 周时化验：全血细胞分析显示 WBC 2.59×10^9/L，RBC 2.22×10^{12}/L，HGB 77 g/L，PLT 96×10^9/L，N% 51.1%；PCT 0.12 ng/mL；CRP 3 mg/L。肝功能：ALT 16.4 U/L，AST 38.1 U/L，TBIL 49.4 μmol/L，DBIL 31.7 μmol/L，ALB 32.4 g/L，BUN 4.22 mmol/L，Cr 63.7 μmol/L。凝血功能：PT 13.2 s，PTA% 77%。

3 个月后随访：全血细胞分析示 WBC 2.73×10^9/L，RBC 3.32×10^{12}/L，HGB 118 g/L，PLT 85×10^9/L，N% 47.5%。肝功能：ALT 19.5 U/L，AST 35.5 U/L，TBIL 22.9 μmol/L，DBIL 10.9 μmol/L，ALB 34.5 g/L，BUN 4.97 mmol/L，Cr 70.9 μmol/L。凝血功能：PT 13.2 s，PTA% 77%。

半年后随访：全血细胞分析示 WBC 3.45×10^9/L，RBC 4.21×10^{12}/L，HGB 139 g/L，PLT 83×10^9/L，N% 42.9%。肝功能：ALT 25.8 U/L，AST 34.4 U/L，TBIL 21.9 μmol/L，DBIL 7.2 μmol/L，ALB 43 g/L，BUN 5.31 mmol/L，Cr 75.9 μmol/L。HBV-DNA 定量＜100 IU/mL。

1 年后随访：全血细胞分析显示 WBC 3.55×10^9/L，RBC 4.43×10^{12}/L，HGB 144 g/L，PLT 85×10^9/L，N% 41.5%。肝功能：ALT 25.1 U/L，AST 25.6 U/L，TBIL 27.7 μmol/L，DBIL 8.3 μmol/L，ALB 42.9 g/L，BUN 5.24 mmol/L，Cr 80.9 μmol/L。HBV-DNA 定量＜100 IU/mL。AFP 4.7 ng/mL。

病例分析

患者既往有乙肝病史，此次急性起病，以发热、腹痛、腹泻为主要表现，导致肝、肾、肺等多个脏器出现严重损伤，

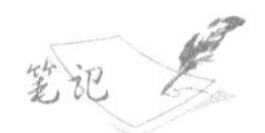

根据《中国脓毒症/脓毒性休克急诊治疗指南（2018版）》，对于感染或疑似感染的患者，当脓毒症相关序贯器官衰竭（sequential organ failure assessment，SOFA）评分较基线上升≥2分可诊断为脓毒症。脓毒性休克在脓毒症的基础上，出现持续性低血压，在充分容量复苏后仍需血管活性药来维持平均动脉压≥65 mmHg及血乳酸浓度＞2 mmol/L。患者有明确的腹腔感染及肺部感染，之后出现左下肢脓肿，SOFA评分较基线升高13分，在充分容量复苏后仍需去甲肾上腺素来维持平均动脉压≥65 mmHg。

此患者的病情演变分3个阶段。

第一阶段：抗休克及器官功能支持阶段。此阶段治疗重点在于抗感染、抗休克和维持脏器功能。在入院第一时间给予广谱抗菌药物（亚胺培南西司他丁＋利奈唑胺），根据G、GM试验结果加用卡泊芬净抗真菌治疗，液体复苏及血管活性药物应用，并给予肺、肾器官保护。

第二阶段：肝衰竭治疗。通过第一阶段治疗，患者呼吸、循环、肾脏功能均得到明显改善，但肝衰竭情况持续加重，胆红素进行性升高，并出现肝性脑病。治疗的重点是给予保肝、纠正肝性脑病及血浆、白蛋白等支持治疗。

第三阶段：双下肢蜂窝织炎治疗。经过上述治疗，各脏器功能好转，但出现左下肢脓肿，若局部感染控制不佳，可再次波及全身。此阶段在抗感染基础上切开脓肿引流是患者最终康复的重要因素。

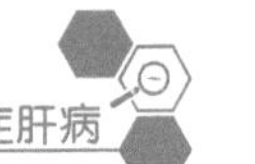

病例点评

感染是 HBV-ACLF 重要的诱发因素。感染 + 脓毒症相关序贯器官衰竭 SOFA 评分较基线上升≥ 2 分，可诊断为脓毒症。全球每年脓毒症患者数超过 1900 万，其中有 600 万例患者死亡，病死率超过 1/4，存活的患者中约有 300 万人存在认知功能障碍。早期识别与恰当处理可改善脓毒症患者的预后。该患者在病程中先后出现肝、肺、肾、脑等多脏器严重受损及凝血功能障碍，治疗成功的关键在于对脓毒症休克积极治疗，包括广谱抗感染药物的应用、液体复苏、血管活性药物、器官保护等综合支持治疗及脓肿切开引流。

参考文献

1. 中国医师协会急诊医师分会，中国研究型医院学会休克与脓毒症专业委员会. 中国脓毒症/脓毒性休克急诊治疗指南（2018）[J]. 中国急救医学，2018，38（9）：741-756.
2. PERNER A，CECCONI M，CRONHJORT M，et al. Expert statement for the management of hypovolemia in sepsis[J]. Intensive Care Medicine，2018，44（6）：791-798.
3. SINGER M，DEUTSCHMAN C S，SEYMOUR C W，et al. The Third International Consensus Definitions for Sepsis and Septic Shock（Sepsis-3）[J]. JAMA，2016，315（8）：775-787.

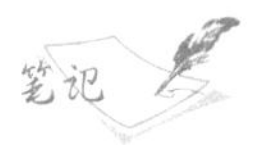

病例19　慢加急性肝衰竭并发侵袭性肺部真菌感染

病历摘要

【基本信息】

患者，男，37岁。主因“皮肤、巩膜黄染1个月，加重伴发热、喘憋、痰中带血3天”于2014年11月7日入院。

现病史：1个月前因受凉、劳累后出现皮肤、巩膜黄染，伴乏力、食欲缺乏、恶心、尿黄，于当地检查乙肝标志物阳性，肝功能：ALT 281 U/L，AST 193 U/L，TBIL 166 μmol/L；PT 17 s；血常规基本正常；B超示肝硬化、脾大、腹水。予恩替卡韦抗病毒、头孢类抗感染、常规保肝退黄等治疗，病情逐渐加重，3天前出现发热，最高38 ℃，伴间断喘憋，偶有痰中带血，复查血常规：WBC 21.77×10^9/L，N% 88.5%。肝功能：ALT 43.3 U/L，AST 38.4 U/L，TBIL 489.3 μmol/L；PTA 38%；当地予头孢类药物抗菌治疗无效，为进一步诊治转来我院。

既往史：30年前曾患急性肝炎（具体不详）；13年前因车祸导致左上肢、左下肢粉碎性骨折，于外院行修复手术，术中有输红细胞史。家族中有一姐姐患有乙肝。

【体格检查】

体温37.5 ℃，血压113/59 mmHg，脉搏95次/分，呼吸23次/分。神志清，精神弱，全身皮肤、巩膜重度黄染，未见

出血点、淤斑，肝掌阳性，无蜘蛛痣，心脏检查未见异常，双肺呼吸音减弱，未闻及明显干、湿性啰音，腹部隆起，全腹有压痛及反跳痛，Murphy’s 征阴性，肝脾肋下未触及，移动性浊音阳性，肠鸣音正常。

【辅助检查】

血气：PCO_2 37.3 mmHg，PO_2 64.5 mmHg。血常规：WBC 24.07×10^9/L，N% 84.5%。肝功能：ALT 49.3 U/L，AST 44.8 U/L，TBIL 590.8 μmol/L，DBIL 287.8 μmol/L；PTA 27%；HN_3 78 μg/dL；HBV-DNA ＜ 100 IU/mL；G 试验 1000 pg/mL；GM 试验阴性；甲、丙、丁、戊型肝炎病毒标志物检测均阴性；抗核抗体、抗线粒体抗体、抗平滑肌抗体、抗双链 DNA 抗体及抗肝肾微粒体抗体均阴性；血、痰培养阴性；肺部平扫 CT：双肺可见多发大小不等的团片状高密度影，边界不清，考虑真菌感染可能；腹部增强 CT：肝硬化、脾大、腹水、侧支循环形成。

【诊断】

肝炎肝硬化失代偿期，乙型；慢加急性肝衰竭；肺部真菌感染，低氧血症。

【诊疗经过】

入院后给予积极抗乙肝病毒、保肝、退黄、补充凝血因子、补充营养等相应治疗，予伏立康唑静脉点滴抗感染治疗，患者体温逐渐恢复正常，咳嗽、喘憋、痰中带血情况好转，后多次复查肺部 CT 提示感染逐渐控制，肝功能好转，应用 20 天后将静脉点滴伏立康唑更改为口服持续 12 周。随访 3 个月，患者肝功能正常，肺部 CT 示双肺病变逐渐吸收（图 19-1）。

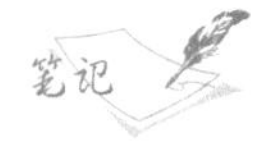

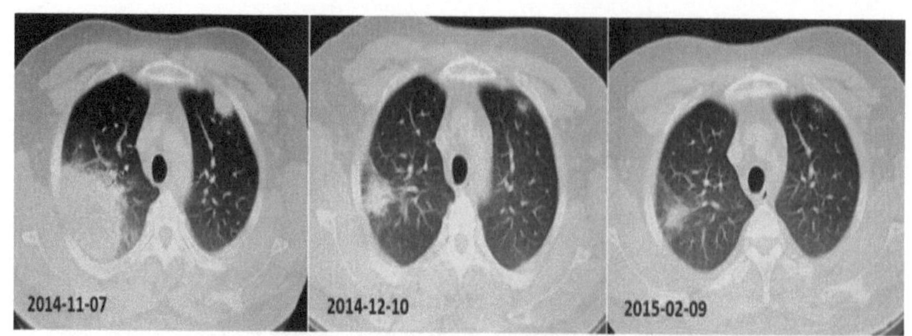

初始双肺可见多发团片状高密度影，边界不清，经伏立康唑治疗，
随访 3 个月发现肺部病变较前逐渐吸收、好转。

图 19-1　肺部 CT

病例分析

自然环境中广泛存在真菌，属于条件致病菌，当机体存在免疫功能缺陷、抑制或下降时，其可侵袭、破坏深部肺组织而形成侵袭性肺部真菌感染。肝衰竭患者在病程中存在的免疫功能下降、广谱抗生素及激素应用、各种侵袭性诊疗操作频繁等原因大大增加了侵袭性肺部真菌感染的概率，使病情进一步恶化，并形成恶性循环的病理进程，病死率极高。因此，肝衰竭合并侵袭性肺部真菌感染的早期诊断及治疗非常重要。

目前侵袭性肺部真菌感染的诊断仍较为困难，依据我国制定的诊治原则（草案）与专家共识，将诊断分为确诊、临床诊断、拟诊 3 个级别，其中确诊需满足宿主因素、临床特征、微生物学及组织病理学这四个因素的相应要求。本例患者虽多次痰涂片、血培养和痰培养无果，未找到微生物学确诊依据，但该病例满足宿主因素（存在慢性肝硬化病史，发热）、临床特征（胸部 CT 示双肺胸膜下多发团片状高密度影，符合早期侵袭性曲霉菌肺 CT 表现）及微生物学检查（多次 G 试验阳性），

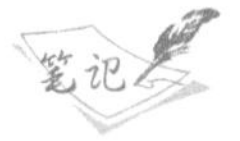

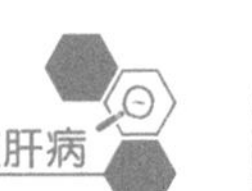

考虑本例侵袭性肺部真菌感染属于临床诊断级别。2011 年国内一项大规模多中心研究指出，在非血液恶性疾病患者中最终确诊的位于前四位的肺部真菌病依次为肺曲霉菌病（37.9%）、肺念珠菌病（34.2%）、肺隐球菌病（15.6%）、肺孢子菌病（4.8%）。具体到本例患者，依据其临床特征，考虑侵袭性肺曲霉菌感染可能性大，且后续经伏立康唑治疗有效，进一步支持此诊断。

目前，临床上常用的抗真菌药物为多烯类、三唑类和棘白菌素类。多烯类包括两性霉素 B 及其衍生物，通过与真菌细胞膜的甾醇受体结合，形成穿透通道，导致细胞死亡，对各种酵母菌和曲霉菌疗效确切。三唑类主要包括氟康唑、伏立康唑、伊曲康唑等，通过抑制细胞膜成分麦角固醇合成而抑制真菌生长，其中伏立康唑是一种新型抗真菌药，对许多酵母菌、霉菌有效，因其肝肾毒性相对较小且抗菌谱较广，是肝衰竭合并侵袭性真菌感染的一线用药。棘白菌素类为全新的抗真菌药物，主要包括卡泊芬净、米卡芬净等，通过破坏真菌细胞壁的糖苷合成从而发挥抗菌作用，对曲霉菌、念珠菌均有效且不良反应小，但高昂的费用限制了其在临床中的应用。

其中，针对侵袭性肺曲霉菌病的治疗，2006 年美国感染学会曲霉菌病诊治临床实践指南建议首选伏立康唑，因其有潜在的肝毒性，重症肝病患者应警惕使用，有条件时应进行药物浓度监测，疗程通常最少为 6 ～ 12 周。目前国内有较多学者推崇卡泊芬净联合伏立康唑治疗侵袭性肺曲霉菌病，考虑卡泊芬净可破坏细胞壁的合成，而唑类抗真菌药物如伏立康唑可抑制真菌细胞膜的生物合成，两者联用可能起到“先破壁后破膜”的协同杀菌作用，效果可能优于单用伏立康唑。2015 年国外一

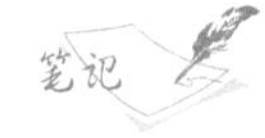

项研究中，共纳入 181 例血液系统恶性肿瘤且合并侵袭性曲霉病的患者，这些患者接受卡泊芬净、伏立康唑或联合治疗作为初始或抢救治疗，结果显示无论在初始还是挽救治疗中，与伏立康唑单药治疗相比，伏立康唑和卡泊芬净联合治疗并不能更好地改善预后；且与卡泊芬净单药治疗相比，伏立康唑单药组的死亡率更低。这些研究给我们提供了新的治疗思路。

病例点评

肝衰竭患者易并发侵袭性肺部真菌感染，导致病情恶化，但其早期诊断仍较困难，临床中应提高对侵袭性肺部真菌感染诊治的认识，做到早发现、及时诊断、早治疗，从而提高肝衰竭患者的生存率。

参考文献

1. 中华医学会呼吸病学分会感染学组，中华结核和呼吸杂志编辑委员会 . 肺真菌病诊断和治疗专家共识 [J]. 中华结核和呼吸杂志，2007，30（11）：821-834.
2. 中华内科杂志编辑委员会 . 侵袭性肺部真菌感染的诊断标准与治疗原则（草案）[J]. 中华内科杂志，2006，45（8）：697-700.
3. 刘又宁，李尔然，陈萍，等 . 中国 1998-2007 年临床确诊肺真菌病的多中心回顾性调查 [J]. 中华结核和呼吸杂志，2011，34（2）：86-90.
4. WALSH T J，ANAISSIE E J，DENNING D W，et al. Treatment of aspergillosis：clinical practice guidelines of the Infectious Diseases Society of America[J]. Clin Infect Dis，2008，46（3）：327-360.
5. RAAD I I，ZAKHEM A E，HELOU G E，et al. Clinical experience of the use of voriconazole，caspofungin or the combination in primary and salvage therapy of invasive aspergillosis in haematological malignancies[J]. Int J Antimicrob Agents，2015，45（3）：283-288.

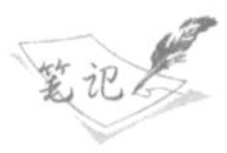

病例 20 HBV 相关慢加急性肝衰竭并发侵袭性肺部真菌感染、肌溶解

病历摘要

【基本信息】

患者，男，28 岁。主因“乙肝病史 10 年余，恶心、尿黄 20 余天，加重 1 周伴意识障碍 2 天”入院。

现病史：10 余年前在体检时发现乙肝表面抗原阳性，肝功能正常。4 年前当地医院诊断为慢性乙型肝炎，服用核苷类药物数月后自行停药。20 余天前劳累后出现乏力、食欲缺乏，尿黄，尿液呈橙汁样清亮。外院检查转氨酶约 800 U/L，诊断“慢性乙型肝炎”，给予甘草酸制剂治疗，患者 7 天后自行停药。1 周前出现恶心、呕吐，吐胃内食物，外院检查：PT 22 s，NH_3 90 μg/dL，乙肝表面抗原、e 抗原、核心抗体均阳性，HBV-DNA 6.38×10^6 copies/mL，AFP 43.98 ng/mL，WBC 4.2×10^9/L，N% 67.6%，PLT 130×10^9/L，HGB 152 g/L，ALT 2611 U/L，AST 1316 U/L，γ-GT 134.4 U/L，TBIL 86.4 μmol/L，DBIL 47.3 μmol/L，ALB 36.5 g/L。予以门冬氨酸鸟氨酸、复方氨基酸（6AA）、促肝细胞生长素等保肝、支持治疗，效果不佳。2 天前意识障碍、烦躁、胡言乱语进行性加重，WBC 16.1×10^9/L，N% 85.7%，PLT 182×10^9/L，HGB 149 g/L。肝功能：ALT 983.8 U/L，AST 246.3 U/L，γ-GT

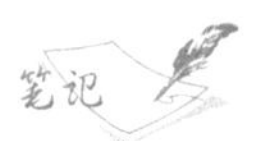

134.4 U/L，TBIL 267.8 μmol/L，DBIL 148.8 μmol/L，ALB 33.6 g/L，CHE 7000 U/L，CHOL 5.2 μmmol/L，NH_3 142 μg/dL，PT 35.9 s，PTA 20%，AFP ＞ 1210 ng/mL。腹部超声：胆囊炎，胆囊内胆汁淤积。为进一步诊治收入我院。

既往史：体健，有乙肝家族聚集史，其母亲、两个姐姐及一个哥哥均为乙肝病毒感染者。

【体格检查】

血压 156/78 mmHg，心率 73 次 / 分，呼吸 16 次 / 分，血氧饱和度 100%。发育正常，神志模糊，呼之有反应，不能正确回答问题，表情痛苦，慢性病容，平车入院，营养良好，自主体位。肝掌阳性，蜘蛛痣阴性，皮肤、巩膜重度黄染，浅表淋巴结未触及肿大，心、肺未闻及异常。腹饱满，肝浊音界不明显，肝脾触诊不满意，腹部压痛、反跳痛阳性，Murphy's 征阳性，移动性浊音弱阳性，双下肢无水肿，踝阵挛阳性，扑翼样震颤不合作。

【辅助检查】

入院后完善实验室检查：NH_3 187 μg/dL；动脉血气：pH 7.439，PO_2 101.9 mmHg，PCO_2 33 mmHg。肝功能：ALT 652.2 U/L，AST 88.5 U/L，TBIL 314.8 μmol/L，DBIL 148 μmol/L，ALB 34.7 g/L，CHE 6450 U/L，UREA 5.56 mmol/L，Cr 84.8 μmol/L；PTA 35.8%。B 超：弥漫性肝病表现，脂肪肝，胆囊息肉样病变，胆囊壁增厚，双肾实质回声稍增强。胸片未见明显异常。头颅 CT 未见异常。腹部 CT：肝内未见明显病变，腹水，胆囊炎。

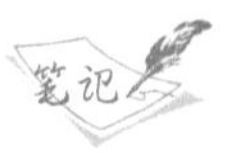

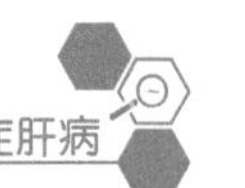

【诊断】

病毒性肝炎，乙型；慢加急性肝衰竭；肝性脑病Ⅲ期；自发性细菌性腹膜炎；肺部真菌感染；肌溶解症。

【诊疗经过】

入院后给予恩替卡韦 0.5 mg/d，抗病毒治疗，予多烯磷脂酰胆碱、异甘草酸镁、还原型谷胱甘肽等保肝治疗，补充血浆、白蛋白，予甘露醇脱水降颅压，予门冬氨酸鸟氨酸、支链氨基酸，清洁灌肠，调节肠道菌群等纠正肝性脑病，并予肠内营养支持治疗，人工肝血浆置换治疗 1 次。同时予甲基泼尼松龙 120 mg × 2 天→ 80 mg × 2 天→ 60 mg × 1 天→ 40 mg × 1 天→ 20 mg × 1 天，治疗 7 天后，患者神志转清。

入院第 9 天，患者出现低热 37.6 ℃，血白细胞升高至 20.22×10^9/L，患者诉腹胀明显，查体腹部反跳痛阳性，腹水化验多形核中性粒细胞 167/μL，培养阴性，考虑自发性腹膜炎，应用头孢哌酮舒巴坦、利奈唑胺抗感染治疗。一周后，体温得到控制。

入院第 16 天，患者出现发热、咳嗽、咳痰。查体：体温 37.6 ℃，双下肺呼吸音略低，左下肺可闻及少量湿性啰音。血常规：WBC 9.3×10^9/L，HGB 122 g/L，PLT 156×10^9/L，N% 80.8%。肝功能：ALT 81.9 U/L，AST 71.3 U/L，TBIL 761.3 μmol/L，313.3 μmol/L，ALB 30.5 g/L；细菌内毒素 89.9 pg/mL；PCT 2 ng/mL，G 试验 406.5 pg/mL，GM 试验（+）；血、痰培养（–）；肺部 CT 提示左下肺阴影，考虑肺部曲霉菌感染（图 20-1），给予伏立康唑 200 g（12 h/ 次）抗真菌治疗。

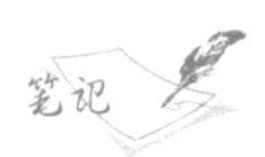

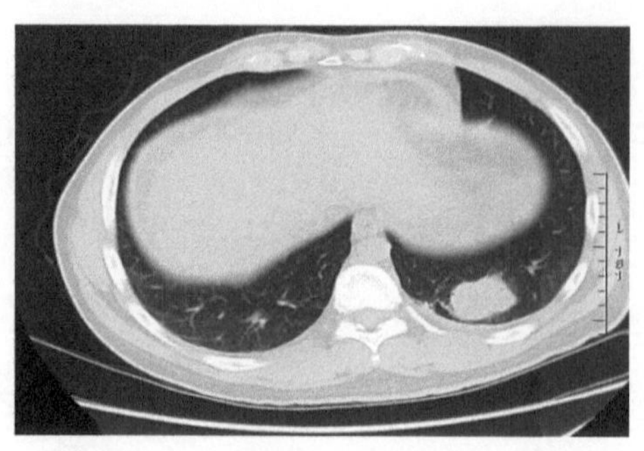

图 20-1　入院第 16 天时肺 CT 表现

入院第 33 天，患者出现畏寒、发热，体温 38.4 ℃，皮肤和巩膜黄染较前减轻，面色晦暗，肺部啰音较前减弱。肺 CT 提示肺部炎症有所减轻。血常规：WBC 30.03 × 10^9/L，N% 73.2%，HGB 70 g/L，PLT 115 × 10^9/L。考虑锁骨下静脉导管长期留置已 32 天，予拔除深静脉置管，同时停用头孢哌酮舒巴坦，换用亚胺培南西司他丁抗感染治疗，次日体温高峰明显下降，4 天后体温恢复正常。

入院 8 周，复查肺部 CT 示肺部感染明显好转（图 20-2）。但患者发生头颈无力，抬头困难，下肢活动无力。查体：双下肢肌力Ⅲ级，双上肢肌力及肌张力基本正常，感觉正常，病理反射未引出。血常规：WBC 8.35 × 10^9/L，N% 75.7%，PLT 158 × 10^9/L，HGB 115 g/L，NH_3 221 μg/dL，ALT 1231 U/L，AST 769.4 U/L，ALB 34.5 g/L，TBIL 166.5 μmol/L，DBIL 60.6 μmo1/L。血生化：钾 4.42 mmo1/L，钠 129.2 mmol/L，Cr 86.1 μmol/L，BUN 7.78 mmol/L。CK 6109.6 U/L → 11 906.6 U/L，CKMB 92.8 U/L → 99.7 U/L，LDH 771.3 U/L → 1046.2 U/L，HBDH 808.8 U/L → 1078.4 U/L。考虑肌溶解，予停用伏立康唑，容量复苏、利尿、碱化尿液治疗。10 天后，患者激酶恢复正常，肌无力明显好转。

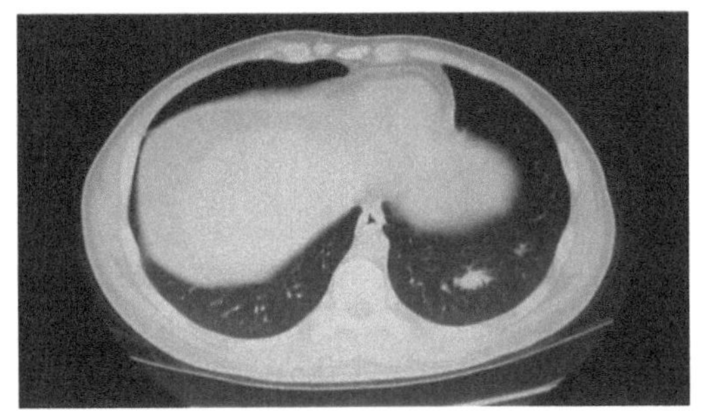

图 20-2　入院 8 周时肺 CT 表现

治疗 2 个月、半年及 4 年后随访，肝功能结果见表 20-1。

表 20-1　治疗后随访肝功能结果

日期	ALT (U/L)	AST (U/L)	TBIL (μmol/L)	DBIL (μmol/L)	γ-GT (U/L)	ALP (U/L)	ALB (g/L)	CHE (U/L)
2012 年 6 月 11 日	36.4	47.6	53.3	19.2	89.3	146.6	33.2	3162
2012 年 9 月 10 日	44.6	27.8	18.3	4.2	249.4	186	41.2	6490
2013 年 3 月 11 日	102.9	48.5	15	3.5	193.7	153.5	47.9	8888
2014 年 3 月 10 日	31.4	21.3	12.9	2.0	42.4	119.1	46.3	9332
2015 年 1 月 26 日	38.3	28	10.4	2.0	48.4	110.6	48.2	10 176
2016 年 3 月 7 日	27.3	21.8	19.5	7.3	31.6	93	44.4	9900

病例分析

患者既往有乙肝病史，此次急性起病，PTA ＜ 40%，TBIL ＞ 171 μmol/L，诊断符合慢加急性肝衰竭标准。糖皮质激素应用在慢加急性肝衰竭治疗上有争议。按疾病的严重程度

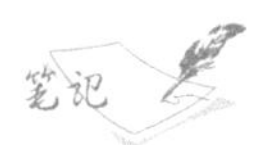

划分，该患者为肝衰竭早期，机体处于免疫病理损伤状态。因此，激素治疗有利于抑制过激的炎症反应，同时无激素使用禁忌证，故给予糖皮质激素短期治疗。

激素是一把双刃剑，在抑制过强免疫损伤的同时，也增加了感染的风险。同时，患者具有多种危险因素（肝衰竭免疫力低下，深静脉置管，使用了激素和广谱抗生素，肠外营养，入住 ICU），结合化验及肺 CT 表现，考虑侵袭性肺曲霉菌感染。根据 IDSA 诊疗指南，首选三唑类抗真菌药物，临床证实伏立康唑治疗 6 周后肺部情况明显改善。

此患者应用伏立康唑抗真菌治疗后，出现肌无力、激酶升高、肌红蛋白尿、肌酐升高，肌溶解症诊断明确。对于肌溶解症，其主要临床特征：血清肌酸磷酸激酶升高，血和尿中的肌红蛋白阳性，伴肌痛、肌紧张和肌无力。酒精、可卡因及其他致幻剂、降脂药（他汀类、贝特类）、环孢菌素 A、大环内酯类抗生素、吡咯类抗真菌药物、利托那韦、糖皮质激素、中枢神经抑制剂、神经肌肉阻断剂等均可引起肌溶解，早期予容量复苏对于预防肾衰竭十分重要。治疗上，给予患者生理盐水 400 mL/h，监测病情变化及中心静脉压，目标尿量 3 mL/（kg · h），同时停用可疑药物、碱化尿液，治疗效果理想，病情很快得到控制。

病例点评

目前关于 HBV-ACLF 研究较多，其发病机制主要为三重打击学说：免疫病理反应、缺血缺氧性损伤、内毒素血症。按

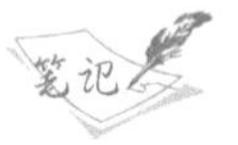

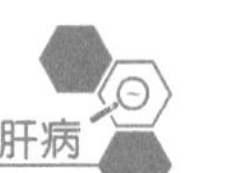

疾病临床过程可将其分成四个阶段：上升早期、上升期、平台期、恢复期。在上升早期和上升期阶段，主要为免疫病理损伤。该患者治疗取得成功，关键在于糖皮质激素的早期应用，能迅速抑制过强的免疫反应所致的原发性肝损伤，具有强大的抗炎、中和毒素的作用，同时能抑制内毒素诱导炎症介质的产生与释放，从而避免继发性肝损伤等的发生。

该患者治疗一波三折，短期激素治疗后，肝衰竭得到控制，但出现了肺部真菌感染，其后又出现药物引起的肌溶解症。在肝衰竭治疗中，早发现、早控制，尤其是对真菌感染的抢先治疗，与预后密切相关，同时要严密监测不良反应的发生，及时予以救治。

参考文献

1. 中华医学会感染病学分会肝衰竭与人工肝学组，中华医学会肝病学分会重型肝病与人工肝学组．肝衰竭诊治指南（2018 年版）[J]. 临床肝胆病杂志，2019，35（1）：38-44.
2. PATTERSON T F，THOMPSON G R，DENNING D W，et al. Practice guidelines for the diagnosis and management of aspergillosis：2016 update by the Infectious Diseases Society of America[J]. Clin Infect Dis，2016，63（4）：e1-e60.
3. BOSCH X，POCH E，GRAU J M. Rhabdomyolysis and acute kidney injury[J]. N Engl J Med，2009，361（1）：62-72.
4. KASAOKA S，TODANI M，KANEKO T，et al. Peak value of blood myoglobin predicts acute renal failure induced by rhabdomyolysis[J].J Crit Care，2010，25（4）：601-604.

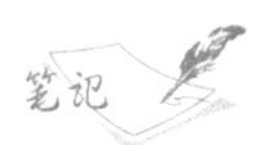

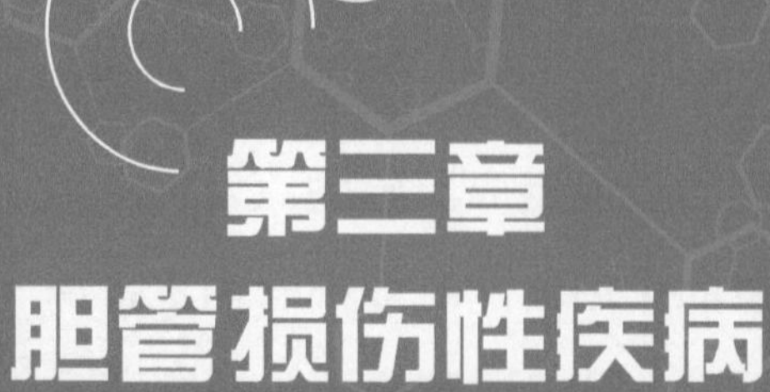

第三章
胆管损伤性疾病

病例 21　造血干细胞移植后移植物抗宿主病所致胆管消失综合征

病历摘要

【基本信息】

患者，男，18 岁。主因“肝病史 1 年余，皮肤、巩膜黄染加重 2 个月”收入院。

现病史：2015 年 6 月患者骨髓移植后，开始出现肝功能轻度异常，自诉间断服用甘草酸制剂。2016 年 11 月 1 日患者开始出现低热（37 ～ 37.5）℃，自服解热药物。2016 年 11 月 15 日

自觉乏力、尿黄明显，伴皮肤瘙痒。查肝功能：ALT 153 U/L，AST 213 U/L，TBIL 183.3 μmol/L，DBIL 102.7 μmol/L。查甲、乙、丙、丁、戊型肝炎病毒指标，自身抗体等指标未见明显异常，MRCP：胆囊炎，胆管结石。PTA 正常，给予腺苷蛋氨酸等保肝药物，先后调整抗排异药物：地塞米松、甲泼尼龙、环孢素、硫唑嘌呤、吗替麦考酚酯等；患者出现高热、咳嗽、咳痰，考虑肺部感染，抗生素调整为卡泊芬净、亚胺培南、利奈唑胺等。治疗过程中 TBIL 逐渐升高至 548.3 μmol/L。2016 年 12 月 9 日行肝穿刺活检，病理报告：急性淤胆性肝炎，伴肝内胆管减少，并请临床除外移植物抗宿主反应病、药物等因素。2016 年 12 月 17 日行第一次血浆置换，先后行 18 次血浆置换，患者 TBIL 反复波动于 150 ～ 450 mmol/L。间断使用激素冲击治疗，其后口服醋酸泼尼松龙，逐渐减量，2018 年 2 月减为 1/3 片时停用。近 2 个月，自觉皮肤、巩膜黄染明显，伴皮肤瘙痒，时有大便颜色变浅，2018 年 4 月 2 日化验肝功能：ALT 106.5 U/L，AST 193.5 U/L，TBIL 281 μmol/L，DBIL 214 μmol/L，γ-GT 119 U/L，ALP 562 U/L，为进一步诊治收入我院。

【体格检查】

神清，精神弱，消瘦貌，皮肤、巩膜重度黄染；双肺呼吸音清，未闻及明显干、湿性啰音；心律齐，各瓣膜区未闻及病理性杂音；腹软，无压痛、反跳痛，肝脾肋下未触及，肝区脾区叩击痛阴性，Murphy's 征阴性，移动性浊音阴性，双下肢无水肿，扑翼样震颤及踝阵挛阴性。

【辅助检查】

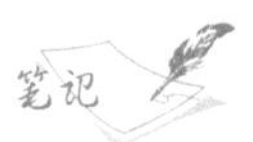

（1）常规检查。全血细胞：WBC 6.54×10^9/L，RBC

2.67×10^{12}/L，HGB 96 g/L，PLT 97 × 10^9/L，N% 61.2%。肝功能：ALT 110.6 U/L，AST 181.7 U/L，TBIL 339.8 μmol/L，DBIL 310 μmol/L，ALB 24.1 g/L，γ-GT 216.8 U/L，ALP 412.6 U/L，CHE 3093 U/L。肾功能：BUN 2.21 mmol/L，Cr 36.6 μmol/L。凝血功能：PTA 84%，INR 1.13；NH_3 52 μg/dL；AFP 1.07 ng/mL，异常凝血酶原 849 mAU/mL；PCT 0.33 ng/mL。嗜肝病毒筛查：HBsAb（+），HBcAb（+）；甲、丙、戊型肝炎抗体均（–）；非嗜肝病毒 CMV-DNA ＜ 500 copies/mL；EBV-DNA ＜ 500 copies/mL；自身抗体 ANA 1∶100（核颗粒），余指标均阴性；IgG、IgA、IgM，补体 C3、C4 均正常；抗核抗体谱阴性；抗线粒体抗体 IgG（M2）＜ 25 RU/mL。

（2）影像学检查：胸部 CT 平扫示双肺炎症（间质性改变）；腹部增强 CT 示肝硬化可能，脾大，侧支循环形成，肝脏灌注异常，动门脉分流可能性大，胆囊结石，胆囊管结石；MRCP 示肝总管局限性狭窄，胆囊管内结石可能。

【诊断】

移植物抗宿主病；胆管消失综合征。

【诊疗经过】

入院后积极给予甘草酸制剂、腺苷蛋氨酸等保肝药物。复查肺部 CT 提示双肺慢性炎症；MRCP 示肝总管局限性狭窄，胆囊管内结石可能；行 ERCP 检查，术中见到胆总管中上段约 1.5 cm 明显狭窄，造影可见右侧肝内肝管稀疏。给予胆管扩张术 + 胆管支架置入术 + 鼻胆管引流术。胆汁培养屎肠球菌（+），因万古霉素不耐受，改为替考拉宁抗感染治疗。肝穿刺活检病理结果（图 21-1，图 21-2）：胆管消失综合征，肝内重度胆

汁淤积，首先考虑移植物抗宿主病，药物因素不除外；免疫组化：HBsAg（–），HBcAg（–），CK7（胆管 +），CK19（胆管 +）。MDT 会诊考虑为移植物抗宿主病，必要时可行肝移植。治疗加用甲泼尼龙 30 mg（12 小时 / 次），静脉滴注，他克莫司 1 mg（12 小时 / 次），口服（根据他克莫司血药浓度调整用量），胆红素较前略有下降，继续应用醋酸泼尼松龙 50 mg（1 次 / 日）口服，他克莫司 0.5 mg（12 小时 / 次）治疗。

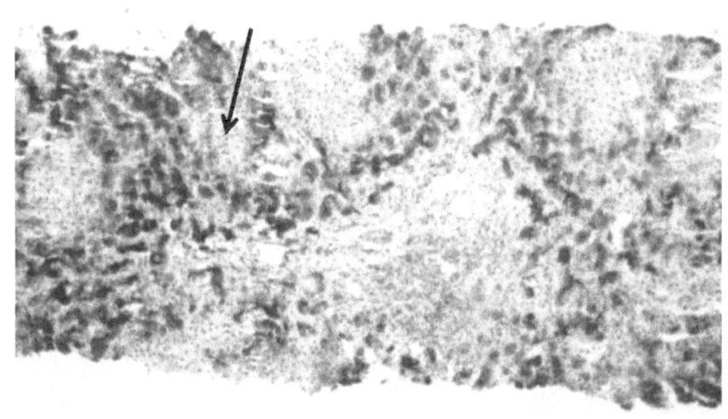

图 21-1　免疫组化 CK7（+）肝内胆管消失，肝内胆汁淤积（×10）

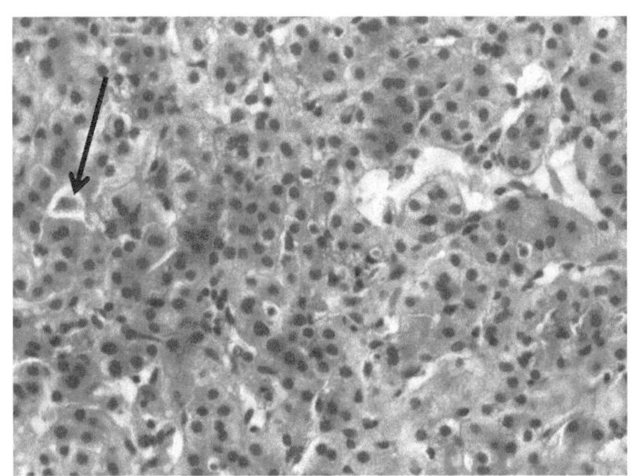

图 21-2　HE 染色肝内胆汁淤积（×40）

经上述治疗后，患者肝功能逐渐好转，并稳定数月。随访过程中患者仍有反复胆红素异常升高，于当地医院行人工肝治

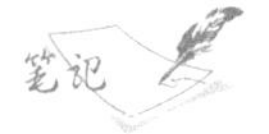

疗。患者于 2019 年 2 月 14 日接受亲体辅助肝脏移植手术，手术过程顺利，供受者情况均良好。

2 个月后随访，患者肝功能基本正常，TBIL < 20 μmol/L，他克莫司 0.5 mg（12 小时 / 次）口服抗排异治疗。供体状况良好，肝功能正常。

病例分析

患者有骨髓移植病史，移植后出现肝功能异常，而其肝损伤特点是胆汁淤积。胆汁淤积性肝病的鉴别应从胆道梗阻和肝内胆汁淤积两方面去鉴别。患者 MRCP 检查提示“肝总管局限性狭窄，胆囊管内结石可能”，ERCP 证实患者胆总管狭窄，但未见明确胆石，术中造影见小胆管显影不佳，放置胆道支架并留置鼻胆管引流管，疗效不佳。肝组织病理可见汇管区的小叶间胆管丧失超过 50%，考虑胆管消失综合征，肝内重度胆汁淤积，病理表现首先考虑移植物抗宿主病，但不除外药物因素。患者 RUCAM 评分 4 分，用药和肝损伤之间因果关系不明显，故临床诊断首先考虑移植物抗宿主病。

造血干细胞移植（hematopoietic stem cell transplantation，HSCT）后常见的并发症除了特殊病原体感染、淋巴组织增生性疾病以外，移植物抗宿主病（graft versus host disease，GVHD）是最严重的。常见的受累器官包括皮肤、胃肠道、肺及肝脏，GVHD 也是造成患者死亡的重要原因。

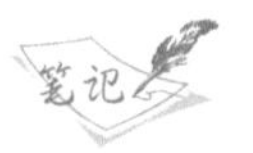

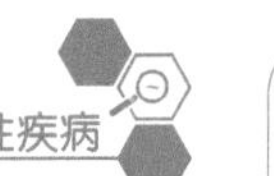

病例点评

根据 γ-GT、ALP 数值及患者的主要表现为胆汁淤积性肝病，治疗的关键是明确病因。该病例的诊疗路径分为三个阶段：第一阶段，MRCP 提示胆总管狭窄；第二阶段，ERCP+ENBD，发现了右侧肝内胆管稀疏；第三阶段，肝穿刺病理活检，提示胆小管消失，结合病史确诊为 GVHD。

虽然肝脏是 GVHD 的常见受累器官之一，但是 HSCT 导致肝功能异常的病因还有很多，急性期的病因包括急性 GVHD、药物性肝损伤、肝窦阻塞综合征及脓毒血症等，慢性期的病因主要是病毒性肝炎、慢性 GVHD 和铁超负荷。肝 GVHD 的临床表现也很多样，可以呈轻度转氨酶升高、胆汁淤积性肝病，甚至可以出现不同类型的肝衰竭，容易造成临床误判，肝脏组织病理活检有助于明确诊断。肝穿刺病理所提示的胆管消失综合征为治疗提供了依据，最终行肝移植术，挽救了患者生命。

参考文献

1. YAN C H，XU L P，WANG F R，et al. Causes of mortality after haploidentical hematopoietic stem cell transplantation and the comparison with HLA-identical sibling hematopoietic stem cell transplantation[J]. Bone Marrow Transplant，2016，51（3）：391-397.
2. LEVITSKY J，SORRELL M F. Hepatic complications of hematopoietic cell transplantation[J]. Curr Gastroenterol Rep，2007，9（1）：60-65.
3. ESKANDARI F，ROWAN D，HARI P，et al. Liver biopsy findings in patients with hematopoietic cell transplantation[J]. Hum Pathol，2017，66：136-143.
4. SALOMAO M，DORRITIE K，MAPARA M Y，et al. Histopathology of graft-vs-host disease of gastrointestinal tract and liver：an update[J]. Am J Clin Pathol，2016，145（5）：591-603.

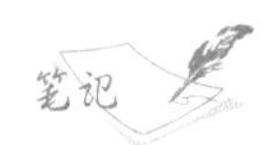

病例 22　药物性肝损伤所致胆管消失综合征

病历摘要

【基本信息】

患者，女，36 岁。主因“间断恶心、呕吐、腹胀、乏力、食欲缺乏、尿黄 3 个月”入院。

现病史：3 个月前自觉乏力，时有恶心，呕吐伴有腹胀，间断低热，最高体温 37.6 ℃，并逐渐出现尿黄、眼黄。2012 年 9 月 6 日于当地中医院住院治疗，血常规：WBC 4.14 × 10^9/L，N% 51.7%，HGB 132 g/L，PLT 218 × 10^9/L。乙肝表面抗原、丙肝抗体、甲肝抗体、戊肝抗体均为阴性，PTA 108%；肝功能：ALT 381 U/L，AST 98 U/L，TBIL 109.6 μmol/L，DBIL 86.6 μmol/L，ALB 46.8 g/L，CHE 9590 U/L，γ-GT 683 U/L，ALP 250 U/L，TBA 181.9 μmol/L。自身抗体及 AMA-M2、LKM-1、SLA/LP、LC-1 均为阴性，腹部 B 超及腹部增强 CT 均提示肝右叶囊肿，胆囊未见显示，行肝穿刺活检病理提示慢性炎细胞浸润伴胆汁淤积（图 22-1）。治疗上给予还原型谷胱甘肽、多烯磷脂酰胆碱、复方甘草酸苷、前列地尔、腺苷蛋氨酸及口服熊去氧胆酸胶囊等保肝、退黄药物，并于 2012 年 9 月 11 日予地塞米松 20 mg，连用 3 天，后改为 10 mg，连用 4 天，最后改用 5 mg，连用 3 天治疗。患者黄疸仍进行性加深，

并出现皮肤瘙痒、大便颜色变浅，腹部 MRCP（2012 年 10 月 9 日）：胆道系统未见明显扩张，胆囊未见显示。患者于 2012 年 10 月 10 日就诊于当地医院，先后行多次人工肝血浆置换治疗，并再次应用激素治疗（甲泼尼龙 40 mg，连用 3 天，后改为 20 mg，连用 2 天），患者 TBIL 波动在 130～350 μmol/L，ALT 150～200 U/L，γ-GT 300～400 U/L，ALP 450～550 U/L，患者仍有腹胀、乏力、食欲缺乏、尿黄、皮肤瘙痒，间断有恶心、呕吐，自觉眼干，为求进一步诊治来我院。患者发病前 1 个月自服调节内分泌药物（具体成分不详）。

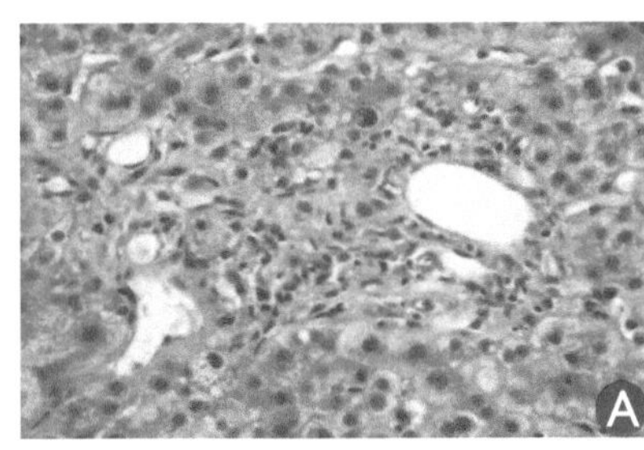

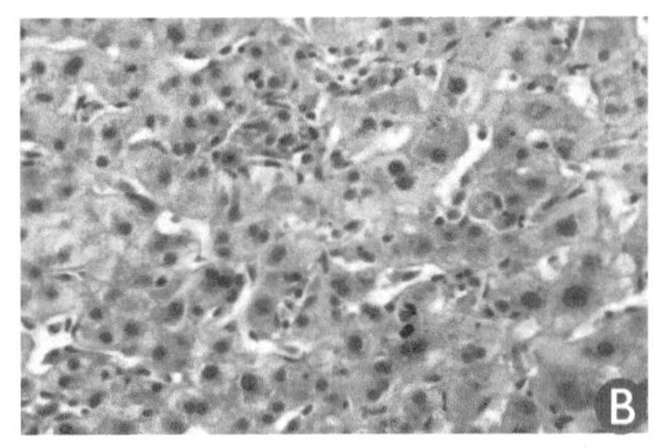

A. HE 汇管区胆管消失（×40）；B. HE 小叶中心毛细胆管淤胆（×40）。

图 22-1　2012 年 9 月第一次肝穿刺病理

【体格检查】

神志清，精神尚可，面色晦暗，肝掌阴性、蜘蛛痣阴性，皮肤、巩膜重度黄染，心肺未闻及异常，腹平软，全腹无压痛、反跳痛，肝肋下可触及，质韧，无触痛，脾肋下未触及，肝、肾区无叩痛，Murphy's 征可疑阳性，腹部移动性浊音阴性，双下肢无水肿。神经系统未见异常。

【辅助检查】

实验室检查（2012 年 12 月 3 日）：PTA 97.7%；ALT 119.4 U/L，

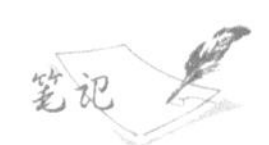

AST 136.9 U/L，TBIL 339.5 μmol/L，DBIL 152.8 μmolL，ALB 36.6 g/L, Cr 38.4 μmol/L，钾 3.75 mmoL，钠 137.3 mmol/L，γ-GT 329.4 U/L，ALP 421 U/L，CHE 61.0 U/L。自身抗体：ANA 1∶100。全血细胞分析：WBC 5.48×10^9/L，RBC 3.1×10^{12}/L，HGB 98.0 g/L，PLT 295.0×10^9/L，NEU 2.74×10^9/L；抗核抗体谱均阴性；肝抗原谱均阴性；AFP 3.87 ng/mL；病毒标志物：乙型肝炎表面抗体 133.8 mIU/mL 阳性，乙型肝炎核心抗体 0.058 NCU/mL（+），余阴性。

MRCP 未见胆管扩张，再次肝组织病理活检：肝汇管区的小叶间胆管缺失＞50%，提示胆管消失综合征（图 22-2）。

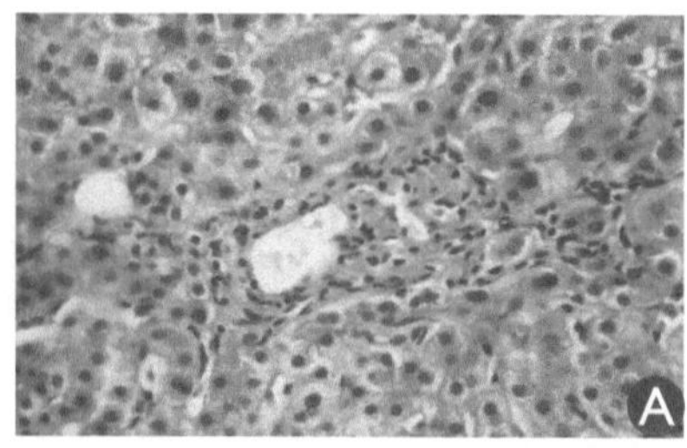

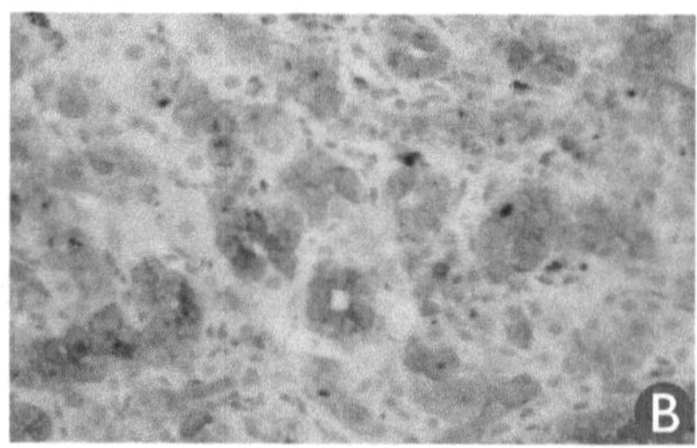

A.HE 汇管区胆管消失（×40）；B. 免疫组化 CK7（+）小叶内淤胆性菊形团（×40）。

图 22-2　2012 年 12 月第二次肝穿刺病理

【诊断】

药物性肝损伤，混合型，急性，RUCAM 评分 4 分（可能），严重程度 3 级；胆管消失综合征；胆系感染。

【诊疗经过】

患者入院后完善实验室检查，于 2013 年 1 月 10 日行电子胃镜及 ERCP，经鼻胆道引流，放置引流管 1 根。ENBD 引流量 300 ～ 450 mL/d。10 天后胆红素较前下降，TBIL 187.4 μmol/L，DBIL 98.6 μmol/L，好转出院。

2013 年 3 月 15 日患者黄疸再次加深，ENBD 引流不畅，于 2013 年 3 月 26 日行 ERCP 术取出 ENBD 引流管并放置胆道内支架。术后患者出现高热，最高 40.2 ℃，伴头痛、畏寒、寒战，考虑胆系感染，先后给予万古霉素联合头孢哌酮舒巴坦、万古霉素联合亚胺培南抗感染治疗，患者体温高峰有所下降，波动在（38.5 ～ 39）℃，2013 年 4 月 6 日化验真菌 G 试验阳性，抗生素调整为伏立康唑 + 哌拉西林他唑巴坦，患者体温逐渐恢复正常。2013 年 4 月 13 日复查肝功能：ALT 319.1 U/L，AST 370.2 U/L，TBIL 179.3 μmol/L，DBIL 100.5 μmol/L，ALB 34.9 g/L，Cr 39.8 μmol/L。病情相对平稳后出院。

2013 年 11 月 28 日复查肝功能：ALT 54.8 U/L，AST 32.0 U/L，TBIL 13.2 μmol/L，DBIL 3.5 μmol/L，ALB 46.5 g/L，Cr 46.2 μmol/L；PTA 118.0%；WBC 4.14×10^9/L，HGB 130.0 g/L，PLT 204×10^9/L，N% 42.8%。2013 年 12 月 12 日在内镜下取出胆道内支架。术后平稳出院。

病例分析

患者为青年女性，亚急性起病，起病前有明确用药史，除外病毒性肝炎、自身免疫性疾病、酒精性肝病、梗阻性黄疸、肿瘤等疾病。RUCAM 评分 4 分，先后两次肝穿刺病理检查提示慢性炎细胞浸润伴胆汁淤积及胆管消失综合征，结合临床，考虑药物性肝损伤及其引起的胆管消失综合征。

胆管消失综合征是由先天畸形、免疫、肿瘤、药物、毒物、感染及缺血缺氧等诸多因素引起的，以肝内胆汁淤积为主

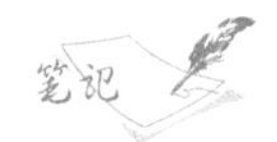

要临床表现的综合征，病理特征为肝穿刺标本（至少包括 11 个汇管区）中汇管区小动脉伴行的小叶间胆管消失＞ 50%。胆管消失可认为是胆管损伤的严重阶段，极少数患者可通过胆管自身修复使肝功能恢复正常，大部分患者发展为慢性胆汁淤积，损伤程度较重的患者可短时间进展为胆汁淤积性肝硬化，预后较差。目前该病尚无针对性治疗方法，仅根据病因进行经验性治疗。①利胆治疗：因胆管损伤引起的慢性淤胆均应服用熊去氧胆酸以改善胆汁淤积程度。②免疫抑制治疗：多用于免疫因素引起的胆管损伤，包括自身免疫性疾病、肝移植术后的移植物抗宿主病等，治疗药物有泼尼松、环磷酰胺、吗替麦考酚酯、他克莫司等，但使用方法尚无定论。③其他对症支持治疗：对于病情严重者，肝移植是唯一的治愈方法。

该患者通过内科综合治疗，包括保肝退黄、ERCP+ENBD 放置胆管内支架、抗感染等治疗措施，最终获得救治。

病例点评

药物性肝损伤发病机制复杂，通常可概括为药物的直接肝毒性和特异质性肝毒性作用，其过程包括药物及其代谢产物导致的“上游”事件，以及肝脏靶细胞损伤通路和保护通路失衡构成的“下游”事件。DILI 损伤的靶细胞主要是肝细胞、胆管上皮细胞及肝窦和肝内静脉系统的血管内皮细胞，其病理变化几乎涵盖了肝脏病理改变的全部范畴。

患者治疗初期首先尝试过糖皮质激素治疗及血浆置换，疗效均不佳。ERCP 技术对治疗肝外胆汁淤积性黄疸患者具有很

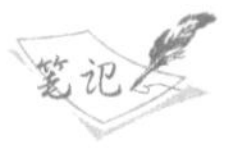

好的疗效，有助于胆汁淤积性肝病患者的肝功能改善，且安全性好。对于治疗困难的胆汁淤积性肝病，在尝试了其他手段效果均不理想的情况下，可以尝试 ERCP 检查并留置 ENBD 及胆管内支架，同时控制胆系炎症。ENBD 可作为治疗手段之一，利于胆汁排泄，但其临床疗效仍有待将来进一步观察。

参考文献

1. 孙玥，赵新颜，贾继东 . 药物相关性胆管消失综合征诊断及治疗进展 [J]. 肝脏，2014（5）：360-362.
2. PADDA M S，SANCHEZ M，AKHTAR A J，et al. Drug-induced cholestasis [J]. Hematology，2011，53（4）：1377-1387.
3. 于乐成，茅益民，陈成伟 . 药物性肝损伤诊治指南 [J]. 肝脏，2015，23（10）：1752-1769.

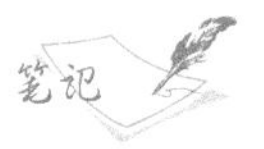

病例 23　药物致胆汁淤积性肝病

病历摘要

【基本信息】

患者，女，53 岁。主因“肝功能异常 4 个月，尿黄、皮肤黄染 2 月余”于 2018 年 7 月入院。

现病史：患者于 4 个月前无明显诱因出现乏力，轻微恶心，无食欲缺乏，皮肤、巩膜黄染，腹痛、腹泻等，到体检中心查肝功能异常，ALT 约 300 U/L，随后到当地医院化验提示肝功能异常，排除乙肝、丙肝病毒感染，MRCP 提示胆囊结石，不除外萎缩性胆囊炎。2 个月前出现尿黄，伴有皮肤瘙痒，给予保肝、退黄治疗，肝功能改善不明显。遂转至北京某医院住院治疗，并逐渐出现眼黄、皮肤黄染，皮肤瘙痒不明显，行腹部 CT、超声检查后未见肝内胆管扩张，化验不支持病毒性肝炎、自身免疫性肝炎，结合患者发病前曾口服保健品、中药来进行保健治疗，考虑药物性肝损伤可能性大。给予保肝治疗，肝功能未见明显改善，给予激素治疗（地塞米松 10 mg、静脉点滴 10 天，然后减为 5 mg、静脉点滴 8 天），肝功能提示胆红素、胆固醇升高，给予血浆置换治疗 4 次，患者肝功能仍未见改善，乏力、尿黄、皮肤黄染加重，为进一步诊治收入我院。自发病以来，患者精神差、食量减少、睡眠欠佳、尿色加深、大便正常，体重 4 个月减轻 10 kg。

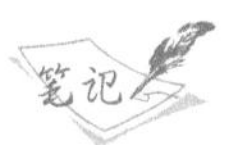

既往史：平素健康状况良好，否认高血压、心脏病、糖尿

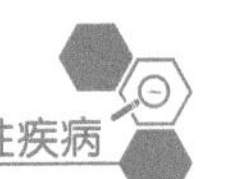

病病史。否认外伤史，否认手术史。否认过敏史。否认肿瘤家族史，否认遗传性疾病家族史，否认其他传染性、家族性疾病史。

【体格检查】

体温 36.8 ℃，血压 110/62 mmHg，脉搏 81 次 / 分，呼吸 20 次 / 分，发育正常，神志清，精神弱，慢性病容，自主体位。皮肤、巩膜重度黄染，全身散在搔抓痕迹，肝掌、蜘蛛痣阴性，双肺呼吸音清，未闻及干、湿性啰音，心音正常，心律齐，各瓣膜区未闻及病理性杂音。腹饱满，肝浊音界不明显，肝脾触诊不满意，全腹部压痛、反跳痛阳性，Murphy's 征阴性，移动性浊音阴性，双下肢无水肿，病理征阴性。

【辅助检查】

肝肾功能：ALT 226.4 U/L，AST 153.6 U/L，TBIL 404.2 μmol/L，DBIL 375.1 μmol/L，ALP 680.8 U/L，γ-GT 687.2 U/L，TBA 197.3 μmol/L，Cr　39.9 μmol/L，ALB 28.6 g/L。CHOL 18.03 mmol/L。凝血功能：PTA 87%，APTT 31.4 s，D-Dimer 56 μg/L。NH_3 48 mmol/L。心肌酶正常、BNP 正常。血常规：WBC 5.95×10^9/L，PLT 264×10^9/L，HGB 94 g/L，N% 91.2%，CRP 3 mg/L，PCT 0.17 ng/mL，G 试验 23 pg/mL，GM 试验阴性，TB-SPOT 阴性。甲、乙、丙、丁、戊型肝炎病毒标志物检测均阴性，自身免疫相关抗体均阴性。血培养阴性。铜蓝蛋白、24 小时尿铜均正常。AFP 3.1 ng/mL。心电图正常。超声心动未见明显异常。腹部增强 MRI：①肝内未见明确病变，少量腹水；②胆囊炎；③右侧肾囊肿。胸部 CT 提示两肺少许炎症可能。

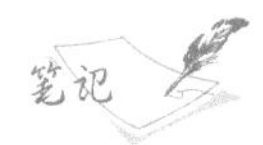

【诊断】

急性黄疸型肝炎、药物性肝损伤、带状疱疹、肺孢子菌肺炎。

【诊疗经过】

入院后予复方甘草酸苷注射液、丁二磺酸腺苷蛋氨酸、熊去氧胆酸、补充白蛋白等药物治疗，经治疗后患者转氨酶、胆红素较前下降。在住院期间出现右手掌疱疹，伴疼痛，经会诊后考虑诊断“带状疱疹”，给予伐昔洛韦口服抗病毒、腺苷钴胺营养神经治疗，患者疱疹消退，但遗留神经痛，给予止痛药物并予针灸等物理治疗，疼痛有所缓解。患者入院后出现低热、干咳不适，无畏寒、寒战等，给予头孢噻肟舒巴坦抗感染1周后症状未见好转，体温高峰较前升高，干咳加重，G试验检测值升高，GM试验阳性，复查胸部CT提示双肺磨玻璃样影，血气分析提示低氧血症，经感染科医师会诊后诊断“肺孢子菌肺炎”。因患者合并肝损伤，故给予卡泊芬净治疗，经抗真菌治疗后，患者体温恢复正常，咳嗽症状消失，抗真菌治疗3周后，复查肺部CT提示肺部感染较前明显好转，随后停用卡泊芬净。患者住院期间凝血功能持续正常，TBIL最高升到441 μmol/L，在肺部感染控制以后，患者TBIL逐渐开始下降，但ALP、γ-GT、CHOL逐渐升高，ALP最高升到666.7 U/L，γ-GT升高到1444 U/L，CHOL升高到45.07 mmol/L，加用前列地尔、肝素等改善微循环治疗，患者肝功能逐渐恢复，病情好转后出院。

出院半年后复查肝肾功能：ALT 54.9 U/L，AST 46.8 U/L，TBIL 12.6 μmol/L，DBIL 3.4 μmol/L，ALP 196 U/L，γ-GT 122.5 U/L，TBA 22.1 μmol/L。

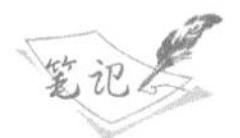

病例分析

胆汁淤积是指肝内外各种原因造成胆汁形成、分泌和排泄障碍，胆汁不能正常流入十二指肠而进入血液的病理状态，临床可表现为瘙痒、乏力、尿色加深和黄疸等，早期常无症状仅表现为血清 ALP 和 γ-GT 水平升高，病情进展后可出现高胆红素血症，严重者可导致肝衰竭甚至死亡。各种原因使肝脏病变导致的以胆汁淤积为主要表现的肝胆疾病统称胆汁淤积性肝病，胆汁淤积本身也会进一步加重肝脏的损伤。引起胆汁淤积的原因较多，常见病因主要有病毒、细菌、寄生虫、药物和（或）毒物、自身免疫、酒精、结石、肿瘤和遗传代谢等，任何能引起肝细胞和胆管细胞损伤及胆道系统梗阻的因素均可导致胆汁淤积发生。按照胆汁淤积性肝病的发生部位可分为肝内胆汁淤积和肝外胆汁淤积。本例患者的肝功能提示 ALP 及 γ-GT 均显著升高，伴胆红素、转氨酶升高，凝血功能正常，符合 2009 年欧洲肝病学会推荐的胆汁淤积性肝病诊断标准，即“ALP 超过 1.5 × ULN，且 γ-GT 超过 3 × ULN”。完善腹部影像学检查后，排除了阻塞性胆汁淤积；完善实验室检查后，排除病毒性肝炎、自身免疫性疾病、遗传代谢性疾病等，结合患者发病前有服用中药史，RUCAM 评分为 8 分，R ＜ 2，符合药物性肝损伤（胆汁淤积型）的诊断。

药物性肝损伤（drug-induced liver injury，DILI）是指由各类处方或非处方的化学药物、生物制剂、传统中药（traditional Chinese medicine，TCM）、天然药（natural medicine，NM）、保健品（health products，HP）、膳食补充剂（dietary supplement，

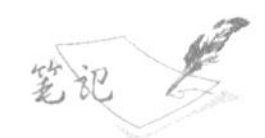

DS）及其代谢产物乃至辅料等所诱发的肝损伤，而且TCM-NM-HP-DS引起的肝损伤在高龄患者及女性患者中更多见。近期有学者进行了一项全国性的回顾性研究，以确定中国大陆药物性肝损伤的发生率和原因。共收集了2012年至2014年在308个医疗中心住院的25 927例确诊的DILI病例的数据，结果显示大多数DILI患者出现肝细胞损伤（51.39%），其次是混合损伤（28.30%）和胆汁淤积性损伤（20.31%）。引起肝损伤的药物主要有传统中药或中草药和膳食补充剂（26.81%）及抗结核药物（21.99%），13%患者出现慢性DILI，估计一般人群的年发病率为23.80/100 000。本例患者诱发肝损伤药物包括中药及保健品，肝损伤表现为胆汁淤积型，研究表明，约17%患者随访1年后仍存在肝生化指标异常，胆汁淤积型DILI相对易进展为慢性；本例患者在病程持续6个月以后，肝功能有ALP和γ-GT异常升高，考虑进展为慢性胆汁淤积性肝病，应定期复查肝功能等指标，避免再次使用可能诱发肝损伤的药物，需警惕进展为慢性肝炎、肝纤维化，甚至肝硬化可能。

在该患者的治疗过程中，曾在发病2个月以后使用激素治疗18天，肝功能未见好转，随后患者并发感染，合并带状疱疹、肺孢子菌肺炎，肝功能进一步恶化；经积极抗病毒、抗感染治疗后，肝功能逐渐恢复；对于药物性肝损伤的成人患者可供参考的激素方案是口服甲泼尼龙40～60 mg/d，连续5～7天，或采用其他等效制剂，如果胆红素明显下降，则在5～7天后逐步减量停药，如果无效，胆红素下降不明显甚至升高，应立即停用糖皮质激素。但最新的欧洲肝脏病协会药物性肝损伤指南指出在特异质型DILI中常规使用皮质类固醇治疗的获益并

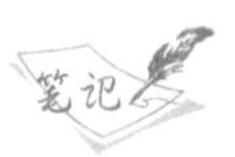

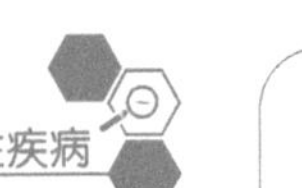

未得到证实。总之，目前糖皮质激素对 DILI 的疗效尚缺乏随机对照研究，应严格掌握治疗适应证，宜用于超敏或自身免疫征象明显、停用肝损伤药物后生化指标改善不明显甚或继续恶化的患者，并应充分权衡治疗收益和可能的不良反应。

病例点评

我国传统中草药应用广泛，是引起药物性肝损伤最主要的原因，特异质型 DILI 具有不可预测性，临床上较为常见，个体差异显著，与药物剂量常无相关性，临床表现多样。在应用有明确肝损伤风险的药物时，应密切监测肝功能，及时调整治疗方案；在使用中草药、保健品等可能诱发肝损伤的药物时，需在医生的指导下应用，合理用药，定期监测，及早发现肝损伤，及时停药，避免造成不可挽回的后果。

参考文献

1. 中华医学会肝病学分会药物性肝病学组．药物性肝损伤诊治指南 [J]. 中华肝脏病杂志，2015，23（11）：810-820.
2. 中华医学会肝病学分会，中华医学会消化病学分会，中华医学会感染病学分会．胆汁淤积性肝病诊断和治疗共识（2015）[J]. 实用肝脏病杂志，2016，19（6）：771-781.
3. SHEN T，LIU Y，SHANG J，et al. Incidence and etiology of drug-induced liver injury in mainland China[J]. Gastroenterology，2019，156（8）：2230-2241.
4. European Association for the Study of the Liver. EASL Clinical Practice Guidelines：drug-induced liver injury [J]. Journal of Hepatology，2019，70（6）：1222-1261.
5. 杨晓玲，庄琳，和海玉，等．成人常见胆汁淤积性肝病糖皮质激素治疗新进展 [J]. 胃肠病学和肝病学杂志，2019，28（4）：470-474.

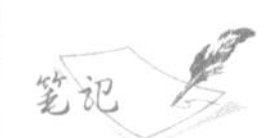

6. 刘梦，杨玄子，于乐成．药物性胆汁淤积的发病机制及诊疗现状 [J]. 临床肝胆病杂志，2019，35（2）：252-257.

病例 24　药物性肝损伤

病历摘要

【基本信息】

患者，女，54 岁。主因“呕吐、腹胀 1 个月，皮肤发黄、尿黄 10 天”入院。

现病史：患者于 1 个月前无明显诱因出现呕吐、上腹胀，呕吐物为胃内容物，伴胃灼热、乏力、尿量减少，无消瘦、发热、灰白便。就诊于当地医院，查肝功能：ALT 229 U/L，AST 460 U/L，ALB 36.6 g/L，TBIL 16.4 μmol/L，DBIL 3.1 μmol/L，ALP 1062 U/L，γ-GT 1298 U/L，乙肝五项均为阴性。予保肝等对症治疗效果不佳。10 天前自觉皮肤发黄，尿黄，呈浓茶色，皮肤瘙痒明显，大便颜色无变浅，再次复查肝功能 TBIL 139 μmol/L，DBIL 138 μmol/L，逆行胰胆管造影未见异常。为求进一步诊治入院。

既往史：平素体健，否认输血及血制品史，否认饮酒史，否认高血压、糖尿病、冠心病等慢性病史。2 个月前曾服用多种保健品，具体不详。否认药物过敏史，否认手术和外伤史。

【体格检查】

神志清，定向力、计算力正常，肝掌阴性，蜘蛛痣阴性，皮肤和巩膜中度黄染，腹部平软，无压痛和反跳痛，肝脾肋下均未触及，肝区叩痛阳性，移动性浊音阴性，双下肢无水肿，扑翼样震颤阴性，踝阵挛阴性。

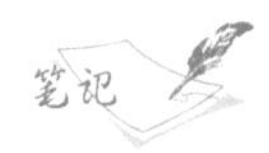

【辅助检查】

常规检查：WBC 6.8×10^9/L，HGB 126 g/L，PLT 595×10^9/L，ALT 289.1 U/L，AST 310.2 U/L，TBIL 255.8 μmol/L，DBIL 184.8 μmol/L，γ-GT 1319.3 U/L，ALP 1484.0 U/L，ALB 37.0 g/L。CHOL 16.31 mmol/L，PT 11.9 s，PTA 91%。乙肝五项阴性，抗 HCV 阴性，抗 HAV 阴性，抗 HEV 阴性。自身抗体：ANA 1∶100，AMA 阴性，IgG 6.02 g/L，IgA 5.32 g/L，IgM 3.22 g/L。铜蓝蛋白 0.984 g/L。腹部超声：弥漫性肝病表现，胆囊壁毛糙，未探及腹水。

【诊断】

药物性肝损伤（肝细胞 – 胆管混合型）。

【诊治经过】

（1）保肝对症治疗：给予多烯磷脂酰胆碱、还原型谷胱甘肽、复方甘草酸苷、熊去氧胆酸、腺苷蛋氨酸等保肝退黄药物。

（2）糖皮质激素治疗：入院后 1 周内每日应用甲泼尼龙琥珀酸钠静脉输注，先用 1.5 mg/（kg · d），连用 2 天；然后用 1.0 mg/（kg · d），连用 2 天；最后用 0.5 mg/（kg · d），连用 2 天，总疗程 6 天。同时予泮托拉唑保护胃黏膜等治疗。

（3）动态评估病情及预后，必要时给予人工肝治疗。

入院后 RUCAM 评分 3 分，药物性肝损伤尚不能诊断，诊断胆汁淤积性肝病，予以保肝、激素治疗 1 周后症状无改善，复查肝功能无明显好转，第 8 天行肝脏穿刺检查，结果显示：肝穿刺组织 1 条，小叶结构存在，肝实质内见散在点灶状坏死及小融合性坏死，可见凋亡小体，肝细胞内淤胆及

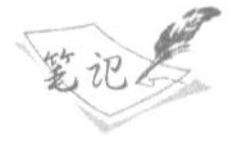

毛细胆管内胆栓易见，蜡质样细胞沉着，汇管区间质少量单个核炎细胞浸润，蜡质样细胞沉着。免疫组化结果：HBsAg（–），HBcAg（–），CK7（胆管及少量肝细胞+），CK19（胆管+），MUM1（少数浆细胞+）。考虑轻–中度淤胆性肝炎，请结合临床除外药物/化学性肝损伤（肝细胞–胆管混合型损伤）。加用肝素对症治疗，复查肝功能仍无好转，行人工肝治疗3次，并再次给予甲泼尼龙60 mg静脉输注，连用3天，复查肝功能仍有波动，未见持续下降。再次加用肝素和丹参酮注射液治疗。此后监测肝功能逐渐好转。患者住院期间治疗共计70天左右，瘙痒症状逐渐减轻消失，肝功能逐渐好转（表24-1）。出院后1个月随访，患者肝功能持续改善，WBC 4.25×10^9/L，HGB 106 g/L，PLT 572×10^9/L，ALT 33.5 U/L，AST 58.7 U/L，TBIL 65.9 μmol/L，DBIL 40.2 μmol/L，γ-GT 613.2 U/L，ALP 396.0 U/L，ALB 39.2 g/L。PT 11.5 s，PTA 96%。

表24-1　住院期间血常规、肝功能变化情况

日期	WBC（10^9/L）	HGB（g/L）	PLT（10^9/L）	ALT（U/L）	AST（U/L）	TBIL（μmol/L）	ALP（U/L）	γ-GT（U/L）	ALB（g/L）	CHE（U/L）
1月4日	6.8	126	595	289.1	310.2	255.8	1484	1319.3	32.7	5522
1月10日	7.22	96	391	784.4	693.2	304.6	1301	1200.1	34.5	4562
1月15日	4.77	81	548	414.4	251.2	385.5	893	845.6	32.8	3723
1月18日	5.65	74	361	368.3	266.7	460.2	992	876.6	31.2	3412
1月27日	6.22	78	775	207.6	202.5	497	942	937.3	35.2	3554
2月3日	5.59	73	625	169.6	187.6	410.6	1037	883.1	32.4	2592
2月10日	5.91	77	671	151.9	124.1	329	657	794.4	36.5	2971
2月17日	5.0	81	664	163.8	147	263.9	627	636.5	38.7	3030
3月1日	4.15	87	672	95	79.4	149.2	496	621.6	36.3	3507
3月13日	4.24	96	686	43.5	127.7	111.5	530	906.3	40.9	4203
4月8日	5.01	119	666	29.1	91	59	513	832.9	49.8	5943
4月29日	4.76	116	587	14.4	44	25.5	408	526	47.9	6474

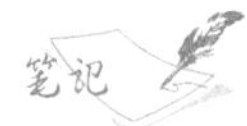

病例分析

此患者出现不明原因肝损伤，胆汁淤积症状明显，化验提示 ALP、γ-GT 明显升高，并逐渐出现胆红素升高，凝血功能正常，临床诊断符合胆汁淤积性肝病。结合患者有保健品服用史，考虑肝损伤原因是药物性肝损伤可能性大，但是药物性肝损伤 RUCAM 评分低，尚不能诊断。有学者报道在所谓的不明原因的肝功能异常患者中，以非酒精性脂肪性肝病（nonalcoholic fatty liver disease，NAFLD）、酒精性肝病（alcoholic liver disease，ALD）和 DILI 最常见，而遗传代谢性肝病和其他少见病也占一定的比例。有研究总结了 194 例肝穿刺活检病理确诊的 DILI 中，造成肝损伤的药物包括中药 91 例（46.9%），解热镇痛药 28 例（14.4%），抗生素 18 例（9.3%），环境毒物及抗抑郁药均为 9 例（4.6%），保健药及降脂药均为 6 例（3.1%），化疗药 5 例（2.6%），其他原因不详者 22 例（11.3%）。因 DILI 尚无特异性诊断标志物，诊断的关键点为用药与出现肝损伤的时间先后顺序及因果关系，并排除其他原因导致的肝损伤。此时肝组织病理学检查对鉴别诊断及早期、准确、全面评估肝损伤程度，排除其他致病因素至关重要。为进一步明确病因行肝穿刺活检，病理报告结合临床，诊断为药物性肝损伤。

明确诊断后，患者经常规保肝药物治疗仍无好转，反复应用糖皮质激素治疗无效。有研究报道，人工肝系统治疗药物性肝损伤疗效显著，肝肾功能、凝血功能指标均能得到明显改善。此患者最后在综合治疗的基础上，联合人工肝治疗 3 次，最终病情逐渐得到缓解，长期随访病情平稳。

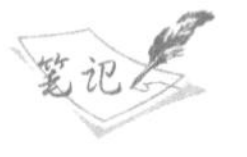

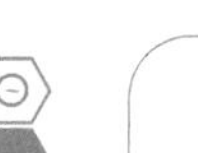

病例点评

该病例的肝损伤病因似乎未明确，RUCAM 评分未达 DILI 的诊断标准，但肝组织病理学检查支持 DILI 的诊断，结合患者 3 个月内有数种成分不详的保健品服用史，排除病毒性肝炎、自身免疫因素、遗传代谢性因素等致病因素后，诊断 DILI 基本成立。DILI 尚无特异性诊断标志物，对于 RUCAM 评分已有越来越多的证据显示其诊断 DILI 的局限性。DILI 诊断的关键前提是用药与出现肝损伤的时间先后顺序及因果关系，并排除其他原因导致的肝损伤；此时肝组织病理学检查对鉴别诊断及早期、准确、全面评估肝损伤程度，对排除其他致病因素至关重要。

参考文献

1. 中华医学会肝病学分会，中华医学会消化病学分会，中华医学会感染病学分会 . 胆汁淤积性肝病诊断和治疗共识 [J]. 临床肝胆病杂志，2015，31（12）：1989-1999.
2. 汪佩文，董育玮，李郑红，等 . 94 例不明原因肝功能异常患者临床与肝组织病理学分析 [J]. 实用肝脏病杂志，2018，21（2）：225-228.
3. 徐礼通，陈松海，李忠斌，等 . 肝活检确诊药物性肝损伤的病因及临床特征分析 [J]. 解放军医学杂志，2018，43（2）：130-134.
4. 谢中阳 . 李氏人工肝治疗药物性肝损伤疗效及预后评价 [D]. 杭州：浙江大学，2016：1-45.

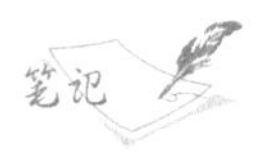

病例 25　Stevens-Johnson 综合征合并药物相关性急性胆管消失综合征

病历摘要

【基本信息】

患者，男，6 岁。主因“发热、皮疹、肝功能异常 2 月余”于 2018 年 1 月入院。

现病史：患者于 2 个月前无明显诱因出现发热，体温 38.0 ℃，伴有咳嗽症状。就诊于当地诊所，给予口服阿莫西林、萘普生治疗后，体温下降。但次日体温再次升高，并出现皮疹，始于面部，皮疹渐波及躯干及四肢（图 25-1A、图 25-1B），伴瘙痒。就诊于当地医院，完善肝功能：ALT 989 U/L，AST 1304 U/L，TBIL 51.8 μmol/L，DBIL 42.5 μmol/L，γ-GT 147 U/L。血常规：WBC 4.3 × 10^9/L，HGB 126 g/L，N% 45.3%，LYMPH% 47.3%，CRP 6.96 mg/L。胸片：双肺纹理增多、模糊。予美洛西林舒巴坦、维生素 C、谷胱甘肽及异甘草酸镁等药物治疗半天，由于患儿皮疹较前明显增多，呈暗红色，且部分融合成囊泡，伴瘙痒，并出现口唇皲裂、眼睑肿胀，伴有脐周不适，呕吐一次。遂转至外院，完善肝功能：ALT 779 U/L，AST 850 U/L，TBIL 28.0 μmol/L，DBIL 24.0 μmol/L，γ-GT 142 U/L，ALP 255 U/L，CHOL 3.03 mmol/L。PCT 1.04 ng/mL。血常规：WBC 4.34 × 10^9/L，HGB 112 g/L，N% 49.5%，LYMPH%

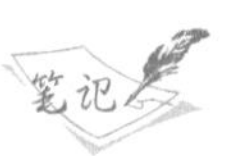

44%，CRP < 2.5 mg/L；凝血功能、血氨、尿常规、便常规、血糖正常，乙肝表面抗体阳性。考虑诊断：渗出性多形性红斑不除外。予甲泼尼龙 200 mg、丙种球蛋白 15 g、维生素 C、葡醛酸钠及复方甘草酸苷等药物治疗 1 天，患儿体温仍有间断性升高，全身皮疹加重，局部有大疱形成，并见皮肤剥脱。于 2017 年 11 月 18 日就诊于当地某医院，并于 ICU 住院治疗，血常规（2017 年 11 月 18 日）：WBC 4.0×10^9/L，HGB 120 g/L，N% 68.4%，LYMPH% 25.2%，CRP 8.01 mg/L。肝功能（2017 年 11 月 18 日）：ALT 942 U/L，AST 804 U/L，TBIL 51.63 μmol/L，DBIL 32.88 μmol/L，γ-GT 150 U/L，ALP 318 U/L，TBA 201.44 μmol/L，CHOL 3.03 mmol/L。PCT（2017 年 11 月 19 日）：1.03 ng/mL。骨髓穿刺（2017 年 11 月 19 日）：呈感染样表现。凝血功能正常。心肌酶 +BNP（2017 年 11 月 18 日）：CK-MB 5.31 ng/mL，肌红蛋白 < 21 ng/mL，BNP 457.3 pg/mL，LDH 745 U/L，肌钙蛋白 5.29 pg/mL。尿常规（2017 年 11 月 19 日）：潜血（++），蛋白（+），酮体（++++）；单纯疱疹病毒 IgG 抗体阳性，IgM 抗体阴性，肺炎支原体抗体、肺炎衣原体抗体阴性，EB、CMV、人类细小病毒及柯萨奇病毒核酸均为阴性，血培养检查为阴性。腹部超声：肝大，餐后胆囊。考虑诊断：Stevens-Johnson 综合征、脓毒症。予甲泼尼龙 60 mg，每 12 小时 1 次（2 mg/kg），更昔洛韦 150 mg，每 12 小时 1 次（2017 年 11 月 20 日至 29 日），头孢唑肟、氟氯西林钠、谷胱甘肽、复方甘草酸苷、乙酰半胱氨酸、L- 谷氨酰胺呱仑酸钠、骨化三醇、泮托拉唑、双歧杆菌乳杆菌三联活菌片、亿可力等药物治疗，紫草油、苯扎氯铵涂抹皮损，妥布霉素滴眼液滴眼等治

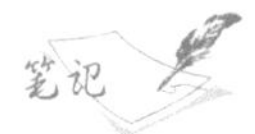

疗，患儿皮疹明显消退（图 25-1C），体温正常。但因患儿肝功能异常，皮肤、巩膜黄染加重，患儿家属于 2017 年 12 月 5 日要求出院，并进一步就诊于北京某医院。完善肝脏弹性测定（2017 年 12 月 18 日）：平均值 7.75 kPa。上腹部 MRI（2017 年 12 月 22 日）：肝大，肝内胆管壁增厚，沿胆管走行区肝实质内多发片状长 T_2 信号影，DW 肝下缘实质内结节状高信号影——胆管炎？胆囊较小，胆囊壁增厚——胆囊炎？左侧异位肾。考虑诊断：胆汁淤积性肝病，予双环醇、熊去氧胆酸、丁二磺酸腺苷蛋氨酸等治疗，并继续给予甲泼尼龙治疗，后逐渐减量至停用（具体方案不详），住院期间给予血浆置换、胆道冲洗治疗，同时行肝穿活检术，患者经上述治疗后，复查肝功能（2018 年 1 月 18 日）：ALT 14.2 U/L，AST 111.5 U/L，TBIL 273.09 μmol/L，γ-GT 198.9 U/L，ALP 375 U/L，CHOL 24.94 mmol/L。为进一步诊治收入我院。

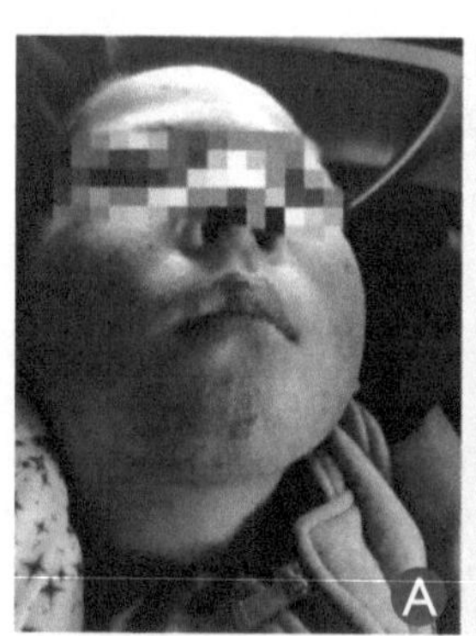

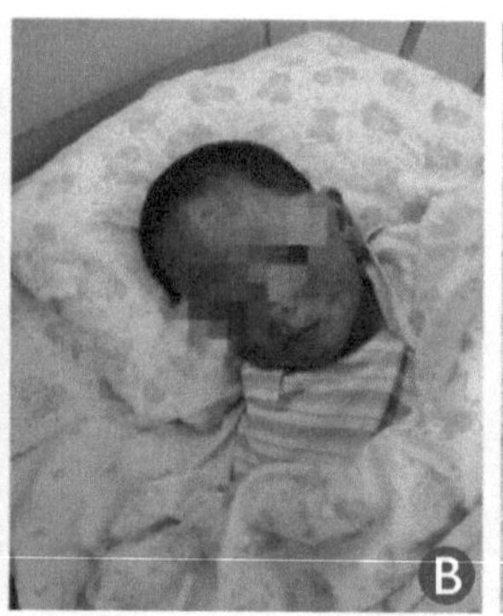

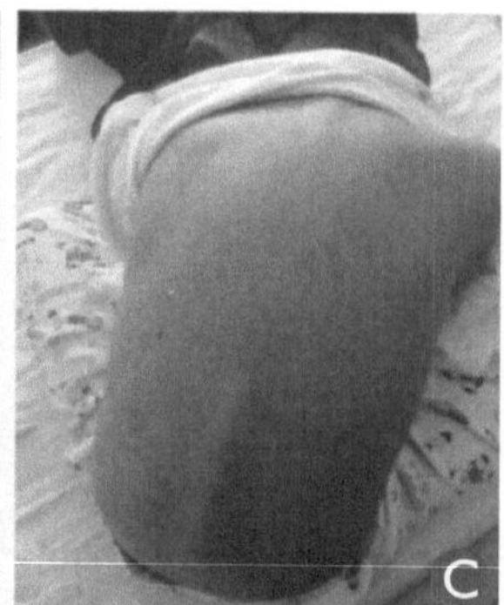

图 25-1　患儿皮疹情况

既往史：体健。否认肝炎接触史、肝病家族史。否认食物药物过敏史。患儿有一哥哥，体健。母孕期健康，剖腹产，母乳喂养，按时添加辅食，生长发育正常，智力发育正常，按时预防接种。

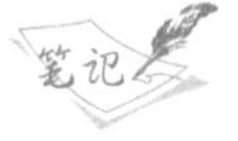

【体格检查】

体温 36.5 ℃，血压 101/61 mmHg，脉搏 92 次 / 分，呼吸 20 次 / 分。神志清，精神可，皮肤、巩膜重度黄染，全身可见散在环形陈旧性皮疹。两肺呼吸音清，未触及明显干、湿性啰音。心律齐，各个瓣膜区未触及病理性杂音。腹平软，腹部无压痛、反跳痛及肌紧张。肝肋下 2 cm，剑突下 3 cm，脾肋下未触及，无叩痛，移动性浊音阴性，肠鸣音 3 次 / 分，双下肢无水肿，神经系统查体阴性。

【辅助检查】

肝功能（2018 年 1 月 24 日）：ALT 22.5 U/L，AST 180.2 U/L，TBIL 252.7 μmol/L，DBIL 210.5 μmol/L，γ-GT 192.5 U/L，ALP 359.8 U/L，TBA 186.5 μmol/L，CHOL 26.04 mmol/L。特种蛋白（2018 年 1 月 24 日）：IgG 5 g/L，IgA 3.21 g/L，IgM 2.81 g/L，补体 C3 5.28 g/L，补体 C4 0.58 g/L，CER 2.39 g/L，TRF 5.13 g/L。尿常规（2018 年 1 月 24 日）：尿胆原（++），胆红素（+++）；血常规、凝血功能、抗核抗体谱、自身抗体系列、线粒体抗体 IgG、肝抗原谱、甲状腺功能基本正常。遗传性高结合胆红素血症（Dubin-Johnson、Rotor 和 BRIC1 综合征）相关基因检测报告结果为阴性。病理结果回报：符合肝内胆管消失。送检小块肝组织，汇管区 8 个，数量未见减少，但小胆管数量明显减少且发育不良，伴多量淋巴、组织细胞浸润（图 25-2）。免疫组化：CK7（+），CMV（–），CD3（+），CD20（极少 +），CD68（+），Ki-67 5%（+）；原位杂交：EBER（–）。特殊染色：Masson（–），PAS（–），铜（–），网织纤维（+）。

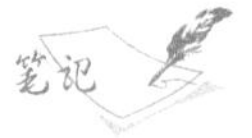

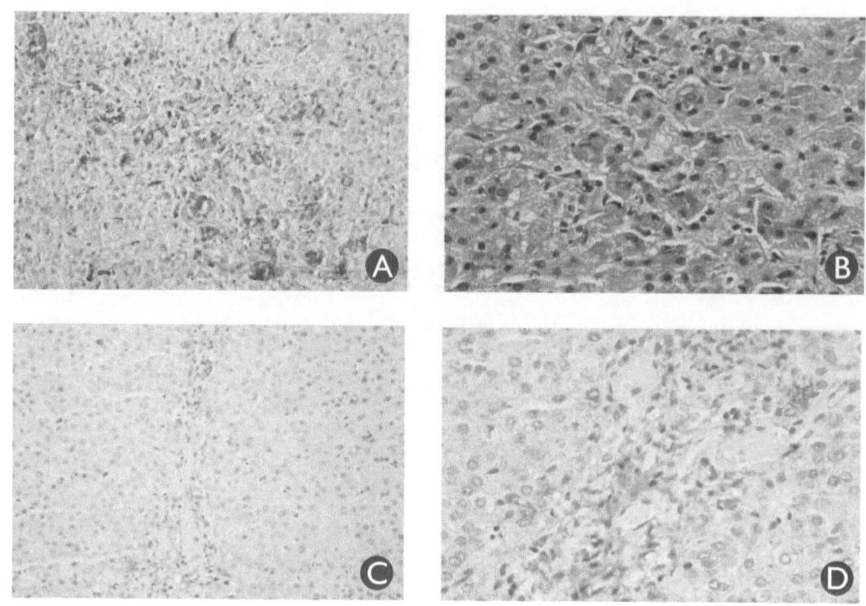

图 25-2 患儿肝穿刺活检病理结果

【诊断】

药物相关性急性胆管消失综合征（acute vanishing bile duct syndrome，AVBDS）、Stevens-Johnson综合征、胆汁淤积性肝病。

【诊疗经过】

予复方甘草酸苷注射液、丁二磺酸腺苷蛋氨酸、前列地尔注射液治疗，予熊去氧胆酸（口服）、中药（具体不详）、低脂饮食和支持性护理。患儿整体情况好转，胆汁淤积水平（TBIL、γ-GT、ALP、TBA、CHOL）稳步下降，出院后在门诊随访，用熊去氧胆酸、中药治疗。治疗 5 个月后，黄疸完全消退，患儿实验室结果正常化：ALT 11 U/L，AST 30 U/L，TBIL 17.3 μmol/L，γ-GT 54.5 U/L，ALP 209.7 U/L，CHOL 5.35 mmol/L，凝血功能正常，随访显示肝功能及临床表现正常。

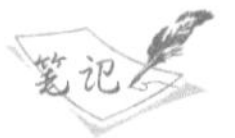

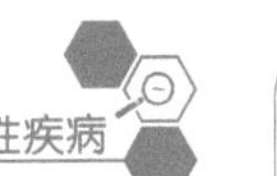

病例分析

Stevens-Johnson 综合征（简称 SJS），是多形红斑的一种，能影响表皮细胞死亡，导致真皮与表皮分离，是一种可致命的皮肤疾病。它被认为是一种皮肤与黏膜的严重过敏反应，已知的起因主要是药物治疗，其次是感染及癌症（很少情况）。目前多将由药物造成的称为 SJS，由病毒引起的称为多形性红斑。SJS 发病率每年（1～6）例/100 万，病死率约为 5%，SJS 通常在开始时出现发热、喉咙痛和疲劳，容易被误诊，常用抗生素治疗。溃疡和其他器官损伤最开始出现于黏膜，大多起始于口腔和唇，在口腔的病症极度痛苦，减低患者吃喝的能力，有约 30% 的儿童会出现眼睛的结膜炎。皮疹分布在脸、身躯、双臂和双脚及脚底，但通常不会在头皮。最常见的并发症是肝损伤、肾损伤、低蛋白血症和继发性感染。非甾体抗炎药、青霉素、磺胺类药物、别嘌呤醇和抗惊厥药最常与该病有关。该病例中患儿服用了两种药物（阿莫西林和萘普生）。目前尚无治疗 SJS 的确切方法，应立即停止所有造成 SJS 的药物，给予对症支持治疗（如静脉治疗及鼻胃管或肠道喂养）和根据症状治疗（如用含镇痛药的漱口水治疗口腔溃疡）。糖皮质激素和免疫球蛋白是可供选择的两种主要药物。在该病例中，患儿接受了糖皮质激素、免疫球蛋白和血浆置换治疗。经过 16 天的治疗，患儿的皮肤损伤开始恢复。

该病例中同时观察到了药物诱导的 SJS 和伴随的药物相关性胆管消失综合征（vanishing bile duct syndrome，VBDS），其临床表现主要包括乏力、瘙痒、黄疸、消化道症状、高脂血

症、黄色瘤、营养吸收障碍等。实验室检查有 ALP 和 γ-GT 明显升高，可伴高直接胆红素血症和转氨酶升高。胆管损伤程度较高者磁共振胰胆管成像可提示肝内外胆管纤细。肝穿刺病理显示汇管区小叶间胆管消失大于 50%，甚至全部消失，伴汇管区炎症、纤维化，小叶中心性肝细胞坏死和明显的胆管上皮破坏。有关报道，我国农村民营诊所广泛使用的阿莫西林和萘普生引起的肝功能不全和皮肤损伤。阿莫西林和萘普生均能引起药物相关的 VBDS，VBDS 胆管上皮损伤及肝内胆管消失的机制尚不完全清楚，药物可作为抗胆管上皮细胞表面角蛋白的半抗原。胆管消失率和疾病持续时间取决于胆管损伤的严重程度。一般来说，与药物相关的 VBDS 有两种可能的结果：一是进展性不可逆性胆管减少导致广泛的胆管消失和胆汁淤积性肝硬化；二是胆管上皮的逐渐再生使患者得到临床上的复原，部分患者仍然存在胆管消失，但肝脏生化和胆汁淤积可逐渐改善并在数月后恢复正常。不幸的是，目前还没有明确的诱导胆管再生的方法。所以，对症治疗是非常重要的。停用肝损伤药物、应用熊去氧胆酸（ursodeoxycholic acid，UDCA）和免疫抑制剂可能会有所帮助。慢性胆汁淤积可出现脂溶性维生素缺乏、骨质疏松、胆结石综合征和高脂血症，以及肝硬化和门脉高压并发症。在本例中，肝脏组织病理学结果与 VBDS 一致。有研究发现极高剂量的 UDCA（45 mg/kg）可使阿莫西林克拉维酸钾导致的 VBDS 得到改善。我们用高剂量的 UDCA（每日 40 mg/kg）和其他促进胆汁排泄的药物治疗患儿。幸运的是，经过 5 个月的治疗，患儿的黄疸已经完全恢复，实验室结果也恢复正常。

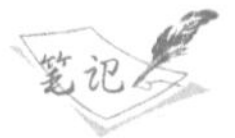

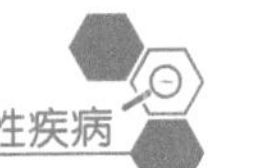

病例点评

SJS 是一种免疫复合物介导的皮肤和黏膜过敏反应，通常由药物引起，有时会导致全身症状。这是一种严重的潜在威胁生命的疾病。阿莫西林和非甾体抗炎药在我国农村私人诊所中使用普遍，可引起一定程度的肝损伤，目前关于萘普生引起胆汁淤积的报道较少。肝损伤的类型通常是肝细胞型损伤，但它可以混合或单纯表现胆汁淤积，部分病例进展为胆汁性肝硬化、严重胆汁淤积和急性肝衰竭，肝移植是唯一能从根本上改善肝功能的治疗方法。已知这两种药物在极少数情况下可诱导 SJS 和 VBDS。如果患者在服用这两种药物后出现皮疹和黄疸，医生需要停止使用药物。

参考文献

1. BARRAZA L H，ROSENBLATT R，WAN D，et al. Vanishing Bile Duct Syndrome：1831 [J]. The American Journal of Gastroenterology，2016，111：S879.
2. SHARMA V K，SETHURAMAN G. Adverse cutaneous reactions to drugs：an overview[J]. Journal of postgraduate medicine，1996，42（1）：15-22.
3. MOCKENHAUPT M. Severe drug-induced skin reactions：clinical pattern，diagnostics and therapy[J]. Journal der Deutschen Dermatologischen Gesellschaft，2009，7（2）：142-160.
4. HUSSAINI S H，FARRINGTON E A. Idiosyncratic drug-induced liver injury：an update on the 2007 overview[J]. Expert Opinion on Drug Safety，2014，13（1）：67-81.
5. PADDA M S，SANCHEZ M，AKHTAR A J，et al. Drug-induced cholestasis[J]. Hepatology，2011，53（4）：1377-1387.
6. LEWIS J H，ZIMMERMAN H J. Drug-and chemical-induced cholestasis[J]. Clinics

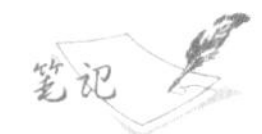

in liver disease，1999，3（3）：433-464.

7. European Association for the Study of the Liver. EASL Clinical Practice Guidelines：Management of cholestatic liver diseases [J]. Journal of Hepatology，2009，51（2）：237-267.

8. SMITH L A，IGNACIO J R，WINESETT M P，et al. Vanishing bile duct syndrome：amoxicillin-clavulanic acid associated intra-hepatic cholestasis responsive to ursodeoxycholic acid [J]. Journal of pediatric gastroenterology and nutrition，2005，41（4）：469-473.

9. GERULL R，NELLE M，SCHAIBLE T. Toxic epidermal necrolysis and Stevens-Johnson syndrome：a review[J]. Critical Care Medicine，2001，39（6）：1521-1532.

10. MORELLI M S，O'BRIEN F X. Stevens-Johnson Syndrome and cholestatic hepatitis[J]. Dig Dis Sci，2001，46（11）：2385-2388.

11. MOCKENHAUPT M，VIBOUD C，DUNANT A，et al.Stevens-Johnson syndrome and toxic epidermal necrolysis：assessment of medication risks with emphasis on recently marketed drugs. The EuroSCAR-study[J]. The journal of investigative dermatology，2008，128（1）：35-44.

12. JAKAB S S，WEST A B，MEIGHAN D M，et al. Mycophenolate mofetil for drug-induced vanishing bile duct syndrome [J]. World J Gastroenterol，2007，13（45）：6087-6089.

13. KAWASAKI Y，MATSUBARA K，HASHIMOTO K，et al. Nonsteroidal anti-inflammatory drug-induced vanishing bile duct syndrome treated with plasmapheresis [J]. J Pediatr Gastroenterol Nutr，2013，57（5）：e30-e31.

14. STINE J G，LEWIS J H. Drug-induced liver injury：a summary of recent advances[J]. Expert opinion on drug metabolism & toxicology，2011，7（7）：875-890.

15. ORMAN E S，CONJEEVARAM H S，VUPPALANCHI R，et al.Clinical and histopathologic features of fluoroquinolone-induced liver injury [J]. Clinical gastroenterology and hepatology：the official clinical practice journal of the American Gastroenterological Association，2011，9（6）：517-523.

第四章
肝脏手术、介入相关危重症

病例 26　慢性肝衰竭的内科及肝移植治疗

病历摘要

【基本信息】

患者，男，43 岁。主因“肝病史 25 年余，尿黄、眼黄 9 月余，发热 1 天”收入院。

现病史：25 年前发现乙肝表面抗原阳性，未治疗。9 个月前无诱因出现尿黄、眼黄，就诊于我院，诊断“病毒性肝炎，乙型，慢加亚急性肝衰竭”，治疗后好转。此后复查腹部 B 超

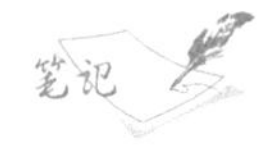

示肝硬化，并反复出现腹水，多次于我院住院治疗。3 个月前因呕吐、腹泻、腹胀于我院查 Cr 108.3 μmol/L，诊断为“腹水，腹腔感染，急性肾损伤”，予抗感染治疗好转。2 个月前患者再次出现腹水、腹腔感染，伴血压下降，腹水培养示大肠埃希菌，诊断“感染中毒性休克”，住院治疗好转。40 余天前患者腹胀进行性加重，伴周身水肿，再次住院治疗，考虑“肝炎肝硬化失代偿期，腹水，腹腔感染，慢性肝衰竭”，住院治疗后好转。1 天前患者出现发热，体温 37.6 ℃，为进一步诊治入院。

既往史：有高血压病史及饮酒史。

【体格检查】

体温 37.8 ℃，心率 80 次 / 分，呼吸 17 次 / 分，血压 130/90 mmHg，神志清，精神弱，皮肤、巩膜重度黄染，肝掌及蜘蛛痣均阳性，皮肤穿刺部位可见淤斑。双肺呼吸音粗，未触及明显干、湿性啰音。心律齐，未闻及杂音。腹膨隆，无压痛及反跳痛，肝脾触诊不满意，Murphy’s 征阴性，肝区叩痛阴性，移动性浊音阳性，双下肢重度水肿，扑翼样震颤、踝阵挛阴性。

【辅助检查】

（1）常规检查：①血常规：WBC 2.82×10^9/L，N% 42.2%，HGB 59 g/L，PLT 18×10^9/L。②凝血功能：PTA 18%，PT 3.49 s。③肝肾功能：ALT 13.5 U/L，AST 53.2 U/L，TBIL 271.5 μmol/L，DBIL 159.2 μmol/L，ALB 34.2 g/L，UREA 3.84 mmol/L，Cr 49.8 μmol/L。④尿常规：潜血（–），尿蛋白（–），尿胆红素（++）。⑤ HBV-DNA ＜ 100 IU/mL。⑥ PCT 0.1 ng/mL。

笔记

（2）影像学检查：腹部超声示肝硬化，脾大，侧支循环形

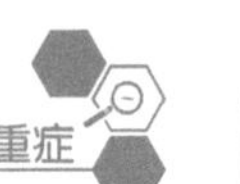

成，肝囊肿，肝内多发高低回声结节性质待定，胆囊壁增厚，大量腹水；胸 CT 示双肺未见明确病变，心包积液，双侧胸膜轻度增厚；胃镜示食管静脉曲张（轻度），门脉高压性胃病，胃溃疡（H1 期）。

【诊断】

病毒性肝炎，乙型；慢性肝衰竭；腹水，腹腔感染；脾功能亢进；食管静脉曲张（轻度）；门脉高压性胃病；胃溃疡（H1 期）。

【诊疗经过】

（1）保肝对症治疗：患者肝功能严重受损，PTA 明显降低，TBIL ＞ 171 μmol/L，给予复方甘草酸苷、多烯磷脂酰胆碱、还原型谷胱甘肽、熊去氧胆酸、腺苷蛋氨酸等保肝、退黄药物；补充凝血酶原复合物，输血浆、血小板，腹腔穿刺引流腹水，抗感染，调节肠道菌群及利尿等综合支持治疗。

（2）抗病毒治疗：患者 HBV-DNA ＜ 100 IU/mL，继续恩替卡韦 0.5 mg/d 抗病毒治疗。

（3）营养支持治疗：患者住院期间乏力、食欲差，复查 ALB 29 g/L，NRS-2002 评分 3 分，存在营养风险，按 25 ～ 35 kcal/kg 予热量补充，同时少食多餐、睡前加餐，适当静脉补充维生素治疗。

（4）动态评估病情及预后：入院后内科综合治疗 2 周，2018 年 1 月 29 日复查血常规：WBC 2.96×10^9/L，N% 49.9%，HGB 65 g/L，PLT 45×10^9/L；PCT 0.98 ng/mL。凝血功能：PTA 24%，INR 2.16；肝肾功能：ALT 13.9 U/L，AST 38.7 U/L，TBIL 334.7 μmol/L，ALB 29 g/L，UREA 3.84 mmol/L，Cr 49.8 μmol/L，

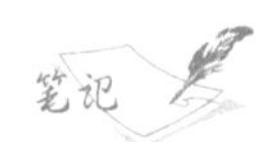

NH_3 37 μmol/L，MELD 评分 24 分，CLIF-C 评分 10 分，于 2018 年 1 月 30 日转外科行肝移植手术。

肝移植后患者症状明显改善，化验肝功能指标逐渐好转。2019 年 3 月 22 日复查 ALT 28.1 U/L，AST 36.9 U/L，TBIL 12.5 μmol/L，ALB 46 g/L，UREA 2.85 mmol/L，Cr 32.9 μmol/L，PT 11.3 s，PTA 100%，INR 1.0。

病例分析

患者是在失代偿期肝硬化基础上发生的慢加急性肝衰竭 C 型 [按照《肝衰竭诊治指南（2018 年版）》诊断为慢性肝衰竭]，有严重出血倾向（注射部位淤斑等），PTA 18%（≤ 20%），后升至 24%，为肝衰竭中晚期，并出现大量腹水和血氨升高，MELD 评分 24 分，CLIF-C 评分 10 分，预后差。肝衰竭预后评估应贯穿诊疗全程，尤其强调早期预后评估的重要性。多因素预后评价模型，如终末期肝病模型（model for end-stage liver disease，MELD）、MELD 联合血清钠、iMELD、皇家医学院医院（King's college hospital，KCH）标准、序贯器官衰竭评估（sequential organ failure assessment，SOFA）、慢性肝衰竭联盟 – 器官功能衰竭评分、CLIF-C ACLF 等，以及单因素指标如年龄、肝性脑病的发生、总胆红素、凝血酶原或国际标准化比值、血肌酐、前白蛋白、胆碱酯酶、甲胎蛋白、乳酸、血糖、血清钠、血小板等对肝衰竭预后评估有一定价值，临床可参考应用。吲哚菁绿清除试验可动态观察受试者有效肝功能或肝储备功能，对肝衰竭及肝移植的预后评估有重要价值。目前肝衰竭的内科治疗尚缺乏特效药物和手段。原则上强调早期诊

断、早期治疗，采取相应的病因治疗和综合治疗措施，并积极防治并发症。肝衰竭诊断明确后，应动态评估病情、加强监护和治疗。在我国，HBV-ACLF 是 ACLF 最主要的类型，占 87% ～ 91%。吴娟等总结 316 例 HBV-ACLF 患者，发现 28 天、90 天和 180 天无肝移植病死率分别为 20.5%（63/307）、36.7%（110/300）和 39.2%（116/296），肝脏衰竭合并凝血衰竭（INR ≥ 2.5 或 PLT ≤ 20×10^9/L）的患者预后最差，90 天病死率高达 75%。结合此患者，诊断明确，为肝衰竭中晚期，MELD 评分 24 分，CLIF-C 评分 10 分，预后差，经积极内科综合治疗疗效欠佳，患者具有肝移植的适应证，而无肝移植的禁忌证，因此选择肝移植治疗，预后好。

病例点评

慢性肝衰竭的预后差，内科治疗效果不理想，最好的治疗措施是肝移植。对于这类患者，除关注肝功能状态外，对可能出现的肝外各主要器官的功能受损及可能发生的继发感染应给予密切监测，实施相应的防治措施，对病情变化要给予动态的精确评估，不要因出现多器官功能障碍或衰竭及严重感染而错失肝移植的机会。

参考文献

1. 中华医学会感染病学分会肝衰竭与人工肝学组，中华医学会肝病学分会重型肝病与人工肝学组 . 肝衰竭诊治指南（2018 年版）[J]. 临床肝胆病杂志，2019，35（1）：38-44.
2. 中华医学会感染病学分会肝衰竭与人工肝学组，中华医学会肝病学分会重型肝

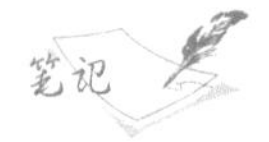

病与人工肝学组．肝衰竭诊治指南（2012 年版）[J]. 中华肝脏病杂志，2013，21（3）：177-183.

3. YOU S，RONG Y，ZHU B，et al. Changing etiology of liver failure in 3，916 patients from northern China：a 10-year survey[J]. Hepatol Int，2013，7（21）：714-720.
4. QIN G，SHAO J G，ZHU Y C，et a1. Population-representative incidence of acute on chronic liver failure：a prospective cross sectional study[J]. Joumal of Clinical Gastroentemlogy，2016，50（8）：670-675.
5. 吴娟，贾琳，李元元，等．乙型肝炎病毒相关慢加急性肝衰竭患者器官功能衰竭的特点与预后 [J]. 中华肝脏病杂志，2018，26（10）：737-743.

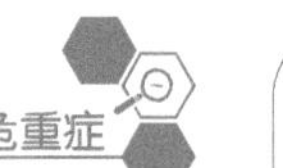

病例 27　肝癌切除术后并发膈下脓肿

病历摘要

【基本信息】

患者，男，71 岁。主因“肝癌切除术后 18 天，发热 11 天”入院。

现病史：患者于 1 个月前体检发现肝占位，2018 年 11 月 27 日就诊于肿瘤医院，诊断原发性肝癌，查 HBsAg 阳性，HBV-DNA 阴性，于 2018 年 12 月 3 日行肝Ⅷ段及部分肝Ⅶ段切除术，术后创口愈合良好；2018 年 12 月 10 日开始出现发热，体温最高 38.9 ℃，无明显伴随症状；2018 年 12 月 14 日血培养提示耐甲氧西林表皮葡萄球菌，药敏提示万古霉素敏感，应用万古霉素后体温较前略下降，为进一步治疗入我院。

既往史：糖尿病病史 5 年余，未规律用药，空腹血糖波动于 6 ～ 8 mmol/L。

【体格检查】

神志清，皮肤、巩膜无黄染，心、肺未闻及异常，腹部可见新近手术瘢痕，长约 15 cm，敷料覆盖，未见渗血及渗液，腹部平软，肠鸣音 3 次 / 分，肝、脾未触及，全腹部无明显压痛及反跳痛，Murphy’s 征阴性，移动性浊音（ ± ），双下肢轻度水肿，扑翼样震颤及踝阵挛阴性。

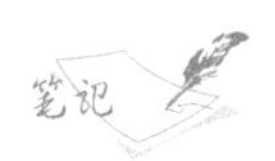

【辅助检查】

（1）常规检查：①血常规：WBC 6.42×10^9 /L，N% 70.7%，HGB 108 g/L。②肝功能＋血生化：ALT 34.8 U/L，AST 27.8 U/L，TBIL 16.2 μmol/L，DBIL 9.1 μmol/L，ALB 37.5 g/L，GLU（空腹）6.37 mmol/L，Cr 55.2 μmol/L，CHE 1344 U/L，PCT 0.17 ng/mL。③乙肝五项：HBsAg(＋), HBsAb(＋), HBeAg(－), HBeAb（＋），HBcAb（＋）。HBV-DNA ＜ 100 IU/mL。

（2）腹部 CT（平扫）见图 27-1 和图 27-2。

（3）脓液标本常规动态监测见表 27-1。

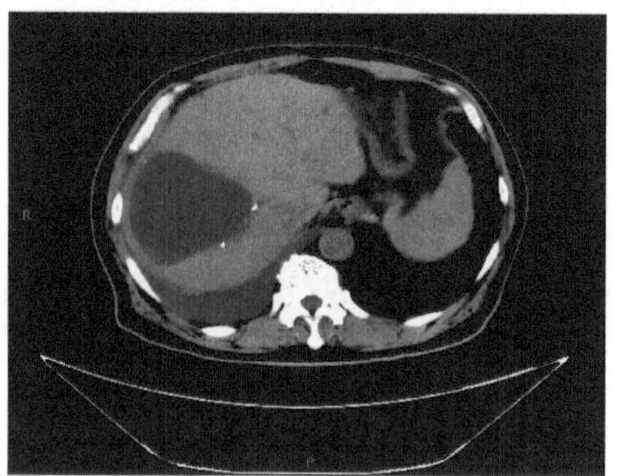

局部包裹性积液，少量腹水，胆囊炎。

图 27-1　肝癌切除术后改变（2018 年 12 月 24 日）

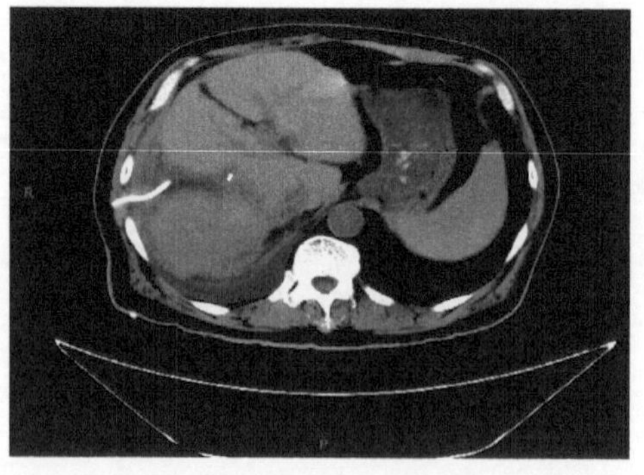

局限性积液引流术后，积液较前明显减少，肝右叶后段密度减低，少量腹水。

图 27-2　肝癌切除术后改变（2019 年 1 月 4 日）

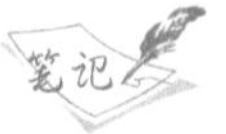

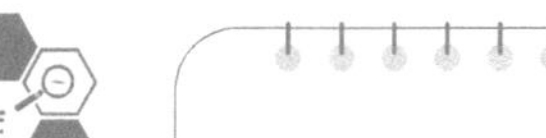

表 27-1　脓液标本常规动态监测

	2018 年 12 月 27 日	2019 年 1 月 2 日	2019 年 1 月 4 日
WBC-BF（$\times 10^9$/L）	2.986	4.876	1.627
李凡他试验	（+）	（+）	（+）
外观	橘红色混浊	淡黄色微混浊	淡黄色微混浊
多形核中性粒细胞 %	40.5%	20.3%	17.8

【诊断】

肝癌切除术并发膈下脓肿。

【诊疗经过】

患者入院后予多烯磷脂酰胆碱、甘草酸制剂等保肝药物，口服呋塞米 + 螺内酯利尿，先后应用头孢噻肟舒巴坦、亚胺培南西司他丁抗感染，并给予控制血糖及营养支持等治疗。完善腹部 CT 检查，针对腹腔包裹性积液（脓肿）行穿刺引流，引流液为咖啡色脓性液体，偶伴有少许血性液体流出，脓液涂片（2018 年 12 月 28 日）回报为革兰阳性球菌，加用万古霉素联合抗感染，脓液培养（2018 年 12 月 30 日）提示表皮葡萄球菌，对万古霉素敏感，引流液逐渐减少，体温降至正常，复查腹部 CT，积液基本消失后拔除引流管。此后患者体温再次升高，腹部 CT 提示手术创口部位再次出现液性暗区，行二次穿刺引流，引流少许咖啡色液体，颜色较前变浅，仍为脓性。住院期间血培养、脓液培养均阴性，HBV-DNA 阴性，未予抗乙肝病毒治疗。

患者腹腔包裹性积液（脓肿）二次引流后体温逐渐降至正常，出院 10 天后体温仍正常，引流管连续 1 周无液体引出，

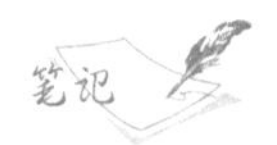

予以拔除引流管，此后未再发热。复查腹部 CT 提示局限性积液较前减少。出院检查示血常规：WBC 5.73×10^9 /L，N% 46.4%，HGB 97 g/L。肝功能 + 血生化：ALT 32.5 U/L，AST 38.9 U/L，TBIL 10.8 μmol/L，DBIL 5.1 μmol/L，ALB 32.7 g/L，GLU（空腹）6.85 mmol/L，Cr 62.7 μmol/L，CHE 1677 U/L，PCT 0.08 ng/mL。

病例分析

患者肝癌切除术后 1 周出现发热，血培养阳性，给予抗感染治疗疗效不佳。腹部 CT 提示包裹性积液，给予穿刺引流后好转。肝癌切除术后并发膈下脓肿是较为常见的术后并发症，多见于肝癌切除术后膈下因术后肝创面处引流不畅或拔除引流管过早导致积血渗出、肝创面坏死组织及胆汁渗出，继发感染形成脓肿。肝癌切除术后并发膈下脓肿临床表现通常为高热、寒战，可牵扯肩背部或后腰部疼痛，深吸气时尤重，CT 显示低密度占位，边缘模糊，存在气体或液平面，诊断性穿刺有助于明确诊断。

治疗上首先应选择适当的抗生素控制感染，其次经皮脓肿穿刺抽液及置管引流术仍是膈下脓肿主要的治疗手段，对于多发脓肿可行手术切开引流。

病例点评

膈下脓肿是肝叶切除术后严重并发症之一，术后患者若出

笔记

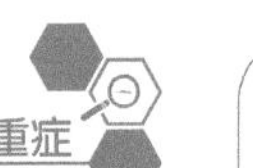

现发热，腹部 CT 扫描是必要检查。如不及时治疗，重者毒素吸收能造成中毒性休克，危及生命；轻者脓肿越来越大，对机体造成慢性消耗，导致全身各器官功能衰竭。因此，一旦怀疑膈下脓肿应早期进行诊断和治疗，尤其是积极处理原发病灶方可取得较好的结局。

患者在全身抗感染时，二次脓肿穿刺引流，提示拔管前，引流一定要尽可能充分，以避免反复置管穿刺。

参考文献

孙鹏，吴力群，王祖森，等．原发性肝癌肝切除术后并发症严重程度影响因素分析（附 84 例报告）[J]. 中国实用外科杂志，2015，35（5）：528-530.

笔记

病例 28　介入术后并发肝脓肿

病历摘要

【基本信息】

患者，男，66 岁。主因“肝病史 20 年余，肝癌 6 年余，乏力、尿黄 10 天”收入院。

现病史：患者乙肝病史 20 年余，予口服保肝药治疗。6 年前诊断肝硬化肝癌，后多次予 TACE 及射频消融术治疗。3 年前有消化道出血病史，间断予内镜下食管静脉曲张硬化剂治疗。4 个月前介入治疗术后复查腹部强化 CT：肝癌介入及消融术后改变，多发残余灶可能，未进一步诊治。10 天前劳累后出现乏力、尿黄，为进一步诊治入院。

既往史：高血压病史 1 年，糖尿病病史 10 年余，反流性食管炎病史 2 年。有乙肝家族史，有输血及蛋白史。饮酒史 50 年，主饮白酒（≥ 42°），平均每天 10 两，已戒酒 6 年。吸烟史 40 年，日均吸烟 5 支。

【体格检查】

体温 36.2 ℃，心率 102 次 / 分，呼吸 21 次 / 分，血压 168/113 mmHg，神清，精神可，皮肤、巩膜轻度黄染，肝掌阳性，蜘蛛痣阳性。双肺呼吸音粗，未闻及明显干、湿性啰音。心律齐，未闻及杂音。腹软，无腹部压痛、反跳痛，肝脾肋下未触及，移动性浊音阴性，肝区叩击痛阴性，双下肢无水肿，扑翼样震颤阴性，踝阵挛阴性。

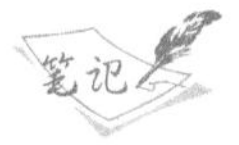

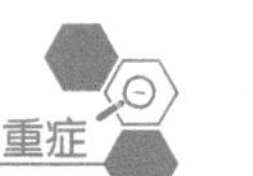

【辅助检查】

（1）常规检查：①血常规：WBC 3.02×10^9/L，HGB 135 g/L，PLT 97×10^9/L。②凝血功能：PTA 78%，INR 1.16。③肝肾功能：ALT 62 U/L，AST 65.2 U/L，TBIL 31.8 μmol/L，ALB 37.5 g/L，UREA 4.66 mmol/L，Cr 45.7 μmol/L；NH_3 64 μg/dL。

（2）影像学检查：①腹部超声示肝内占位介入术后，肝内多发不均质高回声结节——性质待定，门静脉栓子，肝硬化，脾大，门静脉、脾静脉增宽，侧支循环形成，胆泥淤积，胆囊结石，未探及腹水。②腹部强化 CT 示肝癌介入及消融术后改变，多发残余灶可能性大，门脉右支栓子形成，肝硬化多发再生结节形成，脾大，侧支循环形成，肝囊肿，胆囊炎，胆囊结石。

【诊断】

原发性肝癌，硬化型，乙型；经导管肝动脉化疗栓塞术后；肝癌射频消融术后；食管静脉曲张硬化剂治疗术后；肝脓肿。

【诊疗经过】

患者乙肝病史 20 年余，肝硬化肝癌病史 6 年余，后多次予 TACE 及射频消融术治疗。3 年前有消化道出血病史，间断予内镜下食管静脉曲张硬化剂治疗。4 个月前复查腹部强化 CT 提示多发残余灶可能，入院后请介入科会诊并予肝动脉导管介入治疗。术后出现高热，体温高峰 39.5 ℃，化验提示感染指标（白细胞、中性粒细胞百分比、降钙素原、C 反应蛋白）上升，肝功能明显异常，后患者出现腹痛，血培养回报大肠埃希菌；

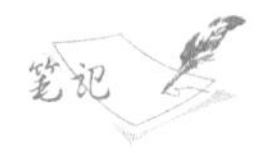

腹部 CT 示肝脏坏死，考虑介入术后并发肝脓肿，予经皮肝穿刺胆道引流（percutaneous transhepatic cholangial drainage，PTCD）及积极抗感染治疗有效，故考虑介入术后并发肝脓肿诊断明确。

入院后请介入科会诊建议行肝动脉导管介入治疗。

2018 年 10 月 12 日行肝动脉导管化疗栓塞术。术后出现发热，体温高峰 39.5 ℃，伴畏寒，无寒战，急查血常规：WBC 4.29×10^9/L，N% 89.5%，HGB 138 g/L，PLT 102×10^9/L。肝肾功能：ALT 184.3 U/L，AST 333.4 U/L，TBIL 99.8 μmol/L，DBIL 94.6 μmol/L，ALB 34 g/L，UREA 4.22 mmol/L，Cr 32.6 μmol/L，PCT 0.2 ng/mL。复查床旁腹部 B 超示肝脏介入术后改变，局部未见异常回声，予加强保肝、补液及对症治疗。

2018 年 10 月 14 日患者仍发热，伴畏寒、寒战，复查血常规：WBC 12.09×10^9/L，N% 94.3%，HGB 144 g/L，PLT 31×10^9/L；CRP 186.2 mg/L。凝血功能：PTA 45%，INR 1.75。肝肾功能：ALT 312.3 U/L，AST 450.4 U/L，TBIL 296 μmol/L，DBIL 293.4 μmol/l，ALB 25.3 g/L，UREA 13.39 mmol/L，Cr 120.1 μmol/L；PCT 0.2 ng/mL，考虑介入术后并发肝细胞坏死及严重感染，加用头孢噻肟舒巴坦抗感染。

2018 年 10 月 15 日患者仍发热，并出现腹痛，全身皮肤出现花斑样改变，查血常规：WBC 13.16×10^9/L，N% 94.3%，HGB 153 g/L，PLT 10×10^9/L；CRP 186.2 mg/L。凝血功能：PTA 52%，INR 1.52。肝肾功能：ALT 229.6 U/L，AST 145.7 U/L，TBIL 322.1 μmol/L，ALB 33.9 g/L，UREA 18.19 mmol/L，Cr 162.6 μmol/L；PCT 40.14 ng/mL。血气：pH 7.269，PaO_2 80.2 mmHg，

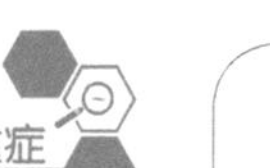

$PaCO_2$ 26.4 mmHg，BE−13.2 mmol/L，乳酸 8.46 mmol/L。血培养回报大肠埃希菌（敏感菌）。复查腹部 CT 示肝脏坏死，诊断“肝脓肿、腹腔感染、脓毒症”，调整抗生素为“亚按培南西司他丁、替考拉宁”联合抗感染，输注“血小板、血浆”支持治疗，并紧急行 PTCD 肝脓肿穿刺引流，引流出血性脓液约 1600 mL。

2018 年 10 月 16 日患者未再发热，复查血常规：WBC 10.87×10^9/L，N% 86.8%，较前好转，脓液培养示大肠埃希菌（敏感菌），继续肝脓肿引流。

2018 年 10 月 19 日患者发生食管胃底静脉曲张破裂出血，予禁食水、降门脉压、止血抑酸、输血等对症治疗，监测血红蛋白未再下降，过渡至流食，监测肝功能逐渐改善。

2018 年 10 月 24 日肝脓肿引流液逐渐减少，复查血培养阴性，抗生素降级为头孢他啶、替硝唑。

2018 年 11 月 23 日肝脓肿引流液少于 5 mL，复查：WBC 3.11×10^9/L，N% 62.8%，HGB 89 g/L，PLT 112×10^9/L，PCT 0.73 ng/mL，ALT 24.8 U/L，AST 47.5 U/L，TBIL 27.8 μmol/L，DBIL 18.3 μmol/L，ALB 36 g/L，UREA 4.18 mmol/L，Cr 42.8 μmol/L，PTA 76%，INR 1.2。停用抗生素，拔除引流管出院。

出院后 1 个月随访，患者体温正常，病情平稳，无不适。

病例分析

患者为老年男性，TACE 术后出现高热，最初化验血常规

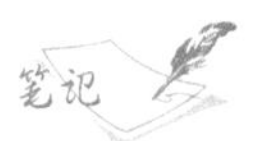

提示 WBC 正常，B 超扫描未见异常病灶，肝功能恶化，考虑与栓塞后肝脏坏死有关。但此后患者持续高热，逐渐出现畏寒、寒战、腹痛等症状，复查 WBC、N% 均明显升高，PLT 下降，CRP 升高，PCT 正常，肝功能进一步恶化，结合患者有糖尿病病史，此次肝脏有多发肿瘤，既往有多次 TACE 治疗史，应考虑局部感染肝脓肿可能性大，加用头孢三代抗生素治疗及保肝、补液、对症治疗。据报道，在原发性肝癌中，TACE/TAE 后发生肝脓肿的概率为 0.2% ～ 4.5%，临床表现主要为持续高热、腹痛、寒战、白细胞明显升高等。虽然化疗栓塞后也会出现上述症状，但体温一般不会超过 39 ℃，如患者 TACE 术后连续数天体温超过 39 ℃，并伴有寒战、腹痛，应警惕肝脓肿形成。糖尿病、胆总管空肠吻合术后、胆道感染、低蛋白血症是 TACE 术后发生肝脓肿的独立危险因素。TACE 术后 3 天患者在应用头孢三代抗生素治疗及保肝、补液、对症治疗后仍无好转，末梢循环差，感染中毒症状加重，病情继续恶化，应考虑耐药菌感染及脓毒症。血培养结果回报大肠埃希菌，因病情危重，调整抗生素为碳青霉烯类联合替考拉宁，并进一步完善腹部 CT 检查发现肝脓肿，紧急行经皮穿刺置管引流，并对症、支持治疗后病情逐渐得到改善，最终痊愈出院。此病例提示：TACE 治疗后要仔细观察病情变化，早期甄别栓塞术后是无菌坏死发热还是肝脓肿，遇到术后高热、症状重的患者，及早、多次化验复查，并及早完善 B 超或 CT 检查协助诊断，对 B 超检查阴性又高度怀疑肝脓肿的患者，需要完善 CT 或 MRI 协助诊断。一旦确诊，抗生素治疗是基本手段，并行经皮穿刺置管引流或外科手术治疗。另外，预防肝脓肿的发生，最重要的是无菌操作。

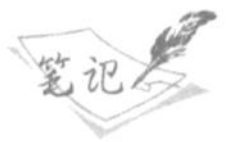

病例点评

该病例存在免疫力低下与易发感染的一系列风险因素，包括老年、糖尿病、肝硬化基础上的肝癌、上消化道出血及反复内镜下食管静脉曲张硬化剂治疗史、反复肝癌的 TACE 与射频消融治疗史、长期吸烟与饮酒史等，致使机体的免疫屏障受损及免疫功能低下。该病例肝脓肿引流液和血液均培养出大肠埃希菌，表明肠道黏膜与免疫屏障受损，肠道细菌移位，侵袭肝脏导致肝脓肿和脓毒症。因此，以后类似的患者在做肝脏肿瘤介入或消融治疗时，应做好感染的预防。

参考文献

1. LN W F，LU D，HE Y S，et a1. Liver abscess formation following transarterial chemoembolization：clinical features，risk factors，bacteria spectrum，and percutaneous catheter drainage [J]. Medicine（Baltimore），2016，95（17）：e3503.
2. FACEIORUSSO A，DI MASO M，MUSEATIELLO N. Drugeluting beads versus conventional chemoembolization for the treatment of unresectable hepatocellular carcinoma：a meta—analysis [J]. Dig Liver Dis，2016，48（6）：571-577.
3. WOO S，CHUNG J W，HUR S，et a1. Liver abscess after transarterial ehemoembolization in patients with bilioenteric anastomosis：frequency and risk factors [J]. AJR Am J Roentgenol，2013，200（6）：1370-1377.
4. 周波，王建华，颜志平 . 肝癌介入治疗后发生肝脓肿的危险因素分析 [J]. 中国临床医学，2010，17（1）：51-53.
5. 施一翔，刘敬禹，江旭，等 . 肝癌行肝动脉化疗栓塞术后并发肝脓肿的危险因素和治疗策略 [J]. 海军医学杂志，2018，39（5）：444-447.
6. CHEN C，CHEN P J，YANG P M，et al.Clinical and microbiological features of liver abscess after transarterial embolization for hepatocellular carcinoma [J]. Am J Gastroenterol，1997，92（12）：2257-2259.

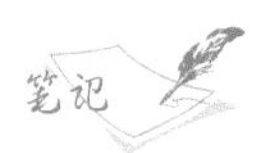

病例 29　腹腔镜下肝癌切除术后腹盆腔多发转移

病历摘要

【基本信息】

患者，女，49 岁。主因“乙肝病史 9 年，肝硬化病史 3 年，发现肝内占位 5 天”于 2016 年 8 月入院。

现病史：9 年前体检发现乙肝标志物阳性，无临床不适，未系统治疗。3 年前复查肝功能异常，B 超示肝硬化，诊断为“乙型肝炎肝硬化”，开始规律服用恩替卡韦抗病毒治疗。5 天前于我院门诊复查，肝脏增强核磁（图 29-1）：肝硬化，肝右后叶下段一大小为 41 mm × 28 mm 占位，具有“快进快出”表现，考虑结节型肝细胞癌，腹膜后大血管旁未见肿大淋巴结影。AFP 5558 ng/mL，为进一步诊治，以“原发性肝癌”收入院。

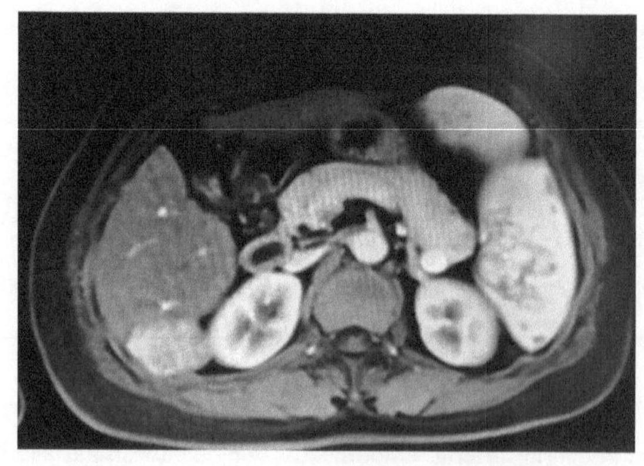

图 29-1　MRI 提示肝右后叶下段占位

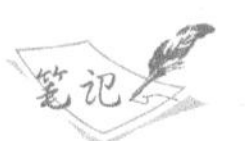

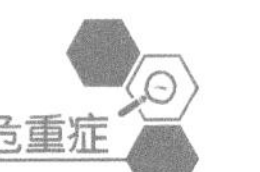

既往史：体健。母亲因乙肝、肝癌去世，一弟患有乙肝。

【体格检查】

精神可，全身皮肤、巩膜无黄染，未见出血点、淤斑，无肝掌及蜘蛛痣，心脏检查未见异常。双肺呼吸音清，两肺未闻及明显干、湿性啰音，腹部饱满，无压痛、反跳痛，Murphy's征阴性，肝脾肋下未触及，移动性浊音阴性，肠鸣音正常，病理征阴性。

【诊断】

原发性肝癌（$T_1N_0M_0$ Ⅰ期）；乙型肝炎肝硬化。

【诊疗经过】

入院经外科会诊后，2016 年 8 月 12 日于全身麻醉下行腹腔镜下肝癌切除术。Child-Pugh 分级为 A 级。术中探查：下腹部、大网膜等均未见明确占位，肝脏呈轻度肝硬化表现。结合术前 MRI 及术中 B 超，于 S6 段有一直径约 4.5 cm 肿瘤。离肿瘤边缘 2 cm 处行电刀小心切除肝组织，术后未见活动性出血及胆汁渗漏。将锁骨中线肋缘下 3 cm 处孔径适当延长约 6 cm，经此切口用取物袋将标本取出。切除肝组织大小 11 cm × 6.0 cm × 5.0 cm，剖开肝脏标本可见肿瘤大小约 4.5 cm × 4.0 cm × 2.5 cm，呈灰黄色，无明显包膜，肿瘤距切缘最小距离约 1.5 cm（图 29-2）。病理结果：中分化肝细胞癌，Edmondson 分级Ⅱ级，脉管内癌栓多见，周围微卫星灶多见，癌瘤未侵及肝被膜；断端未见癌；周围肝组织呈乙肝后静止性肝硬化改变。术后出现发热、腹痛、腹水增多，考虑腹腔感染，予加强抗感染、补充白蛋白相应治疗后症状改善，术后第

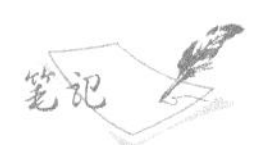

20 天复查腹部平扫 CT：肝内未见异常占位，腹膜后未见肿大淋巴结影。AFP 降至 173 ng/mL，遂出院。

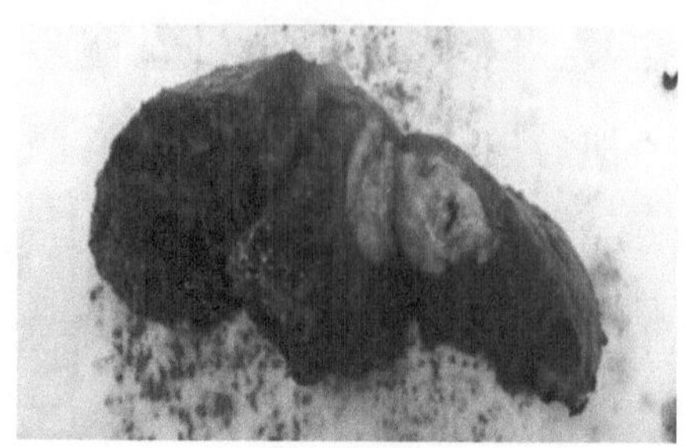

图 29-2　腹腔镜下肝癌切除标本

院外患者监测 AFP 逐渐升高，2016 年 9 月 21 日监测 AFP 升至 1450 ng/mL，无临床不适，复查腹部增强核磁：肝内未见明确复发及新发灶，腹膜后大血管旁未见肿大淋巴结影。2016 年 10 月 1 日患者出现右腹部及左下腹持续性剧烈疼痛，来我院复查 AFP 升至 28 100 ng/mL。腹部增强 CT：肝左叶内侧段局灶灌注异常，腹腔内多发肿大淋巴结影，较大者 4.6 cm × 3.9 cm，增强后不均匀强化，考虑腹腔多发转移（图 29-3）。盆腔增强核磁：盆腔多发结节，可见明显不均匀强化，考虑盆腔多发种植转移可能。建议进一步行腹腔镜或射频消融治疗，患者拒绝并离院。电话随访该患者，腹盆腔占位明显增多、增大，病情迅速恶化，于 2016 年 12 月去世。

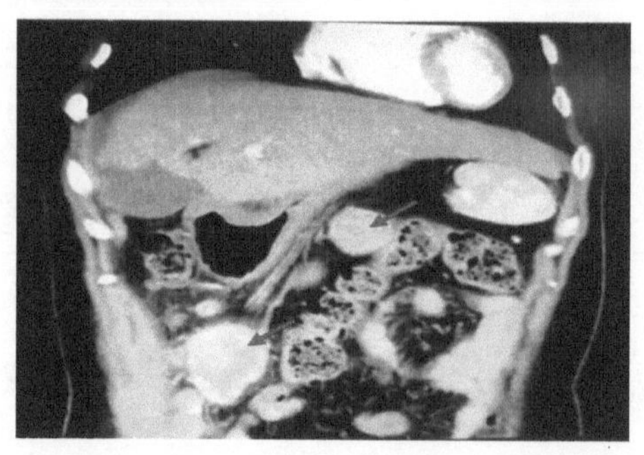

图 29-3　CT 提示腹腔多发转移，箭头所示为两处较大转移

笔记

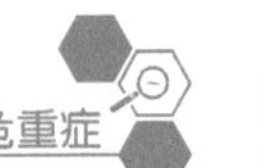

病例分析

目前腹腔镜肝脏切除手术因其创伤小、恢复快、切口美观等优点，发展迅速，已广泛应用于肝脏外周如Ⅱ、Ⅲ、Ⅳb、Ⅴ、Ⅵ段的肝癌切除术。腹腔镜肝癌手术病例的选择非常重要，一般需符合以下条件：①局限在肝左叶或肝脏边缘、表浅的肿瘤；②肝右叶肿瘤，与第一、第二肝门解剖结构的边界清楚；③肝功能 Child-Pugh 分级为 B 级以上；④心、肺等重要脏器功能可耐受手术。本例患者术前经详细评估，肝癌位于Ⅵ段边缘，位置表浅，直径＜ 5 cm，与第一、第二肝门解剖结构的边界清楚，无其他脏器功能异常，存在腹腔镜手术适应证，遂选择腹腔镜下肝癌切除术。

对于肝癌切除手术，不论是选择腹腔镜还是开腹，掌握无瘤原则、获得干净的切除边界至关重要。国外一项研究指出，腹腔镜肝切除和开腹肝切除在外科切缘阴性率上没有显著差异，且目前尚无证据支持二氧化碳气腹可导致肝癌的术中播散。在腹腔镜肝癌切除术后出现复发、转移的患者，多存在多发性肿瘤、低分化癌、合并脉管侵犯等情况，研究认为远期疗效与手术方式无关，而是由肿瘤的生物学特征决定的。本例患者肿瘤未侵及肝包膜，病理提示切缘阴性，但该肿瘤自身无明显包膜、病理为中分化肝细胞癌、多处脉管受侵、周围微卫星灶多见，故出现复发、远处转移的风险较高。究竟是术前还是术后出现的肿瘤淋巴结转移、种植转移，目前已不得而知。

如何早期诊断肝癌淋巴结转移？本例患者术前、术后多次行腹部 CT、MRI 影像学检查，均未提示腹腔阳性淋巴结转移、

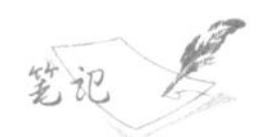

种植转移。有报道指出 PET-CT 对淋巴结转移检测灵敏度、特异度均高于其他影像学检查，肝癌患者在条件允许下可完善这项检查。寻找类似于甲胎蛋白的肝癌淋巴结转移相关分子标志物对于早诊断、早治疗也非常重要，相关研究也较多，其中国内有研究指出 MMP-2、TIMP-2 和 VEGF-C 的联合检测有助于判断肝癌淋巴结转移及预后。但能否应用并指导于临床，尚需进一步深入研究。

肝癌淋巴结转移是除肺转移外第二常见的肝外转移途径，但在肝癌切除手术中，是否行常规淋巴结清扫目前尚无统一定论，争议的焦点在于其手术风险和价值，目前较多回顾性研究认为其会增加手术风险，且无益于肝癌患者的总体存活率。在一项针对肝癌切除术中是否行常规区域性淋巴结清扫的研究中发现，与未做淋巴结清扫组相比，行淋巴结清扫组的住院死亡率高，而 5 年无瘤生存率两者无显著差异。本例患者术前影像学未提示腹腔阳性淋巴结转移，术中探查区域内未见异常肿大淋巴结，故未考虑行常规淋巴结清扫，但术后较短时间内发现腹盆腔淋巴结转移、种植转移，病情迅速恶化，令人惋惜。在肝癌切除术中是否建议常规淋巴结清扫，还需要一些大型、多中心、前瞻性随机对照研究来进一步论证。

临床上，大部分肝癌患者一旦出现淋巴结转移、种植转移，表示已经失去手术机会。常见可选择的姑息性治疗包括放射治疗、分子靶向药物（甲苯磺酸索拉非尼）及射频消融治疗，其中有研究指出，对于肝癌伴腹膜后淋巴结转移患者，射频消融是一种安全、有效、低创伤的治疗方法。本例患者腹盆腔多发转移，拟行射频消融挽救治疗，但该患者拒绝继续治疗，导致病情迅速进展。

目前对肝癌研究中，肝癌淋巴结转移、种植转移尚未引起足够重视，但不可否认其临床诊断、治疗极为困难，对肝癌预后影响重大，术前应多种影像学检查方法联合应用，寻找有效的诊断分子标志物，做到早发现、早干预，有助于改善肝癌患者的预后。

病例点评

针对本例患者诊治过程中的反思：①术前检查及术后复查过程中应尽可能完善 PET-CT，有助于早期发现有无淋巴结转移、种植转移；②应重视甲胎蛋白指标在术后不降反升的情况，在复查腹部 MRI 后未提示明确阳性转移情况时，不应单纯考虑为肝部分切除后肝再生所致的甲胎蛋白升高，仍应警惕肝癌转移可能；③确诊肝癌腹盆腔多发转移后，应在尊重患方意愿前提下，尽可能行射频消融、靶向分子药物姑息性治疗，可能有助于延长生命。

参考文献

1. 陈亚进，张磊，陈积圣．原发性肝癌腹腔镜切除中的几个焦点问题 [J]. 中国微创外科杂志，2010，10（2）：101-102.
2. BUELL J F，THOMAS M T，RUDICH S，et al. Experience with more than 500 minimally invasive hepatic procedures [J]. Ann Surg，2008，249（3）：475-486.
3. 郑树国，李建伟，陈健，等．腹腔镜肝切除术临床应用的经验体会 [J]. 中华肝胆外科杂志，2011，17（8）：614-617.
4. WUDEL L J，DELBEKE D，MORRIS D，et al. The role of [18F] fluorodeoxyglucose positron emission tomography imaging in the evaluation of hepatocellular carcinoma[J]. Am Surg，2003，69（2）：117-124.

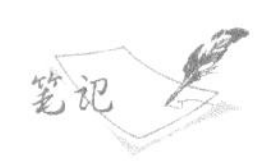

5. 朱彩荣，曾祥凤，陈亚进，等 . MMP-2、TIMP-2 和 VEGF-C 在肝细胞性肝癌中的表达及其与淋巴结转移关系的研究 [J]. 中国病理生理杂志，2005，21（7）：1336-1339.

6. RAVAIOLI M，ERCOLANI G，GRAZI G L，et al. Safety and prognostic role of regional lymphadenectomy for primary and metastatic liver tumors[J]. Updates Surg，2010，62（1）：27-34.

7. GAO F，GU Y，HUANG J，et al. Radiofrequency ablation of retroperitoneal metastatic lymph nodes from hepatocellular carcinoma [J]. Acad Radiol，2012，19（8）：1035-1040.

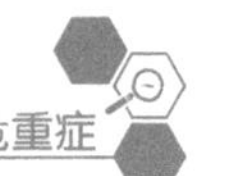

病例 30　肝细胞癌放疗后并发放射性胃炎

病历摘要

【基本信息】

患者，男，52 岁。主因“乙肝病史 30 年，发现肝癌 8 年，间断呕血、黑便 1 周”于 2016 年 1 月入院。

现病史：患者于 30 年前体检发现乙肝标志物阳性，无不适，未系统治疗。8 年前行腹部影像学检查确诊为原发性肝细胞癌，行肝癌切除术，术后定期复查未见复发。1 年前复查肝脏增强核磁提示肝癌新发灶，再次行肝癌切除术，并先后行经肝动脉导管化疗栓塞术 1 次、射频消融术 2 次。7 个月前再次复查肝脏增强核磁提示肝内多发新发灶、腹膜后淋巴结转移，在外院针对右肝病灶行伽马刀治疗 11 次，每 2 天 1 次，每次约 1 小时，总剂量 45 Gy。3 个月前针对左肝病灶行伽马刀治疗 9 次，每 2 天 1 次，每次约 1.5 小时，总剂量为 36 Gy，针对腹膜后淋巴结行伽马刀治疗 9 次，每 2 天 1 次，每次约 1.5 小时，总剂量为 36 Gy。1 个月前间断上腹部疼痛，夜间及空腹时频发，进食后加重，伴腹胀、胃灼热、恶心、呕吐，无呕血、便血，予抑酸、保护胃黏膜治疗效果欠佳。胃镜显示（2015 年 11 月 30 日）：自胃体中部直至幽门，以小弯侧为主，广泛充血，糜烂、溃疡、融合成片，灰白、污秽苔、触之易出血。诊断：胃巨大糜烂、溃疡性病变（考虑放射性胃炎）（图 30-1）。予禁食水、抑酸、保护胃黏膜、肠外营养等相应治

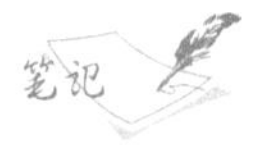

疗，3 周后症状有所改善。1 周前间断呕少量暗红色液体伴血块，伴黑便，由急诊收入院。

既往史、个人史：无特殊，有乙肝家族史，母亲因乙肝肝癌去世。

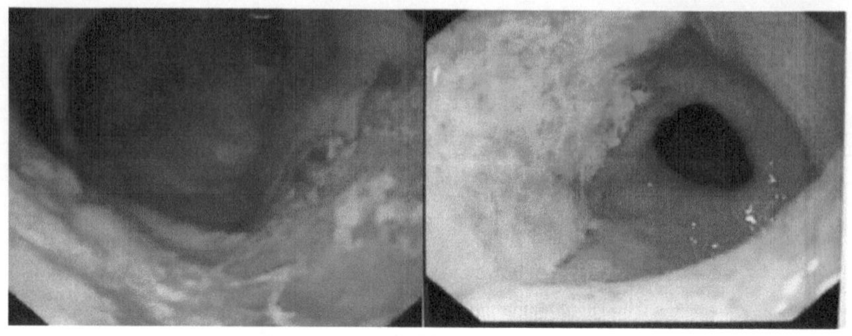

图 30-1 2015 年 11 月 30 日胃镜

【体格检查】

神志清，精神欠佳，清瘦貌，贫血貌，腹平软，上腹部可见陈旧手术瘢痕，肝脏剑突下 3 cm，质稍硬，表面光滑，活动度尚可，脾肋下未触及，移动性浊音阴性，双下肢无水肿。

【诊断】

胃巨大糜烂、溃疡性病变（考虑放射性胃炎）。

【诊疗经过】

入院后急查胃镜（2016 年 1 月 6 日）：胃窦前后壁及小弯侧可见广泛糜烂溃疡，表面覆黄污苔，周围黏膜明显充血水肿，可见溃疡面新鲜渗血伴血凝块；胃腔狭窄不能到达幽门（图 30-2）。予凝血酶 10 000 U 喷洒后渗血停止。病变处取病理结果显示：大部分为炎性坏死渗出，伴钙盐沉着，可见细菌菌团。患者入院后仍间断呕咖啡色胃内容物，2 ～ 3 次 / 日，

每次量约 50 mL，伴上腹部钝痛，血红蛋白 88 ～ 106 g/L，肝功能尚可。肝脏增强核磁提示肝脏肿瘤有残余病灶。予禁食水、静脉营养、间断输血，予奥美拉唑、埃索美拉唑抑酸，谷氨酰胺促进胃肠黏膜修复，抗感染、止血、止痛等相应治疗 1 个月，患者症状无改善。考虑患者持续肠外营养，长期不能进食，营养状态差，为尽快过渡到肠内营养，于 2016 年 2 月 29 日行空肠造瘘术，每日注入肠内营养粉剂、果汁、水等，根据患者耐受情况逐渐增加肠内营养摄入量，观察患者营养状况及不适症状逐渐改善，遂出院。院外患者持续空肠造瘘管摄入营养，偶可经口进食少许流食，随访近 10 个月，未再出现腹痛、呕血、黑便情况，期间患者拒绝再行胃镜复查。但患者最终因肝癌复发、肝衰竭于 2016 年 12 月去世。

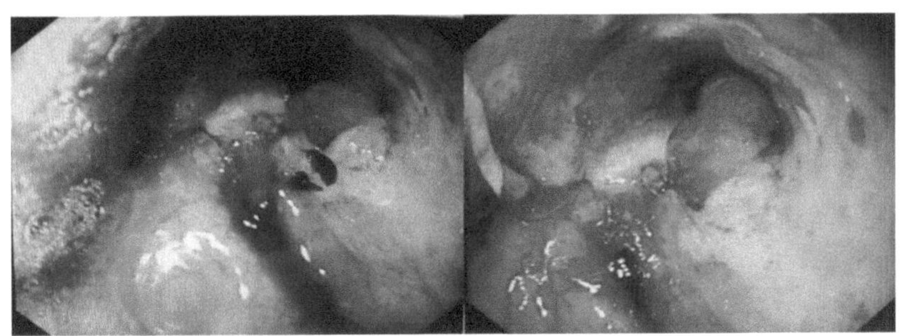

图 30-2　2016 年 1 月 6 日胃镜

病例分析

放射性胃炎常见于肝癌肝门部淋巴结转移、食管癌、食管癌腹腔淋巴结转移、肝癌、胰腺癌、胃腺癌等放疗术后，因胃肠道黏膜更新代谢快，极易遭受放射损伤，且相同照射剂量下胃窦部和幽门前区较胃体部更为敏感。辐射可导致细

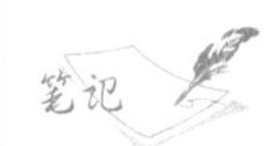

胞DNA损伤、断裂，黏膜细胞裂解及死亡加剧，使胃肠黏膜的机械、免疫、化学及生物屏障均受到破坏。早期常表现为黏膜的急性弥漫性炎症、黏膜下血管受损，出现闭塞性动脉内膜炎、血管炎，进而导致黏膜缺血、糜烂性溃疡和纤维化，这种病变可能是长期并进行性加重的。晚期可出现胃出血、穿孔及幽门梗阻等。常见症状有腹痛、恶心、呕吐，重者可出现呕血、黑便等。在放疗区域发生的胃、十二指肠黏膜损伤、溃疡，具有如下情况之一者称之为放射性胃、十二指肠并发症：①放疗后内镜检查可见胃、十二指肠黏膜破损，放射性溃疡直径＞3 mm，破损深度明显可见；②照射区域因黏膜损伤，并出现自发的、活动性出血，需要内镜下止血治疗；③放疗后行内镜检查或X线、螺旋断层摄影发现了与放射相关的胃肠穿孔。结合本例患者病史、临床表现、胃镜及病理检查，可诊断为放射性胃炎。

放射性胃炎目前尚无规范化治疗方案，仅限于一些个例报道。基础治疗有保证营养摄入、保护胃肠黏膜、抗感染、止血及止痛等。内镜下氩离子凝固术（argon plasma coagulation，APC）是一种非接触性电凝技术，通过氩离子流将高频电流的能量传导至目标组织表面从而实现凝固坏死的作用。有个例报道APC可有效治疗放射性胃炎导致的黏膜血管损伤。本例患者胃部水肿明显、溃疡渗血创面广泛，APC治疗不可实现。泼尼松龙作为肾上腺皮质激素类抗炎药物被广泛应用于炎症性疾病的治疗，有报道显示出血性放射胃炎通过静脉及口服泼尼松龙治疗后病情得到了显著改善。高压氧疗能提高氧分压，增加组织供氧，促进创面愈合，国内外均有高压氧用于治疗出血

性放射性胃炎的成功案例。生长激素能够增加蛋白质合成，减少其分解代谢，刺激细胞增生和分化，进而促进创面愈合，国内学者报道 1 例因食管癌放疗所致放射性胃炎的患者，予皮下注射及口服生长激素治疗 2 周，其消化道出血症状明显缓解且没有任何不良反应。本例患者因肝内有肝癌残余灶，且胃部出血情况严重，应慎用糖皮质激素、生长激素，与患者及其家属沟通后，放弃相应尝试。考虑该患者可供选择的治疗方案较少，我们在原有基础方案中选择了加强营养支持。对仍存在部分胃肠道吸收功能的患者，肠内营养是首选的营养支持方法，在保证机体营养的同时，有助于保持肠道正常的生理功能，维持肠道黏膜的完整性，预防肠道菌群易位所致的感染。据此，考虑本例患者虽不能经胃进食，但肠道功能尚可，仍可建立肠内营养，拟行放置经鼻空肠营养管，但因本例患者胃体水肿明显，营养管不能通过胃窦部，放置失败，遂选择空肠造瘘术，将空肠营养管由腹壁置入到空肠内，营养液由造瘘管直接进入空肠，在充分保证营养摄入的同时，也使胃部病变处得到了休息，促进了病变处黏膜的修复，在加强肠内营养后患者腹痛、呕血、黑便情况得到改善。

放射性胃炎的治疗困难，恢复时间长，做好预防比治疗更为重要。可尝试从以下几点进行预防：提高放疗精度，减少放射损伤；运用放射增敏剂及放射保护剂；应用超分割的放射疗法；预防性使用胃黏膜保护药物，避免使用明显损伤胃肠黏膜的药物；禁用部分靶向药物，如肝癌常用靶向药物索拉非尼，其通过抑制细胞内多种丝 / 苏氨酸激酶和酪氨酸激酶的活性，在抑制肿瘤细胞生长和血管生成的同时，使胃肠道黏膜的损伤修复能力减弱，会增加放疗导致的出血风险。

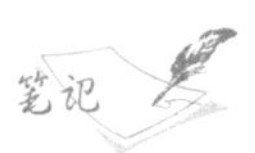

病例点评

肝癌放疗术后需警惕放射性胃炎的发生，放射性胃炎尚无规范化治疗方案，APC、高压氧、糖皮质激素、生长激素等治疗有成功案例，但经验甚少，尚需结合患者个体化情况来选择，充分保证营养摄入、尽快过渡为肠内营养在放射性胃炎的治疗中应得到重视，做好预防非常重要。

参考文献

1. BISMAR M M，SINICROPE F A . Radiation enteritis [J]. Curr Gastroenterol Rep，2002，4（5）：361-365.
2. TAKATORI K，TERASHIMA K，YOSHIDA R，et al. Upper gastrointestinal complications associated with gemcitabine-concurrent proton radiotherapy for inoperable pancreatic cancer [J]. J Gastroenterol，2014，49（6）：1074-1080.
3. SHUKUWA K，KUME K，YAMASAKI M，et al. Argon plasma coagulation therapy for a hemorrhagic radiation-induced gastritis in patient with pancreatic cancer[J]. Intern Med，2007，46（13）：975-977.
4. ROSS A，KUPPUSAMY M，LOW D. Endoscopic management of postesophagectomy hemorrhagic radiation gastritis with radiofrequency ablation and argon plasma coagulation [J]. Gastrointest Endosc，2012，75（6）：1285-1286.
5. ZHANG L，XIE X Y，WANG Y，et al. Treatment of radiation-induced hemorrhagic gastritis with prednisolone：a case report [J]. World J Gastroenterol，2012，18（48）：7402-7404.
6. YUN H G，KIM H Y，KIM D Y，et al. Successful treatment of intractable bleeding caused by radiation-induced hemorrhagic gastritis using oral prednisolone：a case report [J]. Cancer Res Treat，2015，47（2）：334-338.
7. KERNSTINE K H，GREENSMITH J E，JOHLIN F C，et al. Hyperbaric oxygen treatment of hemorrhagic radiation-induced gastritis after esophagectomy [J]. Ann Thorac Surg，2005，80（3）：1115-1117.

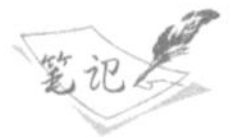

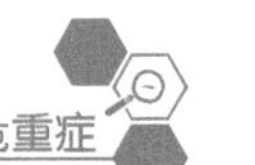

8. 张颖，季慧范，张泽天，等．激素联合高压氧治疗肝细胞癌放疗后并发放射性胃炎 1 例报告 [J]. 临床肝胆病杂志，2018，34（2）：378-380.
9. ZHANG L，XIA W J，ZHANG Z S，et al. Growth hormone used to control intractable bleeding caused by radiation-induced gastritis[J].Wold J Gastroenterol，2015，21（3）：9453-9456.
10. PLAUTH M，CABRÉ E，RIGGIO O. ESPEN guidelines on enteral nutrition：liver disease [J]. Clin Nutr，2006，25（2）：285-294.
11. YANAI S，NAKAMURA S，OOHO A，et al. Radiation-induced hemorrhagic duodenitis associated with sorafenib treatment [J]. Clin J Gastroenterol，2015，8（3）：116-119.

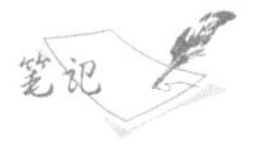

第五章 妊娠期重症肝病

病例 31 妊娠期亚急性肝衰竭确诊为弥漫性大 B 细胞淋巴瘤

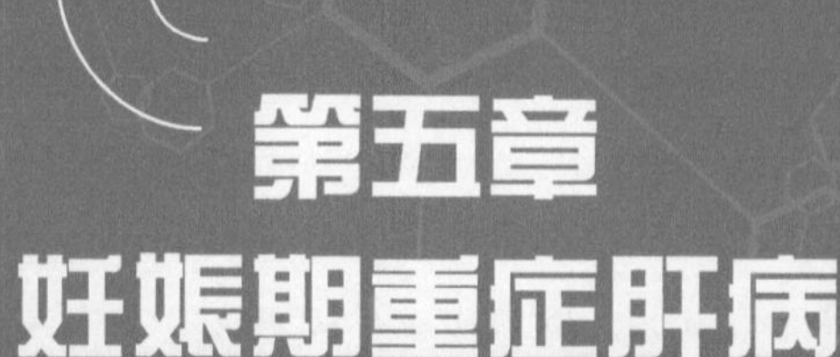

病历摘要

【基本信息】

患者，女，25 岁，人工受孕妊娠状态 27^{+6} 周。主因“发热 15 天，乏力 10 天，尿黄、皮肤黄染 4 天”入院。

现病史：15 天前无诱因出现发热，最高 37.5 ℃，午后及夜间为主，3 天后体温自行恢复正常。10 天前自感乏力，无恶

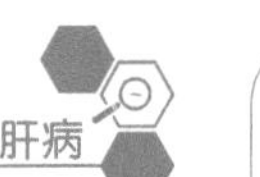

心、呕吐。化验 ALT 202 U/L，AST 110 U/L，TBIL 15.9 μmol/L，DBIL 4.6 μmol/L，TBA 3.7 μmol/L，LDH 738 U/L，给予保肝治疗，但是症状逐渐加重，4 天前开始出现尿黄、皮肤黄染伴皮肤瘙痒。复查 ALT 1458 U/L，AST 486 U/L，TBIL 233 μmol/L，DBIL 118 μmol/L，γ-GT 63 U/L，ALP 209 U/L，TBA 191.7 μmol/L，PTA 41%，INR 1.86，LDH 922 U/L，PCT 0.924 ng/mL，病毒性肝炎和自身免疫性肝病相关指标均为阴性，腹部超声提示肝脏和脾脏增大，肝实质回声不均匀增强。肝内多发钙化灶，为进一步诊治收入院。

既往史：平素体健，否认输血及血制品史，否认饮酒史，否认高血压、糖尿病、冠心病等慢性病史。否认药物过敏史，否认手术和外伤史。

【体格检查】

神志清，定向力、计算力正常，肝掌和蜘蛛痣阴性，皮肤、巩膜中度黄染，浅表淋巴结无肿大，腹部隆起，无压痛和反跳痛，肝脾肋下均未触及，肝区叩痛阴性，移动性浊音阴性，双下肢不肿，扑翼样震颤阴性，踝阵挛阴性。

【辅助检查】

常规检查：WBC 4.48 × 10^9/L，HGB 97 g/L，PLT 176 × 10^9/L，LYMPH% 29.5%。ALT 839.7 U/L，AST 264.9 U/L，TBA 112.7 μmol/L，TBIL 250.6 μmol/L，DBIL 180.1 μmol/L，γ-GT 55.9 U/L，ALP 181.0 U/L，ALB 30.3 g/L，Cr 24.4 μmol/L，TG 4.23 mmol/L，CHOL 4.58 mmol/L，GLU 4.1 mmol/L。PT 15.7 s，PTA 60%，INR 1.39。尿胆红素（++）。乙肝五项阴性，抗 HCV 阴性，抗 HAV 阴性，抗 HEV 阴性。CMV 和 EBV 抗体

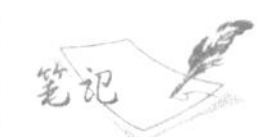

均为阴性。自身抗体：ANA 阴性，AMA 阴性。IgG 5.13 g/L，IgA 1.3 g/L，IgM 1.21 g/L。铜蓝蛋白 0.339 g/L。腹部超声：肝脏大小正常，门静脉内径 12 mm，脾脏厚约 57 mm，长径 189 mm，脾静脉 15 mm，弥漫性肝病表现，胆囊壁毛糙，未探及腹水。

【诊断】

弥漫性大 B 细胞淋巴瘤，亚急性肝衰竭。

【诊治经过】

（1）保肝对症治疗：给予多烯磷脂酰胆碱注射液、注射用还原型谷胱甘肽、异甘草酸镁注射液、注射用丁二磺酸腺苷蛋氨酸、熊去氧胆酸等保肝药物。

（2）糖皮质激素的应用：患者入院后给予地塞米松（第 1 天 10 mg，第 2 天 5 mg，第 3 天 5 mg）、甲泼尼龙（第 1 天至第 3 天 60 mg）静脉滴注。同时予奥美拉唑等保护胃黏膜、补充钙剂等治疗。

（3）联合产科密切监测胎儿生长发育情况。

3 天后复查肝功能和凝血功能持续好转，但再次出现发热症状，最高至 37.8 ℃，胎儿出现短暂胎动减弱现象，行剖宫产术娩出一女婴，重约 1400 g，立即转至新生儿重症监护病房。术后体温继续升高，给予抗感染治疗体温无好转，而且出现白细胞进行性下降，再次给予甲泼尼龙联合丙种球蛋白治疗。胸部和腹部 CT 检查提示胸骨、肋骨、椎体和骨盆多发骨质破坏灶。骨髓穿刺和病理检查示：穿刺组织中有核细胞成分占髓腔体积约 80%，三系细胞均可见减少，髓腔内散在或灶片状分布大的异型淋巴样细胞，呈核圆形、卵圆形或不规则，可见单个

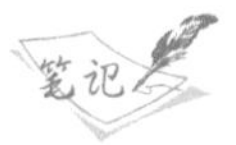

或多个小核仁。免疫组化：CD21（–）、CD20 多量细胞（+）、CD3 散在（+）、Ki-67（＞50%）、MPO 阳性细胞减少，CD4 散在（+）、CD8 散在（+）、CD56（–）、TIA-1 散在（+）、GrB（–）、CD10（–）、BCL-6（+）、MUM-1（+）、C-MYC（+）10%，BCL-2（+）、Cyclin D1（–）。EBER 原位杂交（–）。诊断为非霍奇金弥漫性大 B 细胞淋巴瘤（生发中心外活化 B 细胞来源）累及骨髓。

住院期间凝血功能、血常规、肝功能变化情况见表 31-1。

表 31-1　住院期间患者凝血功能、血常规、肝功能变化情况

时间	PTA (%)	WBC (10^9/L)	HGB (g/L)	PLT (10^9/L)	ALT (U/L)	AST (U/L)	TBIL (μmol/L)	ALB (g/L)	CHE (U/L)
2 月 23 日	26.2	6.76	147	107	1200	1468	299.8	30	
2 月 24 日	31.6	8.86	126	114	1013	886	285	29	3559
2 月 25 日	39.2	12.6	133	126	699	369	215	26	3206
3 月 10 日	50	7.51	126	51	96	124	320	27.9	2210
4 月 12 日	61.3	3.45	118	48	19	42	87.2	26.5	1988

患者转至血液科给予 RCHOP 方案化疗两个疗程，目前仍在规律化疗中，拟考虑行异体骨髓移植。

病例分析

患者于妊娠中晚期出现肝功能损伤同时伴有发热，化验 TBIL 233 μmol/L，PTA 41%，INR 1.86，符合肝衰竭，但病因不明。结合患者无特殊用药史，化验病毒性肝炎相关指标均阴性，自身抗体阴性，病因需要考虑妊娠期特发因素（妊娠期急

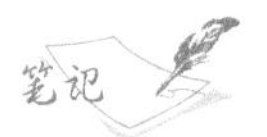

性脂肪肝、HELLP 综合征）或不明原因。患者无食欲减退、恶心、呕吐和腹痛等症状，虽然 LDH 升高，但是血清肌酐、尿酸、血糖均正常，尿胆红素阳性，肝脏 B 超无脂肪肝表现，患者无妊娠期高血压，无溶血表现，无血小板降低，肝脏 B 超无梗死等特殊表现，故妊娠期特发因素可除外。发病原因仍不清楚，而且患者病程中发热、LDH 升高均无法解释，需要与血液性疾病鉴别，尽早行骨髓穿刺涂片、活检或肝脏穿刺活检可能有助于诊断，由于患者强烈拒绝未能完成。据报道，妊娠合并癌症的发病率为 0.07% ～ 0.10%。妊娠期合并的肿瘤类型与非妊娠期妇女常见的肿瘤类型无差异，主要包括乳腺癌、宫颈癌、恶性黑色素瘤、淋巴瘤和白血病。淋巴瘤的发病率位居第 4 位，约为 1∶6000。淋巴瘤的诊断不仅依靠淋巴组织病理活检，还需要根据影像学检查进行分期。在局部麻醉或者全身麻醉下行组织病理活检不会对母体和胎儿造成危害，但妊娠期行影像学检查则有诸多限制，可以选择超声检查，也可在隔离衣保护腹部的同时行胸部 X 线检查。由于电离辐射，孕妇应避免使用 CT 或 PET-CT。产后患者可行 CT 或 PET-CT 重新评估。因为妊娠期肝衰竭有很高的孕产妇和胎儿病死率，且孕妇进行相关检查受限，本患者需要考虑尽早终止妊娠。在促胎儿肺成熟后，病情允许情况下行剖宫产术。术后完善骨髓穿刺涂片、活检及 CT 检查等最终明确诊断淋巴瘤。进一步转院治疗，随访患者目前已完成化疗，病情平稳。对于妊娠期淋巴瘤的治疗与非妊娠期类似。妊娠早期诊断为霍奇金淋巴瘤，若无症状，且病情发展缓慢，可在严密观察下继续妊娠，妊娠中期再开始治疗。妊娠合并非霍奇金淋巴瘤（nonhodgkin's lymphoma,

NHL）的预后较差。有症状或侵袭性非霍奇金淋巴瘤（如弥漫性大 B 细胞淋巴瘤、Burkitt 淋巴瘤、外周 T 细胞淋巴瘤）患者应在妊娠早期终止妊娠，并接受与非妊娠期患者相同的化学治疗（简称化疗）。对于侵袭性 NHL 和强侵袭性 NHL，环磷酰胺 + 多柔比星 + 长春新碱 + 泼尼松及其衍生的美罗华 + 环磷酰胺 + 多柔比星 + 长春新碱 + 泼尼松等其他化疗方案是相对安全有效的选择。

病例点评

该病例诊治成功之处在于发现血白细胞进行性减少的情况后，及时做了骨髓细胞学和骨髓活检，为明确非霍奇金弥漫性大 B 细胞淋巴瘤的诊断和后续的治疗提供了直接依据。该病例提示临床医生，肿瘤细胞侵犯肝脏时，同样也会严重损伤肝功能；另一个重要的启示是在任何疾病过程中，若发现血细胞呈现明显异常变化（增加或减少），骨髓细胞学和骨髓活检应是临床上需要践行的常规检查。

参考文献

1. SILVA C，CHUNG F S. Pregnancy and cancer[J]. Adv Exp Med Biol，2012，732：89-102.
2. BRENNER B，AVIVI I，LISHNER M. Haematological cancers in pregnancy[J]. Lancet，2012，379（9815）：580-587.
3. CHAKRAVARTY E F，MURRAY E R，KELMAN A. Pregnancy outcomes after maternal exposure to rituximab [J]. Blood，2011，117（5）：1499-1506.

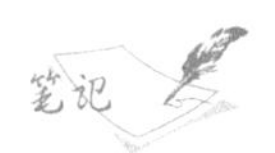

病例 32　妊娠合并噬血细胞综合征

病历摘要

【基本信息】

患者，女，30 岁，孕 31 周。主因“间断发热、尿黄伴肝功能异常 10 余天”入院。

现病史：患者于 12 天前（2015 年 1 月 24 日）无诱因出现发热，最高体温 40 ℃，伴畏寒，偶咳嗽，尿色黄，自服板蓝根及布洛芬，次日仍有发热，于当地医院就诊，发现全身皮肤出现斑片状充血性皮疹，疹间皮肤正常，无瘙痒，化验血常规 WBC 升高，予静脉点滴头孢哌酮，体温未下降，并自觉尿色加深，遂于上级医院就诊，以“发热待查、肝功能异常、皮疹、妊娠状态”收入院。检查 PLT 78×10^9/L，TBIL 83.6 μmol/L，PCT 升高，HBV、HCV、HEV、HAV、HIV、梅毒均阴性，自身抗体谱、自身免疫性肝炎抗体、抗中性粒细胞胞浆抗体、抗环瓜氨酸多肽抗体、抗链“O”及类风湿因子均为阴性，流行性出血热抗体阴性。肥达反应阴性。AFP 288.4 ng/mL，铁蛋白 12 423 ng/mL。腹部 MRI：肝脾明显增大，肝实质内多发斑点状异常信号（DWI 高信号），感染灶不除外，双侧胸腔少量积液，双侧腰背部皮下组织水肿。产科彩超：晚期妊娠，单活胎，胎盘成熟度Ⅱ级，胎儿脐血流正常，脐带绕颈两周。骨穿刺结果提示骨髓增生明显活跃，偶见噬血组织细胞。先后给予头孢曲松、美罗培南抗感染，甘草酸制剂等保肝，粒

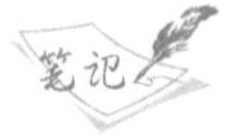

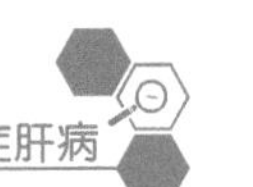

细胞集落刺激因子及人血白蛋白对症支持治疗。患者皮疹逐渐消失（约1周），但仍发热，最高体温39 ℃，物理降温后数小时内可降至36.7 ℃，此后再次升高，于3天前应用丙种球蛋白，体温仍高达（39～40）℃，胎心约180次/分，加用地塞米松6 mg，每12小时1次促进胎肺成熟。2天前复查PCT 13.30 pg/mL，TBIL 184.11 μmol/L，DBIL 102.85 μmol/L，PTA正常，为进一步治疗转入我院。

既往史：否认肝病史，孕期否认用药史、毒物接触史；个人史、月经史及其家族史无特殊。

【体格检查】

神志清，皮肤、巩膜重度黄染，全身未见皮疹，肝掌及蜘蛛痣阴性，右侧颈前可触及一肿大淋巴结，直径约0.8 cm，质软，活动，无触痛，腹部膨隆如孕31周大小，全腹软，腹膜刺激征阴性，肝脾触诊不满意，肝区无叩痛，Murphy's征阴性，移动性浊音阴性，双足背可凹性水肿，病理征阴性。

【辅助检查】

入院检查见表32-1。

表32-1　患者入院检查项目

日期	PTA %	WBC 10^9/L	HGB 10^9/L	PLT 10^9/L	ALT U/L	AST U/L	TBIL μmol/L	ALB g/L	铁蛋白 ng/mL
2015年2月5日（入院）	94	4.44	86	121	249.2	177.2	178.1	25.2	–
2015年2月11日	98	0.31	63	26	223.8	123.4	291.3	30.8	7070
2015年2月15日	114	0.77	72	42	119.5	39.1	82.4	30.5	1190
2015年2月25日（出院）	116	11.34	77	142	36.7	27.7	34.4	33.4	–

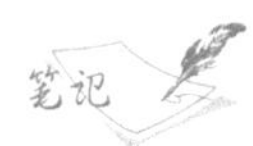

复查甲、乙、丙、戊型肝炎病毒感染标志物均为阴性，EBV、CMV-IgM 抗体阴性，自身抗体阴性。

骨穿刺结果（2015 年 2 月 10 日）：粒细胞成熟障碍，有噬血现象。涂片中可见噬血细胞，分类占 0.5%，可见其吞噬血小板、红细胞及粒细胞（图 32-1）。

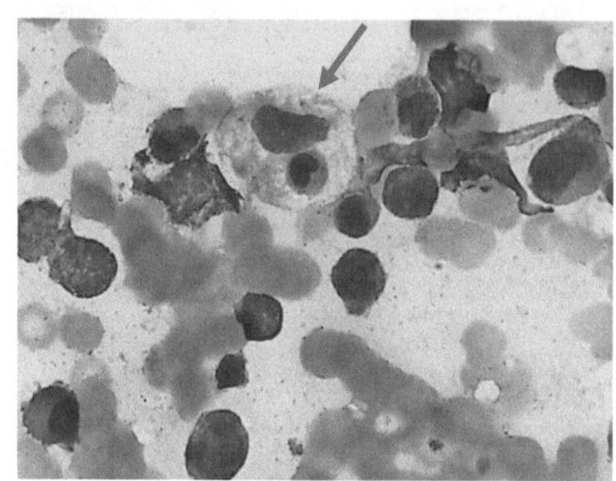

图 32-1　骨穿刺涂片中可见噬血细胞

可溶性 CD25 水平检测报告（2015 年 2 月 6 日）：sCD25 56.4 pg/mL。

流式细胞术检测 NK 细胞活性：15.37%。

【诊断】

噬血细胞综合征。

【诊疗经过】

入院后予谷胱甘肽、复方甘草酸苷制剂、腺苷蛋氨酸等保肝药物，当日行骨髓穿刺可见噬血现象。启动内科、妇产科、血液科进行 MDT 会诊，确诊为噬血细胞综合征，次日终止妊娠（剖宫产，分娩出一男活婴）。给予静脉输注甲泼尼龙 80 mg，每 12 小时 1 次，连用 5 天，逐渐减量（60 mg，每 12 小时 1 次，

连用 3 天；40 mg，每 12 小时 1 次，连用 2 天，后改为口服），依托泊苷每周 150 mg；并予丙种球蛋白、粒细胞集落刺激因子、血小板生成素等药物，并输注红细胞悬液及血小板等血制品。

经以上治疗后患者症状逐渐缓解，白细胞及血小板较前回升，肝功能好转，患者一般状况良好，无明显不适，于2015年2月25日好转出院，当地随诊。

病例分析

患者为妊娠晚期患者，根据国际组织细胞协会 HLH-2004 标准诊断：①发热；②脾大；③全血细胞减少（外周血 2 系或 3 系），血红蛋白＜ 90 g/L（年龄小于 4 周的婴儿＜ 100 g/L），血小板＜ 100×10^9/L，中性粒细胞＜ 1.0×10^9/L；④高三酰甘油和（或）低纤维蛋白原，空腹三酰甘油＞ 3.0 mmol/L，纤维蛋白原＜ 1.5 g/L；⑤骨髓、脾或淋巴结中见到噬血现象；⑥自然杀伤细胞活性降低或缺如；⑦铁蛋白＞ 500 μg/L；⑧血浆可溶性 sCD25（sIL-2R）＞ 2400 U/mL。患者诊断符合噬血细胞综合征。

噬血细胞综合征是一种单核 – 巨噬系统反应性增生的组织细胞病，主要是由于细胞毒杀伤细胞及自然杀伤细胞功能缺陷导致抗原清除障碍，单核 – 巨噬系统接受持续抗原刺激而过度活化增生，产生大量炎症细胞因子而导致的一组临床综合征。噬血细胞综合征分为原发性噬血细胞综合征和获得性噬血细胞综合征，原发性噬血细胞综合征（如家族性）比较少见，多见于婴幼儿，是常染色体隐性遗传病；获得性噬血细胞综合征可

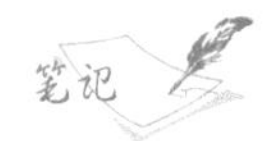

由感染、自身免疫性疾病、肿瘤及药物等诱发，成人诱发因素主要为感染和药物。

该患者为孕晚期，加重了疾病复杂程度，病死率极高，因此立即终止妊娠，然后按噬血细胞综合征治疗，最终患者治愈出院。

病例点评

该患者为孕晚期合并高热、严重肝损伤，需与妊娠期特有的肝病鉴别，如妊娠剧吐半数以上伴随肝功能转氨酶、胆红素轻度升高；妊娠肝内胆汁淤积症是妊娠晚期常见肝内胆汁淤积，以皮肤瘙痒和黄疸为特点，胆汁酸升高，可致胎儿窘迫、早产；HELLP 综合征以溶血、肝酶升高和血小板减少为特点；急性妊娠脂肪肝（acute fatty liver of pregnancy，AFLP）以肝脂肪变性为特点，可出现黄疸、凝血酶原时间延长、肾功能异常等。同时，要除外嗜肝病毒和非嗜肝病毒感染。患者主要表现为高热、血细胞减少、脾大，铁蛋白异常升高。骨髓病理可见噬血现象，对临床诊断意义重大，结合其他相关指标，确诊为 HPS。

妊娠合并严重肝损伤，要根据疾病状态选择终止妊娠的时机。此病例患者为妊娠晚期，且已应用糖皮质激素促进胎儿肺泡成熟，为成功终止妊娠、分娩胎儿创造了条件。

参考文献

HENTER J I，HORNE A，ARICÓ M，et al. HLH-2004：Diagnostic and therapeutic guidelines for hemophagocytic lymphohistiocytosis[J]. Pediatr Blood Cancer，2007，48（2）：124-131.

笔记

病例 33 妊娠期急性脂肪肝（一）

病历摘要

【基本信息】

患者，女，26 岁。主因“肝功能异常、剖宫产术后 7 天”于 2018 年 3 月入院。

现病史：患者于 7 天前在当地医院体检时发现妊娠 38 周，羊水减少，伴食欲缺乏，无恶心、肝区不适、黑便等，检查血常规 PLT 下降至 32.2×10^9/L；肝肾功能 ALT 723 U/L，AST 767 U/L，TBIL 114.67 μmol/L，DBIL 78.48 μmol/L，ALB 31.4 g/L，Cr 83.3 μmol/L；凝血功能 INR 1.85。紧急行剖宫产手术，并给予输注血小板、血浆和人血白蛋白，给予头孢米诺抗感染治疗，缩宫素对症治疗，患者食欲改善，但是 2 天前监测肝功能发现 TBIL 196 μmol/L，ALB 27 g/L，现为进一步诊治收入院。

既往史：平素健康状况良好，否认高血压、心脏病、糖尿病病史。否认外伤史，否认手术史。否认过敏史。否认肿瘤家族史，否认遗传性疾病家族史，否认其他传染性、家族性疾病史。

【体格检查】

体温 36.7 ℃，血压 126/84 mmHg，脉搏 66 次 / 分，呼吸 16 次 / 分，发育正常，神志清，精神可，急性病容。皮肤、巩膜重度黄染，肝掌阴性，蜘蛛痣阴性，双肺呼吸音清，未闻及

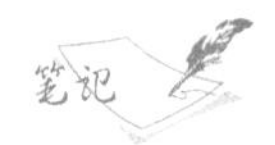

干、湿性啰音，心音正常，心律齐，各瓣膜区未闻及病理性杂音。腹饱满，下腹部可见缝合手术切口，未见红肿和渗液，下腹部压痛、无反跳痛，移动性浊音阴性，双下肢无水肿，病理征阴性。

【辅助检查】

肝肾功能：ALT 79.6 U/L，AST 55.9 U/L，TBIL 146.9 μmol/L，DBIL 130.4 μmol/L，Cr 54.6 μmol/L，ALB 23.7 g/L。凝血功能：PTA 73%，APTT 30.7 s，D-Dimer 1830 μg/L。NH_3 28 mmol/L。URIC 460 μmol/L；心肌酶正常、BNP 正常。血常规：WBC 27.22×10^9/L，PLT 84×10^9/L，HGB 126 g/L，N% 75.9%。PCT 0.88 ng/mL，G 试验正常，GM 试验阴性。甲、乙、丙、戊型肝炎病毒标志物检测均阴性，自身免疫相关抗体均阴性，AFP 57.79 ng/mL。心电图：正常心电图。胸片未见异常。超声示微量心包积液、脂肪肝、左侧肾盂轻度积水，剖宫产术后子宫、宫腔内积血不除外。

【诊断】

急性妊娠期脂肪肝、腹腔感染、剖宫产术后。

【诊疗经过】

入院后予监测生命体征、出入量、血糖等，予复方甘草酸苷注射液、丁二磺酸腺苷蛋氨酸、熊去氧胆酸药物治疗，予头孢噻肟舒巴坦抗感染治疗，并予补充白蛋白治疗，请我院产科医生会诊后建议继续予缩宫素治疗 3 天，建议患者自购炒麦芽减少乳汁分泌，经内科积极治疗后，患者食欲缺乏症状好转，复查肝功能提示胆红素恢复正常，随后出院。

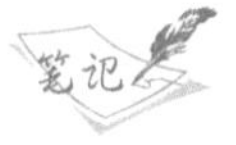

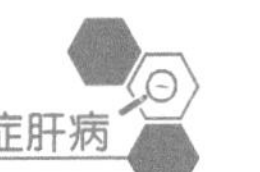

病例分析

在妊娠期间，约 3% 的孕妇会发生妊娠相关肝病，是妊娠期肝功能不全的最常见原因。妊娠期特有的肝病可分为早期妊娠（妊娠剧吐）和晚期妊娠 [AFLP、HELLP 综合征（包括溶血、肝酶升高、低血小板）、肝破裂 / 梗死和妊娠肝内胆汁淤积]，在妊娠期出现肝病相关症状时需注意上述疾病的鉴别诊断。

AFLP 是一种特发性疾病，包括妊娠期间肝脏的微泡脂肪浸润，可导致肝肾功能紊乱、凝血障碍、胰腺炎、脑病、胎儿酸中毒和多器官损伤。AFLP 是一种涉及多学科领域的危重病，其发病率较低，但是起病急、进展快、病情凶险，如果不及早认识和适当的处理，母婴病死率较高。一般发生于妊娠第 30 ～第 38 周，以妊娠 35 周左右的初产妇多见，发病率为 1/13 000 ～ 1/7 000。尽管经药物积极治疗，孕产妇病死率为 7% ～ 18%，围生儿病死率仍高达 7% ～ 58%。目前已经明确 AFLP 的高危因素包括多胎妊娠、男性胎儿、合并妊娠期其他肝病的诊断（HELLP 综合征，子痫前期）、既往 AFLP 病史。

尽管该病的病因尚不明确，但已有多种关于发病机制的理论被提出，包括雌激素增加、脂肪酸代谢紊乱和线粒体功能障碍等。动物实验表明，在妊娠期，随着体内雌激素、孕激素的增多，线粒体的超微结构发生变化，使线粒体内的脂肪酸 β 氧化作用降低，从而导致肝细胞脂肪变性，而在此基础上，若有感染、营养不良、子痫前期等因素，极易诱发 AFLP。脂肪酸氧化是胎儿骨骼肌和心肌发育的重要能量来源，需要一系列特殊酶参与。研究发现，胎儿由于缺乏长链 -3- 羟酰基辅酶 A 脱

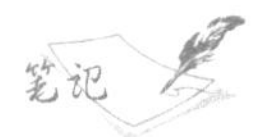

氢酶，使生成的大量长链脂肪酸不能氧化，直接由胎盘返回母体血循环，进而使母体肝细胞脂肪变性和堆积，引起肝脏脂肪代谢障碍，导致 AFLP 的发生。此外，约 40% 的 AFLP 患者肝脏中存在氧化性应激作用，胎盘线粒体和过氧化物酶发生氧化应激导致抗氧化物能力变弱，致使过氧化氢产物和羟基增多，导致组织损伤。母体胎盘及血清中的血清花生四烯酸水平增高，诱导线粒体生产活性氧，最终导致肝细胞凋亡和母体肝脏中脂质沉积增加。

AFLP 的临床表现主要在孕晚期患者中以食欲减退、恶心、呕吐等消化系统症状为首发，43% ～ 80% 患者有腹痛，31% 患者有烦渴、乏力表现，还可能出现发热、头痛、咽痛、瘙痒、水肿、阴道流液等。由于临床症状缺乏特异性，容易被误诊为消化系统疾病。如未及时诊治，病情进展迅速，可出现黄疸、肝性脑病、严重低蛋白血症、腹水等肝衰竭症状，进一步并发急性肾功能损伤，部分患者合并弥散性血管内凝血、胰腺炎、子痫前期征象等，最终导致多脏器功能衰竭。目前国际上公认的 AFLP 诊断标准主要为 Swansea 标准：①呕吐；②腹痛；③烦渴 / 多尿；④脑病；⑤血清总胆红素＞ 14 μmol/L；⑥低血糖（＜ 4 mmol/L）；⑦尿酸增高（＞ 340 μmol/L）；⑧ WBC 升高＞ 11×10^9/L；⑨超声下可见腹水或“亮肝”；⑩ ALT 或 AST ＞ 42 U/L；⑪ NH_3 ＞ 47 μmol/L；⑫肾功能不全，血肌酐＞ 150 μmol/L；⑬ P T ＞ 14 s 或活化部分凝血活酶时间＞ 34 秒；⑭肝组织活检提示肝细胞弥漫性微滴性脂肪变性，可见脂肪小滴。在排除其他疾病的可能后，符合上述 6 项或 6 项以上指标即可确诊。本例患者在妊娠 38 周出现食欲减退

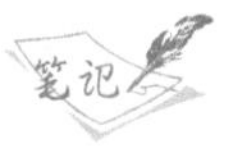

症状，伴胆红素升高、尿酸升高、白细胞计数升高、转氨酶升高、凝血酶原时间延长、血小板减少，且腹部超声提示肝脏回声增强、脂肪肝表现。符合 AFLP 表现，鉴于患者妊娠期间无高血压，有明显的凝血功能障碍及肝损伤，排除 HELLP 综合征诊断。但有研究指出，AFLP 是 HELLP 综合征的严重表现，但是需要进一步的研究证实。

国内外肝衰竭指南均推荐 AFLP 患者需要尽早终止妊娠，AFLP 的治疗原则是早期诊断，及时终止妊娠，并予以内科综合治疗，因肝脏具有较强的再生能力，AFLP 患者随着妊娠的及时终止，肝衰竭大多可逐渐逆转、恢复。部分 AFLP 患者妊娠结束后病情恶化，血清肌酐、尿酸、尿素氮等较分娩前进一步升高，出现肝、肾等多脏器功能衰竭，使得 AFLP 死亡率增加。人工肝技术不仅可清除血液循环中的有害代谢产物，为肝细胞的恢复和再生创造条件，同时也可改善心、肾等脏器功能，维持内环境的稳定，降低重症 AFLP 患者的病死率。人工肝技术主要包括血液透析 / 滤过、血浆置换、灌流吸附、持续性血液净化等，其中以血浆置换应用最为广泛，但有荟萃分析结果显示产后人工肝治疗并不能改变最终预后结局。

病例点评

妊娠期急性脂肪肝是一种罕见但具有潜在致死性的疾病，通常发生在妊娠晚期，起病急、进展快、致死率高，早期诊断和治疗可以明显改善患者预后，AFLP 一旦确诊或高度怀疑，应及时终止妊娠，同时予以内科综合支持治疗，必要时行人工肝治疗，甚至肝移植治疗。

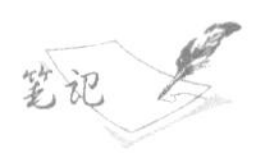

参考文献

1. 杨书英，王勇强 . 妊娠期急性脂肪肝的诊疗进展 [J]. 医学综述，2018，24（11）：2165-2169.

2. 林立波，李康，曹佃霞，等 . 妊娠期急性脂肪肝的高危因素 [J]. 临床医学研究与实践，2018，3（9）：103-104.

3. 陶红，李宝来 . 妊娠期急性脂肪肝 [J]. 临床普外科电子杂志，2019，7（1）：33-37.

4. LAUMON T，DIETRICH H，MULLER L，et al. Acute liver failure and misdiagnosis：do not forget viral hepatitis E [J]. Anaesth Crit Care Pain Med，2019，38（1）：73-75.

5. MA K，BERGER D，REAU N. Liver diseases during pregnancy [J]. Clin Liver Dis，2019，23（2）：345-361.

6. WU Z，HUANG P，GONG Y，et al. Treating acute fatty liver of pregnancy with artificial liver support therapy：systematic review [J]. Medicine （Baltimore），2018，97（38）：e12473.

7. LIU J，GHAZIANI T T，WOLF J L. Acute fatty liver disease of pregnancy：updates in pathogenesis，diagnosis，and management [J]. Am J Gastroenterol，2017，112（6）：838-846.

8. CICHOZ-LACH H. Pathogenesis of liver diseases associated with pregnancy [J]. Ginekol Pol，2010，81（8）：613-617.

9. KNIGHT M，NELSON-PIERCY C，KURINCZUK J J，et al. A prospective national study of acute fatty liver of pregnancy in the UK [J]. Gut，2008，57（7）：951-956.

10. CH'NG C L，MORGAN M，HAINSWORTH I，et al. Prospective study of liver dysfunction in pregnancy in Southwest Wales [J]. Gut，2002，51（6）：876-880.

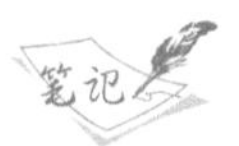

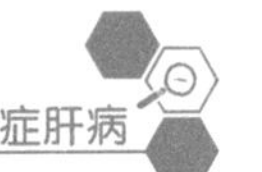

病例 34　妊娠期急性脂肪肝（二）

病历摘要

【基本信息】

患者，女，23 岁。主因“面黄乏力、恶心呕吐 1 周，不规律腹痛 2 天”于 2015 年 2 月 4 日收入院。

现病史：患者已婚，G_1P_0，平素月经正常，末次月经是 2014 年 5 月 13 日。1 周前无诱因出现面黄、乏力，伴恶心、呕吐，呕吐物为内容物，无发热、腹痛，无皮肤瘙痒及大便发白，未诊治。2 天前无诱因出现腹痛，为不规律疼痛，外院就诊血常规示 WBC 17.44 × 10^9/L，N% 85.34%，HGB 105 g/L，PLT 85 × 10^9/L；PTA 35.8%；肝肾功能：ALT 54 U/L，AST 69 U/L，TBIL 280.52 μmol/L，DBIL 187.91 μmol/L，ALB 25.9 g/L，UREA 7.4 mmol/L，Cr 131 μmol/L。考虑妊娠合并重症肝炎，予维生素 K 10 mg、地塞米松 20 mg 肌内注射后转入我院。

既往史：否认肝病史，孕期否认用药史、毒物接触史；个人史、月经史及其家族史无特殊。

【体格检查】

体温 37.0 ℃，心率 80 次 / 分，呼吸 17 次 / 分，血压 130/90 mmHg，神志清，精神弱，皮肤、巩膜重度黄染，未见肝掌及蜘蛛痣。双肺呼吸音粗，未闻及明显干、湿性啰音。心律齐，腹膨隆，压痛明显，无反跳痛，肝脾触诊不满意，

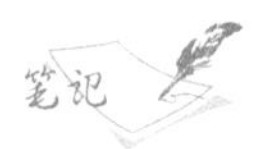

Murphy's 征阴性，肝区叩痛阴性，移动性浊音可疑，颜面及双下肢重度水肿，扑翼样震颤阴性。

【辅助检查】

（1）常规检查：血常规：WBC 16.16×10^9/L，N% 90.7%，HGB 111 g/L，PLT 73×10^9/L。血气：pH 7.388，PaO_2 184 mmHg，$PaCO_2$ 23.9 mmHg，BE−9.3 mmol/L。CRP 6.0 mg/L。凝血功能：PTA 42%，PT 21.3 s，凝血酶原 INR 1.87，FIB 0.19 g/L，D-Dimer 13 465 μg/L。肝肾功能：ALT 44.6 U/L，AST 72.4 U/L，TBIL 268.6 μmol/L，DBIL 165 μmol/L，ALB 24.5 g/L，γ-GT 48.7 U/L，ALP 248 U/L，GLU 6.6 mmol/L；BUN 7.53 mmol/L，Cr 130.3 μmol/L。血清肌钙蛋白 T 0.009 ng/mL。血淀粉酶 50.8 μmol/L。BNP 383.7 pg/mL。NH_3 53 μg/dL。尿常规示潜血（–），尿蛋白（–），尿胆红素（+++）。化验甲肝、乙肝、丙肝、戊肝病毒感染标志物（–），EBV、CMV-IgM 抗体（–）。自身抗体（–）。

（2）影像学检查：妇科超声示单活胎（头位）。腹部超声示胆囊壁水肿，腹水少量。肝脏左叶长径 56 mm，厚 61 mm；右叶右肋下斜径 126 mm；包膜欠光滑，密集；回声较粗亮，密集，分布欠均匀。肝脏回声增粗，脾厚，胆囊壁毛糙，未探及腹水。

【诊断及诊断依据】

诊断：妊娠期急性脂肪肝。

妊娠期急生脂肪。患者孕 38^{+1} 周，孕晚期，急性起病，表现为恶心、呕吐、腹痛。专科查体示皮肤、巩膜重度黄染，腹膨隆，压痛明显，移动性浊音可疑，颜面及双下肢重度水肿。辅助检查提示白细胞升高（16.16×10^9/L），肝功能异常（ALT

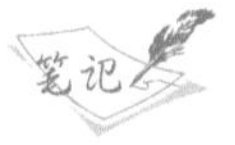

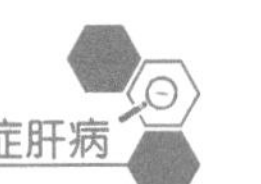

44.6 U/L、AST 72.4 U/L、TBIL 268.6 μmol/L），NH_3 升高（53 μg/dL），凝血异常（PTA 42%，PT 21.3 s），急性肾损伤（Cr 130.3 μmol/L）；腹部超声提示腹水，肝脏回声较粗亮。结合患者症状、体征、辅助检查满足 Swansea 标准中的 9 条，同时除外嗜肝病毒感染、自身免疫性肝病等，考虑诊断该病明确。

【诊疗经过】

（1）保肝对症支持治疗：予补充纤维蛋白原、新鲜冰冻血浆、血小板纠正凝血紊乱，头孢噻肟舒巴坦抗感染，特利加压素改善肾脏灌注及保肝治疗。同时请产科急会诊，严密胎心监护下行急诊剖宫产术终止妊娠，以左枕前位（left occipitoanterior，LOA）分娩一男活婴，轻度窒息，给予新生儿复苏后阿氏评分好，转入儿科继续治疗。产妇术后转监护室继续抗感染、补液促宫缩、补充白蛋白、利尿、肠内外营养支持、保肝治疗。

（2）动态评估病情：2015 年 2 月 6 日患者出现咳嗽、咳血痰，无发热，复查血常规示白细胞及中性粒细胞升高，查胸 CT 示肺水肿可能，双侧胸腔积液，考虑存在肺部感染，调整抗生素为亚胺培南。2015 年 2 月 9 日患者无明显咳嗽、咳痰，无腹痛，白细胞较前下降，抗生素降级为磺苄西林钠。2015 年 2 月 11 日患者周身水肿明显减轻，复查胸 CT 示双侧肺水肿可能，病变较前明显吸收，双侧胸腔积液。患者血压稳定，BNP 3842 pg/mL，继续利尿治疗。2015 年 2 月 17 日经治疗患者肺水肿消失，无感染症状及体征，复查胸 CT 未见异常，考虑感染控制，停用抗生素。

经治疗患者症状改善，一般情况良好，查体神清，精神

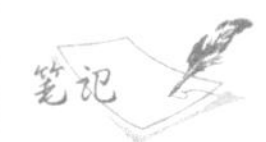

可，皮肤、巩膜轻度黄染，双肺呼吸音粗，未闻及明显干、湿性啰音。心律齐，腹软，伤口愈合良好，全腹无压痛及反跳痛，肝脾未触及，移动性浊音阴性，双下肢无水肿。2015 年 2 月 25 日复查 WBC 4.13×10^9/L，HGB 106 g/L，PLT 287×10^9/L，N% 41.6%，ALT 30.9 U/L，AST 26.3 U/L，TBIL 43 μmol/L，DBIL 16.5 μmol/L，ALB 44.6 g/L，UREA 5.36 mmol/L，Cr 46.6 μmol/L，GLU 4.14 mmol/L，CHE 4785 U/L，PT 10.6 s，PTA 117%，凝血酶原 INR 0.95。超声提示：未探及腹水。患者病情稳定，嘱其出院。

病例分析

患者为青年女性，初产妇，既往无肝病史、无特殊用药史，于妊娠晚期出现恶心、呕吐症状，血清总胆红素明显升高，凝血功能障碍，指标符合肝衰竭，结合患者病毒学指标检测均阴性，常见病毒感染可除外，诊断需要考虑产科急症：妊娠急性脂肪肝（acute fatty liver of pregnancy，AFLP）和 HELLP 综合征可能，两者需要鉴别。AFLP 是妊娠期肝细胞小泡性脂肪浸润和肝衰竭的常见原因，是晚期妊娠并发症，常发生在孕 28 ～ 40 周，发生率为 1/16 000 ～ 1/7000，孕产妇病死率为 7% ～ 18%，围产儿病死率为 9% ～ 23%。及时诊断和恰当管理可改善产后 1 ～ 4 周的临床转归。患者既往无高血压病史，无先兆子痫，患者血小板虽有降低，但无溶血表现，超声检查无肝梗死等表现，因此，HELLP 综合征可能性不大。患者孕 38^{+1} 周，孕晚期急性起病，恶心、呕吐症状重，专科查体

皮肤、巩膜重度黄染，腹膨隆，压痛明显，移动性浊音可疑，颜面及双下肢重度水肿；化验血清总胆红素明显升高、凝血功能明显异常，伴有轻度肾功能异常、白细胞升高、血小板降低等，结合患者症状、体征、辅助检查满足 Swansea 标准中的 9 条，同时除外嗜肝病毒感染、自身免疫性肝病等，考虑诊断该病明确。AFLP 患者必须在重症监护室监护并给予及时的生命支持疗法，治疗首选终止妊娠，AFLP 患者如果不能经阴道迅速分娩，则首选剖宫产。

对此例患者产后出现肺水肿，需要早期鉴别诊断并正确治疗。产妇孕期会出现诸多生理、心理变化，生理的变化导致产后成为肺水肿发生的高危阶段，其中约 60% 急性肺水肿发生在产妇分娩后 3 天内。肺水肿早期表现的轻微血氧饱和度低下、胸闷、呼吸增快，需结合肺部听诊、外周血 NT-proBNP、超声心动图检查等协助诊断，研究表明外周血 NT-proBNP 可在急性心力衰竭发生之前早期预测疾病进展。针对急性肺水肿的治疗，首先要做好的是维持液体平衡，如胶体、晶体、液体量平衡控制等。另外，围术期补液应遵循排出大于输入的原则，综合产妇实际需求合理使用人工胶体，稳定血流动力学。

病例点评

AFLP 常易迅速发展成肝衰竭，是中晚期妊娠相关的急危重症，虽发病率不高，但易危及母体和胎儿的生命。发病机制虽未完全清楚，但及时终止妊娠常能有效终止 AFLP 病理生理过程，为后续治疗创造有利条件。对于已发生急性肝衰竭的

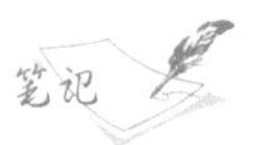

AFLP 患者在终止妊娠过程中或前后，要做好严密监护，防治各种急性严重并发症，特别是可能发生的产道大出血、急性栓塞症、急性心力衰竭或肺水肿、急性肾损伤或衰竭、严重感染等危及生命的严重并发症。正如该病例在终止妊娠后很快出现了较严重的肺水肿，考虑与手术终止妊娠过程中大量血浆、白蛋白等液体的输入，以及终止妊娠后使妊娠期积聚在周围组织间的液体回流入血循环、血容量迅速增加等因素有关。故终止妊娠后，应严密监测患者的液体出入量，防止肺水肿的发生。

参考文献

1. 夏俊霞，杨倩婷，廖明凤.《2015 年意大利肝病学会意见书：肝脏疾病与妊娠》摘译 [J]. 临床肝胆病杂志，2016，32（6）：1054-1059.
2. LIU J，GHAZIANI T T，WOLF J L. Acute fatty liver disease of pregnancy：updates in pathogenesis，diagnosis，and management[J]. Am J Gastroenterol，2017，112（6）：838.
3. 田辉 . 围术期临床干预对子痫前期剖宫产产妇并发急性肺水肿的影响 [J]. 医学临床研究，2016，33（2）：379-381.
4. 徐芝君，王弋，赵雪，等 . 高血压孕妇血 B 型氮端脑钠肽与重度子痫前期相关性研究 [J]. 中华急诊医学杂志，2013，22（12）：1417-1419.
5. 谢凤姣 . 产科围手术期子痫前期急性肺水肿的临床干预探讨 [J]. 医学信息，2014，28（9）：197-198.

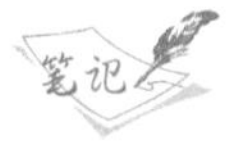

病例 35 HELLP 综合征

病历摘要

【基本信息】

患者，女，38 岁。主因“停经 8 个月，头痛、恶心、呕吐 1 天”入院。

现病史：患者已婚，G_1P_0，平素月经正常，末次月经是 2015 年 8 月 1 日，停经 40 天，查尿 HCG 阳性，孕早期有轻微恶心不适，无感冒、发热、腹痛、阴道流血等情况，自诉孕 6 周时在妇幼保健院查血压高，具体不详，无症状故未监测，产检不规律。孕 5 月余自觉胎动，活跃至今。超声未见异常，未行糖筛。孕中晚期，双下肢水肿，无头晕眼花及视物模糊，未重视。1 天前无诱因出现头痛、恶心、呕吐胃内容物，门诊化验尿蛋白（+++）收入院。

既往史：否认肝病史，孕期否认用药史、毒物接触史；个人史、月经史及其家族史无特殊。

【体格检查】

体温 36.5 ℃，血压 180/110 mmHg，神志清，脉搏 84 次 / 分，呼吸 20 次 / 分，精神尚可，皮肤、巩膜无黄染，球结膜水肿，未见肝掌及蜘蛛痣。心、肺未闻及异常，腹软，无明显压痛及反跳痛，肝、脾肋下未触及，双下肢水肿（+++）。产科检查：宫高 36 cm，腹围 125 cm，胎位 LOA，胎心 140 次 / 分，无宫

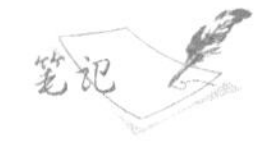

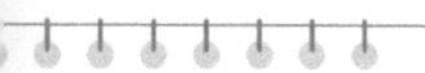
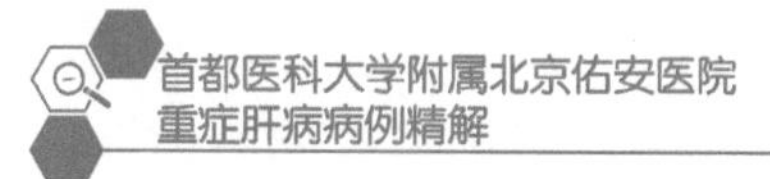

缩。骨盆测量正常，阴道畅，宫颈后位，质软，宫颈未消，宫口未开，胎膜未破。

【辅助检查】

入院急查 WBC 9.35 × 10^9/L，HGB 105 g/L，PLT 93 × 10^9/L，N% 65.7%，外周血涂片可见异型红细胞，ALT 102.6 U/L，AST 74.9 U/L，TBIL 15.8 μmol/L，DBIL 4.3 μmol/L，ALB 26.9 g/L，UREA 5.14 mmol/L，Cr 58.2 μmol/L，LDH 360 U/L，PTA 117%，凝血酶原 INR 0.93，FIB 2.75 g/L，D-Dimer 4970 μg/L。尿常规：潜血（+++），尿蛋白（+++），血型 AB（+）。甲、乙、丙、戊型肝炎病毒感染标志物阴性，EBV、CMV-IgM 抗体阴性，自身抗体阴性。

【诊断】

HELLP 综合征。

【诊疗经过】

予心电监护、吸氧，严密监测病情变化，予对症支持治疗。床旁 B 超：弥漫性肝病表现，胆囊壁毛糙。复查血常规：WBC 9.1 × 10^9 /L，HGB 97 g /L，PLT 59.0 × 10^9 /L。考虑 HELLP 综合征可能性大。病情进展快，予短期地塞米松促肺成熟后行全身麻醉下急诊剖宫产终止妊娠，术后转 ICU 继续治疗，予缩宫素促宫缩，乌拉地尔、硫酸镁继续控制血压，予还原型谷胱甘肽、多烯磷脂酰胆碱等保肝治疗，补充白蛋白利尿及对症支持治疗。

产科随诊患者子宫收缩好转，阴道出血少。监测患者无发热，术后第 3 天 WBC 11.1 × 10^9/L，HGB 96 g/L，PLT 78 × 10^9/L，

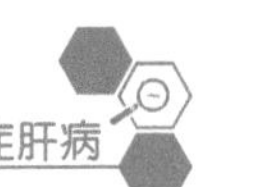

ALT56.1 U/L，AST 42 U/L，ALB 28.7 g/L，UREA 4.35 mmol/L，Cr 61 μmol/L，PTA 86%，病情好转后转入产科普通病房。

病例分析

此患者孕晚期出现重度水肿、血压升高＞140/90 mmHg、尿蛋白阳性，伴有头痛、恶心、呕吐症状，符合妊娠期高血压子痫前期诊断。在此基础上，患者出现肝酶升高，LDH 升高＞240 U/L，溶血（HGB 降低且外周血涂片见到异形红细胞）及血小板减少。目前 HELLP 综合征的诊断主要参考美国 Tennessee 大学实验室诊断标准：①外周血涂片有变形红细胞和（或）TBIL ＞ 20.5 μmol/L 和（或）LDH ＞ 240 U/L；② ALT 及 AST 升高；③ PLT ＜ 100×10^9/L。Tennessee 分型：完全型，AST ≥ 70 U/L，LDH ≥ 70 U/L，PLT ＜ 100×10^9/L；部分型，上述一项或两项异常。

HELLP 综合征是妊娠期高血压疾病中一种较为少见的特殊类型及严重并发症，其具体发生机制尚不清楚，可能与微小血管内皮受损、暴露凝血因子Ⅲ后，启动外源性凝血途径，从而加剧微血管内溶血、血小板消耗、肝酶升高、弥散性血管内凝血等一系列病理生理学改变有关。

治疗原则主要包括以下几方面：①解痉、降压治疗；②糖皮质激素治疗；③控制出血，输注血小板；④血浆置换；⑤及时终止妊娠。对该病的早期诊断和及时治疗、多学科合作，可改善母胎结局。

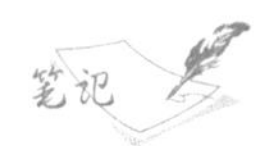

病例点评

该患者为孕晚期合并肝功能异常，首先，需与妊娠期特有的肝病鉴别，如妊娠剧吐、妊娠肝内胆汁淤积症、急性妊娠脂肪肝。其次，要除外嗜肝病毒和非嗜肝病毒感染。患者主要表现为转氨酶升高、血细胞减少，LDH 升高，同时合并有妊娠期高血压，故临床诊断为 HELLP 综合征。

HELLP 综合征的临床表现无特异性，病情变化极快而患者常无明显自觉症状，对于妊娠期高血压的孕妇，尤其是重度子痫前期者，应高度警惕 HELLP 综合征的发生。HELLP 综合征常见于年轻、既往无特殊的孕产妇，产妇可能发生肺水肿、胎盘早剥、胸腹腔积液、DIC、肾衰竭、呼吸衰竭、肝破裂等，病死率高；而胎儿可出现宫内窘迫、生长受限、死胎、早产等。

HELLP 综合征的治疗原则是终止妊娠。此病例患者为妊娠晚期，且已应用糖皮质激素促进胎儿肺泡成熟，为成功终止妊娠、分娩胎儿创造了条件。患者终止妊娠后，病情好转。

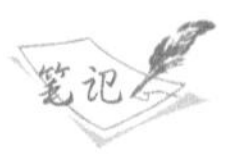

第六章 其他疑难及危重病例

病例 36 肝豆状核变性基础上慢加急性肝衰竭

病历摘要

【基本信息】

患者，女，24 岁。主因“肝病史 13 年，恶心、尿黄 2 周”急诊以“慢加急性肝衰竭”收入院。

现病史：患者于 13 年前发现患肝豆状核变性，于我院住院治疗（具体不详）好转出院。后间断服用“蒙药”“中草药”

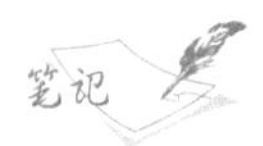

治疗（具体不详），间断复查肝功能正常。2 周前劳累后出现恶心、呕吐 1 次，非喷射性，呕吐物为胃内容物，含墨绿色胆汁，呕吐后出现“昏迷”，于当地医院治疗 2 天后意识恢复，后出现尿黄及全身皮肤黄染，外院住院治疗（具体不详），曾行二次血浆置换，效果欠佳。近 2 天来出现腹胀不适，无腹痛、腹泻，为求进一步诊治来我院。

既往史：否认病毒性肝炎病史，否认酗酒史，否认外伤手术史及过敏史。弟弟因患肝豆状核变性去世。

【体格检查】

体温 36.2 ℃，血压 102/56 mmHg，脉搏 90 次 / 分，呼吸 20 次 / 分，神志清，精神弱，躯干可见少许出血点，四肢静脉穿刺处见淤斑，皮肤、巩膜中度黄染，双肺呼吸音清，未闻及干、湿性啰音，心律齐，未闻及杂音。腹饱满，无压痛及反跳痛，肝、脾肋下未触及，移动性浊音阳性，双下肢轻度可凹性水肿。神经系统查体未见异常。

【辅助检查】

常规检查：ALT 221.5 U/L，AST 110.8 U/L，TBIL 156.9 μmol/L，DBIL 77.5 μmol/L，ALB 25.2 g/L；PTA 39%，INR 2.01。嗜肝病毒阴性，EBV、CMV 抗体及核酸阴性；自身抗体阴性。

影像学检查：腹部 B 超示弥漫性肝病表现，脾大，腹水大量。

特殊检查：眼科检查双侧 K-F 环阳性，铜蓝蛋白 0.072 g/L，24 小时尿铜 91.6 μg/L。

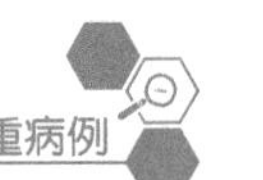

【诊断】

肝豆状核变性，慢加急性肝衰竭，腹水，低蛋白血症。

【诊疗经过】

患者为青年女性，既往明确诊断为肝豆状核变性，慢性肝病过程，2 周前劳累后急性加重，出现恶心、呕吐、昏迷，皮肤出血倾向，化验肝功能重度损伤，PTA ＜ 40%，腹水大量，化验嗜肝病毒阴性，EBV、CMV 抗体及核酸阴性，自身抗体阴性，眼科检查双侧 K-F 环阳性，铜蓝蛋白 0.072 g/L，24 小时尿铜 91.6 μg/L。近期无酗酒及肝损伤药物毒物接触，考虑肝豆状核变性基础上慢加急性肝衰竭诊断明确。

患者入院后予青霉胺驱铜治疗，积极予复方甘草酸苷、多烯磷脂酰胆碱、还原型谷胱甘肽修复肝细胞，熊去氧胆酸、腺苷蛋氨酸改善胆汁代谢。嘱其少量多次进食，加用肠内营养制剂口服，睡前加餐，并给予人血白蛋白静脉输注改善营养不良状态。根据患者感染情况针对性抗感染治疗。经以上治疗后患者症状逐渐缓解，肝功能、凝血指标好转，服用青霉胺后 24 小时尿铜 302 μg/L。患者病情平稳，20 天后好转出院，出院后坚持青霉胺 0.25 g（4 次 / 日）口服治疗，随访肝功能继续好转。半年后复查 PTA 77%，ALT 46.1 U/L，AST 37.3 U/L，TBIL 23.5 μmol/L，DBIL 5.1 μmol/L，ALB 43.2 g/L。

病例分析

【慢加急性肝衰竭的常见原因】

（1）病毒性肝炎：由多种肝炎病毒引起的以肝脏病变为主

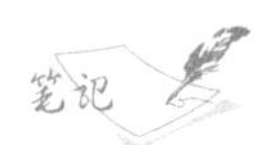

的一种传染病，是肝衰竭的主要原因。可慢性化的主要为肝炎类型乙型肝炎和丙型肝炎，血清病毒学标志物阳性，排除合并其他原因可明确诊断。该患者嗜肝病毒阴性，不支持病毒性肝炎诊断。

（2）酒精性肝病：一般有超过 5 年的长期饮酒史，折合乙醇量男性≥ 40 g/d，女性≥ 20 g/d，AST/ALT ＞ 2，γ -GT 升高。影像学检查提示肝脏脂肪变。该患者否认长期及近期酗酒史，不诊断酒精性肝病。

（3）自身免疫性肝病：由自身免疫反应引起的肝脏慢性炎症，除慢性肝病表现外，常有自身免疫现象，血清中可检测到多种自身抗体阳性及特种蛋白异常，肝穿刺可协助诊断。该患者自身抗体阴性，无自身免疫现象。

（4）药物性肝病：药物引起的慢性肝炎与自身免疫慢性肝炎的临床表现相似，可以轻到无症状，而重到发生伴肝性脑病的肝衰竭。生化表现与慢性病毒性肝炎相同，需根据服药史、临床症状、血常规、肝功能试验、肝活检及停药的效应做出综合诊断。该患者否认长期服用伤肝药物，近期无特殊药物使用史，不支持该诊断。

【肝豆状核变性】

肝豆状核变性（hepatolenticular degeneration，HLD）又称 Wilson 病（wilson disease，WD），是一种单基因 *ATP7B* 定位于染色体 13q14.3 的常染色体隐性遗传的铜代谢障碍疾病。HLD 患者 P 型铜转运 ATP 酶功能减弱或缺失，CP 合成障碍、胃肠道内铜吸收过多而胆道排铜障碍形成各种特异的铜 – 蛋白组合体、溶酶体缺陷等，造成体内铜异常沉积，蓄积于体内

的铜离子在肝、脑、肾、角膜等处沉积，体内过量的铜通过抑制多种酶的活性直接或间接损伤组织和器官，引起进行性加重的肝硬化、锥体外系症状、精神症状、肾脏损伤及角膜色素环（Kayser-Fleischer ring，K-F 环）等。HLD 临床特征主要包括神经系统症状、精神症状、眼部损伤及肝脏、肾脏损伤等。HLD 的肝脏病变包括急性肝炎、慢性肝炎、肝硬化、肝衰竭等。眼部损伤表现为 K-F 环，是铜在角膜后弹力层沉积所致，位于角膜与巩膜交界处，在角膜内表面呈金黄色或褐色，绝大多数为双眼受累，少数表现为单眼受累。HLD 患者血清铜蓝蛋白＜ 200 mg/L（正常值 200 ～ 500 mg/L），24 小时尿铜的诊断水平为≥ 100 μg（正常＜ 100 μg/24h）。患者肝豆状核变性诊断明确，建议患者在家庭经济允许情况下行家族 WD 基因谱检查。

HLD 常隐匿起病，临床表现多样，因此易被误诊。HLD 一经诊断，则需终身治疗。治疗原则是低铜饮食，使用锌剂阻止铜的吸收，促进铜的排泄（如青霉胺），以及其他对症治疗。该病若早发现、早诊断、早治疗，一般较少影响生活质量和生存期；如不能规范终身治疗，则可能出现病情反复，甚至肝硬化、肝衰竭。晚期治疗基本无效，HLD 导致的急性肝衰竭或失代偿期肝硬化多需要进行肝移植。由于生物化学异常主要存在于肝脏，因此原位肝移植能够解决根本问题。原位肝移植后中位生存时间为 2.5 年，最长生存时间可达 20 年。

病例点评

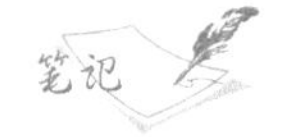

HLD 常见于儿童与青少年，多隐匿起病，表现多样，因

此易被误诊。对于儿童与青少年肝病患者，在排除病毒性肝炎、自身免疫性肝病等较常见肝病的前提下，要想到该病的可能性并进行铜代谢、铜沉积相关检查。HLD 一经诊断，则需终身治疗。治疗原则是低铜饮食，使用锌剂阻止铜的吸收，促进铜的排泄（如青霉胺），以及其他对症治疗。该病若早发现、早诊断、早治疗，一般较少影响生活质量和生存期；如不能规范终身治疗，则可能出现病情反复，甚至肝硬化、肝衰竭。该患者在早期治疗效果较好的前提下，未能继续坚持长期治疗，导致病情反复，发展成肝衰竭，好在经过积极治疗后，病情好转，获得较好预后。如药物治疗无效，则需要进行肝移植。这是一个值得吸取的经验教训。

参考文献

1. ALA A，WALKER A P，ASHKAN K，et al. Wilson's disease[J]. Lancet，2007，369（9559）：397-408.
2. 梁秀玲，肝豆状核变性研究的过去、现在和将来 [J]. 中国神经精神疾病杂志，2001（2）：81-82.

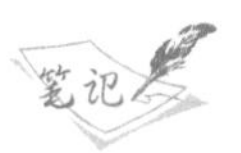

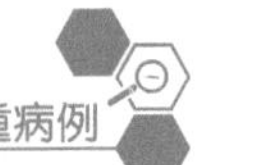

病例37　POEMS综合征误诊为肝硬化

病历摘要

【基本信息】

患者，男，57岁。主因“脾大4年余，下肢水肿伴双足痛麻1年，腹胀2周”于2018年11月1日收入院。

现病史：患者于4年前体检时发现脾大，自诉肝功能异常。无皮肤、巩膜黄染，无腹胀、腹痛及食欲缺乏等不适症状，未诊治及规律复查。1年前，患者无明显诱因出现双足疼痛，足趾为著，伴麻木感，行走后加重，逐渐出现双下肢水肿，偶有眼睑水肿，尿中带泡沫，无少尿、尿频及尿痛等症状，伴乏力，体重下降。就诊于当地医院，查TBIL 23.38 μmol/L，IgA 9.66 g/L。腹部CT示肝硬化，脾大，门脉高压。血常规、抗线粒体抗体、嗜肝病毒学检查、抗核抗体谱、自身抗体系列等检查结果均为阴性。考虑诊断为“肝硬化”，给予扶正化瘀胶囊4粒（3次/日）口服治疗，患者自觉症状略好转。半年前，患者再次出现上述症状，自觉症状较前加重，曾口服三七粉治疗无效。再次就诊于当地某医院，相关检查如下。心脏超声：心包积液（少－中量），主动脉瓣反流（轻度），左心室舒张功能减低。尿常规：尿蛋白（++）。24小时尿蛋白定量：662.5 mg/L。胃镜检查：慢性萎缩性胃窦炎伴糜烂，胃窦息肉，十二指肠球炎，肠镜检查未见异常。肝穿刺病理活检：可见5个汇管区，小叶结构正常，肝细胞轻度肿胀，未见脂肪变

性，偶见肝细胞点状坏死，小叶板间可见少量淋巴细胞浸润，汇管区无扩张，可见少许淋巴细胞浸润，未见纤维化，未见界板性炎，符合轻度慢性炎症，G1S0。考虑诊断为“肝硬化代偿期、IgA肾病?”，给予扶正化瘀胶囊4粒（3次/日）口服治疗，并加用肾炎康复片及百令胶囊治疗2个月，自觉症状好转。2周前，患者无明显诱因出现腹胀，进食后加重，伴双下肢水肿，双足疼痛、足趾麻木，就诊于当地医院，腹部超声提示腹水，予呋塞米20 mg、联合螺内酯40 mg（1次/日）治疗后，腹胀略缓解。现为进一步诊治，收入我科。患者自发病以来精神状态可，食量无明显改变，睡眠正常，尿中带泡沫，大便正常，体重1年减轻10 kg。

既往史：否认肝炎病史。饮酒史8年，主要饮白酒（＞42°），平均250 g/次，1次/周，戒酒15年。乳腺增生病史2年余，曾口服逍遥丸、乳癖消治疗。30年前曾行阑尾切除术。否认食物、药物过敏史。

家族史：父亲及哥哥因“肝癌”已故，母亲身体情况良好，其余兄弟姐妹身体情况良好。否认遗传性疾病家族史及其余家族史等。

【体格检查】

体温36.5 ℃，血压143/80 mmHg，脉搏92次/分，呼吸20次/分。神志清，精神可，皮肤、巩膜未见黄染，全身浅表淋巴结未触及肿大，腹部可见陈旧性手术瘢痕。双肺呼吸音清，未闻及明显干、湿性啰音。心律齐，各个瓣膜区未闻及病理性杂音。腹平软，腹部无压痛、反跳痛及肌紧张。肝脏肋下3 cm，剑突下未触及，脾肋下5 cm，剑突下3 cm，无叩痛，

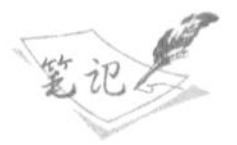

移动性浊音阳性，肠鸣音 3 次 / 分。双下肢轻度对称性水肿，神经系统查体阴性。

【辅助检查】

血常规：WBC 5.06 × 10^9/L，NEU 3.84 × 10^9/L，HGB 116 g/L，PLT 231 × 10^9/L；红细胞沉降率 50 mm/h；CRP 4.8 ng/L。尿常规：尿蛋白（++）；24 小时尿蛋白定量 1.065 g。肝功能 + 血生化：ALT 7.2 U/L，AST 11.9 U/L，TBIL 8.0 μmol/L，ALB 39.2 g/L，γ-GT 106.6 U/L，ALP 239.0 U/L，TBA 2.9 μmol/L，CHE 3662 U/L，Cr 75.5 μmol/L。甲状腺功能：FT_3 2.57 pmol/L，TSH 8.67 mIU/L。肝纤维化四项：透明质酸 193.04 ng/mL，Ⅳ型胶原 175.07 ng/mL。免疫球蛋白：IgG 7.12 g/L，IgA 9.67 g/L，IgM 0.519 g/L。性激素六项：雌二醇、促卵泡激素、孕激素、泌乳素均明显升高，睾酮及促黄体生成素正常。血清：钙、磷、铜、铁、钾、钠、氯等电解质均大致正常，铜蓝蛋白正常，24 小时尿铜正常。凝血功能正常，NH_3 正常。嗜肝病毒学检查均阴性；自身抗体均阴性。心脏超声：二尖瓣、三尖瓣反流（少量），主动脉瓣反流（微量），心包积液。胸部 CT 结果：①两肺间质性改变伴炎症可能，双侧胸膜增厚；②纵隔、肺门及腋窝淋巴结轻度增大；③双侧少量胸腔积液，心包积液，动脉硬化。腹部 CT 结果：①肝右叶结节，再生结节可能，建议定期复查或 MR 进一步检查；②肝炎性病变不除外；③脾大，腹水；④心包积液。骨穿刺：浆细胞比值略高，占 1.75%，形态未见明显异常。眼科会诊：双侧视盘水肿。肺功能检查：小气道功能异常伴弥散量降低。肌电图检查结果：双下肢神经源性损伤（感觉 + 运动，轴索 + 脱鞘）。固定蛋白电泳：重链 IgA

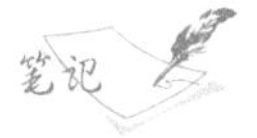

阳性，轻链 Lamda 阳性。血管内皮生长因子测定：VEGF > 800 pg/mL。

【诊疗经过】

入院后予完善各项检查，综合分析患者病史、辅助检查、查体，考虑为 POEMS 综合征，累及周围神经、肝脏、肾脏、内分泌等，经血液科医生会诊后考虑诊断明确，转入该医院血液科治疗。

病例分析

POEMS 综合征是一种与浆细胞病有关的系统病变，有多发性神经病（polyneuropathy，P）、脏器肿大（organmegaly，O）、内分泌病（endocrinopathy，E）、M- 蛋白（M-protein，M）和皮肤病变（skin change，S）等表现，亦称为 Takatsuki 综合征、Crow-Fukase 综合征、硬化性骨髓瘤。其发病率低，误诊率高，平均确诊时间为 18 个月。POEMS 综合征常见的临床表现包括：①多发神经病，往往表现为对称性的四肢感觉和(或)运动性周围神经病，逐步由远端向近端进展；②器官肿大，包括肝大、脾大或淋巴结肿大，淋巴结活检常提示为 Castleman 病；③内分泌异常，常见的包括性功能减退（如男性阳痿、乳房发育）、甲状腺功能减退、糖代谢异常（如糖尿病）、肾上腺功能不全；④皮肤改变，可表现为皮肤颜色加深、皮肤肾小球样血管瘤、白甲、多血质、多毛症和手足发绀等；⑤循环外水负荷增加，包括肢体水肿、腹水、胸腔积液、心包积液、视盘水肿等；⑥硬化性骨病，是 POEMS 综合征的重要临床表现，可表现为骨痛，亦可无临床症状，骨骼 CT 检查可以显著提高

硬化性骨病的检出率，影像学上可以表现为单纯骨骼硬化，或硬化和溶骨混合病灶，或者单纯溶骨性改变；⑦红细胞增多和（或）血小板增多；⑧肺动脉高压，33%～48%患者可出现肺动脉高压，表现为活动耐量减少、低氧血症等，肺动脉高压的发生与水肿、胸腔积液、腹水密切相关；⑨脑梗死，5%～10%的POEMS综合征患者可出现脑梗死，可能与疾病的高凝状态相关。

2018年国家卫生健康委员会、科技部、工业和信息化部、国家药品监督管理局、国家中医药管理局等五部门联合发布了罕见病目录，共涉及121种疾病。这是中国首次官方定义罕见病，POEMS综合征位列其中。由于该病罕见，目前尚无统一的诊断标准，目前，国内外对POEMS综合征的诊断尚无一致的标准。目前国内POEMS的诊断标准详见表37-1。诊断POEMS综合征需要满足2条强制性主要标准、1条主要标准及2条次要标准。本例患者符合2条强制性主要标准、1条主要标准（高水平血清血管内皮生长因子）、4条次要标准（内分泌改变、肝脾大、视盘水肿、多浆膜腔积液）。

表37-1　POEMS综合征的诊断标准

标准	诊断标准
强制性主要标准（2条均满足）	①多发性周围神经病 ②单克隆浆细胞增殖性疾病
主要标准（满足至少1条）	①高水平血清或血浆血管内皮生长因子（VEGF） ② Castleman病 ③硬化性骨病
次要标准（满足至少2条）	①内分泌病变（单纯的甲状腺功能减低或2型糖尿病不足以作为诊断标准） ②皮肤改变（包括皮肤变黑、毳毛增多、皮肤粗糙、血管瘤、白甲等） ③器官肿大（肝大、脾大或淋巴结肿大） ④视盘水肿 ⑤肢体水肿或浆膜腔积液 ⑥红细胞增多症或血小板增多症

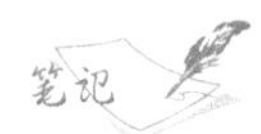

该疾病病因尚未完全阐明，多数学者认为其发病基础是浆细胞瘤，可伴发多发性骨髓瘤、孤立性浆细胞病、巨球蛋白血症及良性丙种球蛋白血病等。多数患者血浆中 IL-6、IL-1β、TNF-α、VEGF 等细胞因子均增高。VEGF 的过度生成在 POEMS 综合征的发生、发展中发挥重要作用。VEGF 增高使血管再生和通透性增加，导致组织器官水肿、积液，血管神经屏障开放，神经纤维内腔水肿，M 蛋白沉积，脱髓鞘等周围神经病变。VEGF 还可能是少数患者出现肺动脉高压的病因。血清 VEGF 可能是检测患者疾病活动度及早期预测疾病复发的血清标志物。血管和凝血方面的改变是引起周围神经病变的原因，也是发生动脉阻塞及皮肤坏死的基础。

该病呈慢性病程，国外文献报道病程最长 13 年，但 5 年生存率通常小于 60%。目前尚无有效的治疗方案，现主要用免疫干预治疗、手术治疗及放射治疗。免疫干预治疗：主要采用免疫抑制剂和细胞毒性药物治疗，如皮质激素、硼替佐米、环磷酰胺、硫唑嘌呤、环孢素 A、苯丁酸氮芥、美法仑等。手术治疗及放射治疗：由于该病的基础是浆细胞瘤，故有人主张手术切除局部骨髓瘤病灶或采取放射治疗，这样可阻止周围神经病的发展。此法对孤立性骨髓瘤有一定效果，对于伴发多发性骨髓瘤者疗效差。此外，有的患者在手术或放疗后出现皮肤病变及神经症状恶化，故目前仍以免疫干预治疗为主。其他治疗有三苯氧胺、丙酸睾酮等抗雌激素药物及 VEGF 单克隆抗体治疗，仍存在一定争议。

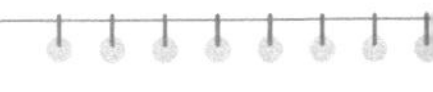

病例点评

POMES 综合征是一种临床罕见疾病，其发病率低，误诊率高。肝脾大、多浆膜腔积液可能是部分 POEMS 综合征患者的首发症状而使其就诊于肝病科。肝病科医生应对该病有一定的认识，对伴周围神经病变、肝脾大、多浆膜腔积液、内分泌异常、视盘水肿、血小板增高等情况应考虑到 POEMS 综合征可能，并进一步完善相关检查。

参考文献

1. 国家卫生健康委罕见病诊疗与保障专家委员会 . 罕见病诊疗指南（2019 版）. 北京：协和医院学术会堂，2019：580-585.
2. 樊文静，吴涛，白海 . POEMS 综合征治疗研究最新进展 [J]. 中国实验血液学杂志，2018，26（4）：1225-1229.
3. 张之南，沈悌 . 血液病诊断及疗效标准 [M]. 3 版 . 北京：科学出版社，2007：254.
4. DISPENZIERI A. Poems syndrome：2017 update on diagnosis，risk stratification，and management [J]. Am J Hematol，2017，92（8）：814-829.

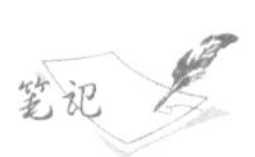

病例38 以“肝硬化腹水”就诊的POEMS综合征

病历摘要

【基本信息】

患者，男，43岁。主因“心悸、气短1年，乏力5个月，腹胀3个月”入院。

现病史：患者于1年前无明显诱因出现心悸、活动后气短，休息后可缓解，未诊治。近5个月来自觉乏力明显，于当地医院就诊，诊断未明。给予保肝利尿药物（具体不详）后，复查腹部B超提示腹水消失，但症状无改善。近3个月患者自觉腹胀、尿量减少，每日约800 mL，无发热、食欲缺乏、腹痛、腹泻、尿频、尿急等不适，外院对症治疗后腹水消退，腹胀略好转，余症状无改善，患者为进一步诊治来我院。自发病以来，患者精神、睡眠尚可，食欲好，无双下肢水肿及意识障碍，无柏油样便，自述近一年皮肤色素加深，性功能低下，体重下降7.5 kg。外院化验血常规及肝功能正常，乙肝及丙肝病毒标志物均阴性，自身抗体阴性，铜蓝蛋白正常，腹部B超及CT提示肝脾大，腹水，门静脉、脾静脉增宽；心脏超声检查示心包积液，下腔静脉MRA未见异常。

既往史：否认肝炎密切接触史，否认输血、血制品史，否认高血压、糖尿病等慢性病史，无手术史，否认药物过敏史，否认传染病及寄生虫病史，个人预防接种史不详。久居山东原

籍，无疫区居住史，无烟酒嗜好，否认毒物及放射线物质接触史。否认家族中类似病史，父母及子女体健，兄弟姐妹五人均体健。

【体格检查】

体温 36.3 ℃，血压 120/70 mmHg，脉搏 70 次 / 分，呼吸 18 次 / 分，神志清，皮肤、巩膜无黄染，全身皮肤可见色素沉着，头颅五官未见异常，杵状指（+），颈静脉无怒张。全身浅表淋巴结未触及，双肺听诊未闻及明显异常，心脏相对浊音界略向左扩大，心音有力，未闻及心包摩擦音，各瓣膜听诊区未闻及杂音，双侧脉搏对称，无奇脉、水冲脉等。腹饱满，无压痛及反跳痛，肝上界位于右锁骨中线第 5 肋间，肝肋下 4 cm，质韧，无触痛，肝颈静脉回流征（–），脾肋下 6 cm，质中，无触痛，移动性浊音可疑，双下肢无可凹性水肿，四肢肌力、肌张力正常，病理反射未引出。

【辅助检查】

血常规：WBC 6.51×10^9/L，RBC 4.34×10^{12}/L，HGB 128 g/L，PLT 329×10^9/L。尿常规、便常规未见异常。凝血功能正常。肝功能：ALT 9 U/L，AST 5 U/L，TBIL 6.7 μmol/L，DBIL 2.4 μmol/L。肾功能、电解质正常。GLB 29.3 g/L，CRP 15.2 mg/L。肝炎病毒学指标：甲肝、丙肝、戊肝抗体及 CMV、EBV 病毒标志物（–）。乙肝五项：HBsAg（–），Anti-HBs（+），HBeAg（–），Anti-HBe（–），Anti-HBc（–）。自身抗体（–）。结核抗体（–），PPD（–）。肿瘤全项：肿瘤特异性生长因子轻度升高，CEA、CA19-9、CA15-3 正常。血管紧张素Ⅰ 3.7 ng/mL，血管紧张素Ⅱ 58.6 pg/mL，肾素活性 2.5 ng/mL，醛固酮 117.2 pg/mL，

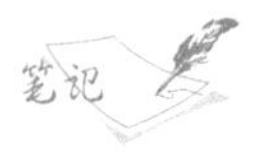

促肾上腺皮质激素 50.3 pg/mL，皮质醇 13.5 μg/dL。甲状腺功能：TT_3 0.69 ng/mL，FT_3 1.39 pg/mL，TSH 6.062 μIU/mL，TT_4、FT_4 正常。血清蛋白电泳：ALB 49.9%，α_1 球蛋白 4.5%，α_2 球蛋白 12%，β 球蛋白 14.3%，γ 球蛋白 19.3%。

心电图：窦性心律，肢导低电压。胸片：心肺膈未见明显异常。心脏超声提示：左房大，二尖瓣、三尖瓣、肺动脉瓣少量反流，心包积液（中一大量），EF 值 81%。腹部 B 超：弥漫性肝病表现，脾大，门静脉、脾静脉增宽，胆囊炎，腹水少量，双侧胸腔未见积液。腹部 CT：脾大，门静脉、脾静脉增宽，腹水少量，肝内多发小囊肿，腹膜后多发淋巴结影，左侧少量胸腔积液，心包积液。胃镜：慢性萎缩性胃炎。肝穿刺病理：非特异性反应性肝炎。

甲状腺超声：未见异常。微量元素：钙、铁、锌、镁、铅、铜正常。血清蛋白电泳：γ 区出现单克隆带。眼底检查：双眼视盘水肿。肌电图提示神经传导速度减慢。骨髓细胞学检查：增生明显活跃 M∶E 为 3.95∶1，粒系各阶段比例形态大致正常；红系各阶段比例形态大致正常；少数红细胞呈缗钱状排列；淋巴细胞、单核细胞比例形态大致正常；浆细胞 0.5%；巨核细胞较多，可见多核巨细胞，PLT 成堆分布。腰穿刺提示脑脊液压力 220 mmH_2O，脑脊液常规 WBC 10×10^6/L，生化蛋白 2.11 g/L。

【诊断】

POEMS 综合征。

【诊疗经过】

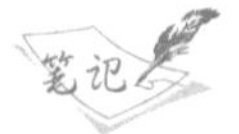

患者为中年男性，否认肝病史及酗酒、长期肝损伤药物毒

物接触，此次心悸、气短 1 年，乏力 5 个月，腹胀 3 个月。腹部 B 超及 CT 提示肝脾大，腹水，门静脉、脾静脉增宽。化验乙肝及丙肝病毒标志物均阴性，自身抗体阴性，铜蓝蛋白正常。心脏超声检查示心包积液，下腔静脉 MRA 未见异常。胃镜：慢性萎缩性胃炎。肝穿刺病理：非特异性反应性肝炎。肌电图提示神经传导速度减慢。血清蛋白电泳：γ 区出现单克隆带。骨髓细胞学检查：增生明显活跃，M ∶ E 为 3.95 ∶ 1，粒系各阶段比例形态大致正常；红系各阶段比例形态大致正常；少数红细胞呈缗钱状排列；淋巴细胞、单核细胞比例形态大致正常；浆细胞 0.5%；巨核细胞较多，可见多核巨细胞，PLT 成堆分布。性功能减退；查体有杵状指、皮肤色素沉着。眼底检查：双眼视盘水肿。考虑 POEMS 综合征诊断明确。

应用沙利度胺加糖皮质激素（沙利度胺片 100 mg 口服，1 次 / 晚；醋酸泼尼松片 40 mg 口服，1 次 / 日）治疗。患者咳嗽，有痰难以咳出，考虑与 POEMS 综合征导致肌无力有关，合并上呼吸道感染，给予青霉素抗感染治疗后好转。此后病情相对平稳，专科随诊。

病例分析

【肝脾大、腹水的常见病因】

（1）酒精性肝硬化：一般有超过 5 年的长期饮酒史，折合乙醇量男性≥ 40 g/d，女性≥ 20 g/d，或 2 周内有大量饮酒史，折合乙醇量＞ 80 g/d，AST/ALT ＞ 2，γ -GT 升高。影像学检查提示肝脏脂肪变。酒精性肝硬化是指饮酒量及生化指标、影

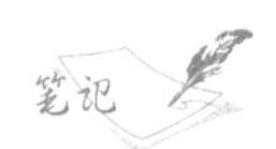

像学检查支持酒精性肝病，同时具有肝硬化的临床表现，并除外其他肝硬化病因。此患者否认长期大量饮酒史，不支持。

（2）POEMS 综合征：由浆细胞瘤或浆细胞增生而导致多系统损伤的一种综合征，可进行性多发性周围神经病、肝脾大、内分泌紊乱、M 蛋白增高和皮肤色素沉着的临床表现，并可出现全身凹陷性水肿、胸腹水、杵状指和心力衰竭等症状。POEMS 综合征的主要诊断标准：①多发性神经病；②单克隆浆细胞增殖性疾病；③硬化性骨病变；④卡斯尔曼病；⑤ VEGF 升高。次要诊断标准：①器官肿大（脾大、肝大或淋巴结肿大）；②血管外容量超负荷（水肿、胸腔积液、腹腔积液）；③内分泌疾病（肾上腺、甲状腺、垂体、性腺、甲状旁腺、胰腺）；④皮肤改变（色素沉着、多毛症、肾小球血管瘤、手足发绀、潮红、白甲）；⑤视盘水肿；⑥血小板 / 红细胞增多症。其他症状和体征：杵状指、体质量减轻、多汗症、肺动脉高压 / 限制性肺病、血栓形成倾向、腹泻、维生素 B_{12} 降低。可能相关疾病：关节炎、心肌病（收缩功能障碍）和发热。此患者满足主要诊断①②及次要标准①②③④⑤⑥，考虑诊断成立，因条件限制未能对 VEGF 及骨病等行进一步检查。

（3）血色病：先天性铁代谢障碍导致体内铁存积过多而引起的肝硬化、心肌病、糖尿病、性腺功能减退、皮肤色素沉着、关节炎等多系统表现的遗传性疾病，血色病的发病与 *HFE*、*HJV*、*HAMP*、*TfR2* 等基因突变相关，实验室检查血清转铁蛋白饱和度＞ 45%，血清铁及铁蛋白明显升高；肝穿刺活检可见明显铁沉积。该患者有性腺功能减退、皮肤色素沉着，但无血清铁及铁蛋白、转铁蛋白明显升高，肝穿刺病理为非特

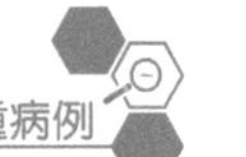

异性炎症，不支持。

（4）肝淀粉样变性：全身性淀粉样变的肝表现，不是独立的疾病，主要为淀粉样物质沉积在血管壁及组织中引起。肝穿刺活检可见组织内淀粉样物质刚果红染色后显微镜下呈现红色，偏光显微镜下呈现绿色双折光可确诊。与该患者病情不符合，不支持。

【POEMS 综合征与肝病】

POEMS 综合征是一种罕见的克隆性浆细胞病，发病率低，但误诊率和致残率都很高，中位生存时间仅 5 ～ 7 年，多死于周围神经病变及其并发症，而非浆细胞增生。心力衰竭是常见死因。该病的临床表现多样，不同患者之间差异较大。以肝脾大、腹水为主要临床表现起病时，容易误诊为肝病，尤其是患者有饮酒史时容易诊断为酒精性肝硬化失代偿期。

病例点评

该病例所患的 POEMS 综合征是一种独立的单克隆增生性浆细胞副肿瘤病，病因与发病机制尚不清楚，累及多系统，临床表现复杂多样，典型的病例罕见，诊断较为困难。当接诊的患者用一种疾病无法解释所有症状时，应加强多学科会诊，集思广益，及时行神经电生理、免疫蛋白电泳、骨髓穿刺 + 活检、内分泌功能检查等，有助于诊断此疾病。激素加化疗常能获得较好疗效，故临床医生应提高对此病的认识，以免贻误病情。

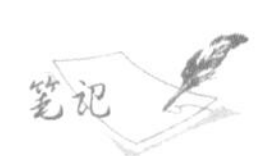

参考文献

1. 周道斌，李剑 . POEMS 综合征的诊断和治疗 [J]. 中国肿瘤临床，2014，41（13）831-835.
2. NOZZA. POEMS syndrome：an update[J]. Mediterr J Hematol Infect Dis，2017，9（1）：e2017051.

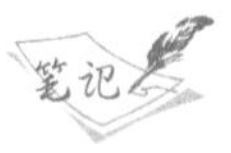

病例 39 Crigler-Najjar 综合征

病历摘要

【基本信息】

患者，女，65 岁。主因“眼黄 40 年，食欲缺乏、乏力 1 月余”，门诊以肝功能异常收入院。

现病史：患者于 40 年前无明显诱因出现巩膜中度黄染，无乏力、皮肤瘙痒、尿黄、灰白便，因不影响工作、生活，未诊治。30 年前外院曾诊断为肝内毛细胆管炎，未予特殊治疗。1 个月前无明显诱因出现食欲缺乏、进食量明显减少，进食量减少至正常食量的 1/3，乏力、饥饿时偶有反酸，偶有恶心，于当地医院就诊，考虑胆囊炎、胆囊结石，给予利胆药物及中药汤剂口服治疗，效果不明显。2 周前行 MRCP 检查，未见胆总管及肝内外胆管扩张。行上消化道透视考虑反流性胃炎，给予口服西沙必利治疗，饮食有所改善，为进一步诊治来我院。患者自发病以来精神不振，食量减少，睡眠差，大小便正常，体重 1 个月减轻 8 kg。外院检查：ALT 17 U/L，AST 20 U/L，TBIL 159 μmol/L，IBIL 148 μmol/L，ALB 44 g/L，ALP 47 U/L，γ-GT 13 U/L。甲肝、乙肝、丙肝、戊肝病毒均阴性。CMV、EBV 病毒抗体阴性。腹部彩超：胆囊结石伴胆囊炎性改变，建议结合临床，及时复查。

既往史：体健，否认糖尿病、高血压等慢性病史，否认肝病及肿瘤家族史，否认酗酒及肝损伤药物毒物长期接触，否认过敏史。

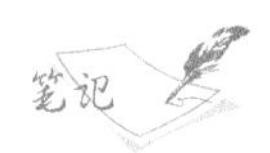

【体格检查】

体温 36.8 ℃，血压 140/90 mmHg，脉搏 85 次 / 分，呼吸 18 次 / 分，神志清，精神不振，皮肤、巩膜中度黄染，未见肝掌、蜘蛛痣阴性。两肺呼吸音清，未闻及干、湿性啰音，心率 70 次 / 分，心律齐，无杂音。腹部平坦，柔软，无压痛及反跳痛，肝脾肋下未触及，移动性浊音阴性，双下肢无水肿，扑翼样震颤、踝阵挛阴性。

【辅助检查】

入院后常规检查：①全血细胞分析示 WBC 4.79 × 10^9/L，HGB 138.0 g/L，PLT 229 × 10^9/L，N% 64.8%，LYMPH% 32.8%。②肝功能：ALT 10.3 U/L，AST 14.6 U/L，TBIL 136.4 μmol/L，DBIL 9.3 μmol/L，ALB 44 g/L，γ-GT 13.2 U/L，ALP 43.4 U/L，CHE 7707.0 U/L。③凝血功能：PTA 111.0%。④自身抗体系列：ANA（+）（1∶100），AMA（–）。影像学检查：腹部 B 超示肝内钙化灶，肝囊肿，胆囊结石，未探及腹水。病理检查：肝穿刺组织 1 条，小叶结构存在，部分肝细胞轻度肿胀，中央静脉周围肝细胞内可见色素颗粒沉着，少量肝细胞大泡性脂变（5%），汇管区少数单个核细胞浸润，无纤维组织增生。病理诊断：（肝穿）结合临床考虑为 Crigler-Najjar 综合征Ⅱ型，建议行基因检测以明确诊断。免疫组化：HBsAg(–), HBcAg(–), CK7（胆管 +）。

【诊断】

Crigler-Najjar 综合征Ⅱ型。

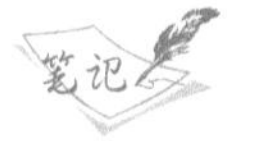

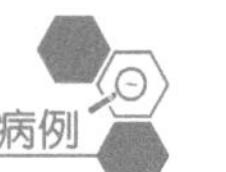

【诊疗经过】

患者为老年女性，慢性病程，以长期黄疸为主要临床表现，实验室检查提示为非溶血性间接胆红素升高，乙肝、丙肝及自身免疫性肝病依据不足，病理提示 Crigler-Najjar 综合征可能性大。

入院后给予苯巴比妥 60 mg（2 次 / 日）口服，并适当应用保肝药物及支持治疗。患者胆红素明显下降，治疗 2 周后复查 TBIL 45.6 μmol/L，DBIL 4.8 μmol/L。出院后继续口服苯巴比妥，随访病情平稳。

病例分析

【间接胆红素升高常见原因】

（1）珠蛋白生成障碍性贫血（原名地中海贫血，又称海洋性贫血）：是以贫血、肝脾进行性增大、黄疸、发育不良为主要临床表现的一种遗传性溶血性贫血疾病。遗传的基因缺陷致使血红蛋白中一种或一种以上珠蛋白链合成缺如或不足，从而引起贫血或病理状态。该病分为 β 珠蛋白生成障碍性贫血（β 地中海贫血）和 α 珠蛋白生成障碍性贫血（α 地中海贫血），血清蛋白电泳是诊断该病的必要条件，遗传学和分子生物学检查可确诊。但该患者无发育不良及肝脾大、贫血表现，不支持该诊断。

（2）遗传性球形细胞增多症：是一种红细胞膜异常的遗传性溶血性贫血，主要表现为贫血、黄疸、脾大，属于常染色体显性遗传病。该病的起病年龄和病情轻重差异很大，多在幼儿

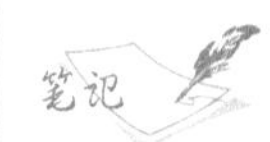

和儿童期发病。外周血涂片球形细胞增多（> 10%），Coombs试验阴性，红细胞渗透脆性试验提示渗透脆性增加，红细胞膜蛋白电泳或基因检查发现膜蛋白缺陷，结合常染色体显性遗传家族史可确诊。该患者无相关家族史，无脾大、贫血表现，不支持该诊断。

（3）自身免疫性溶血性贫血：是一种获得性溶血性疾病，由于免疫功能紊乱产生抗自身红细胞抗体，与红细胞表面抗原结合，或激活补体使红细胞加速破坏而致溶血性贫血。临床表现为贫血、黄疸、脾大等溶血表现，有雷诺现象、血红蛋白尿或Rous试验阳性等。该患者无脾大、贫血表现，不支持该诊断。

（4）Crigler-Najjar综合征（Crigler-Najjar syndrome，CNS）：是由尿苷二磷酸葡萄糖醛酸基转移酶（uridine diphosphate glucuronidyl transferase，UGT）基因突变使其酶活性完全或部分丧失而导致的遗传性胆红素代谢障碍性疾病，分为Ⅰ型和Ⅱ型，发病率为1/100万。CNS为常染色体隐性遗传性疾病，其中Ⅰ型较为罕见，发生率极低，肝脏中UGT完全缺乏，血清总胆红素可达500～770 μmol/L，几乎全为间接胆红素，持续严重的黄疸引发核黄疸，肝酶诱导剂治疗无效，患儿多数于出生后数月至15个月内死亡，肝移植是唯一有效的治疗方式。Crigler-Najjar综合征Ⅱ型较为常见，病情一般较轻，血清总胆红素在137～340 μmol/L，肝酶诱导剂治疗有效，缺乏特异性症状及体征，基因检测为确诊方法。该患者临床及病理考虑该病，因经济原因未做基因检查，但肝酶诱导剂治疗有效可进一步协助确诊。

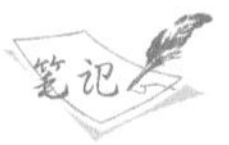

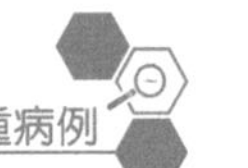

【Crigler-Najjar 综合征的诊断】

CNS 作为一种罕见疾病，分子遗传学检查是首选诊断方法，无创伤，患者及其家属易于接受，既能明确诊断，又能指导正确的治疗。该例患者为肝穿刺病理诊断，期望在以后对该患者随访的工作中能进行基因测序，并且能进一步完善其家族基因谱的分析，有助于明确患者的遗传方式。临床上遇到非溶血性高间接胆红素血症患者应进行基因分析，确定基因突变位置，也为遗传疾病的研究提供有价值的资料。

病例点评

该病例考验临床医生对遗传性高胆红素血症（又称家族性高胆红素血症）进行诊断和鉴别诊断的知识能力。只要理解了胆红素的产生与代谢机制，结合相应的辅助检查不难做出相应的诊断和治疗，必要时可做分子遗传学检查帮助明确诊断。

参考文献

1. LIJIMA S，OHZEKI T，MARUO Y. Hereditary sperocytosis coexistingwith UDP-glucuronosyl transferase deficiency highly suggestive of Crigler-Najjar syndrome type Ⅱ [J]. Yousei Med J，2011，52（2）：369-372.
2. 姚光弼 . 临床肝脏病学 [M]. 2 版 . 上海：上海科学技术出版社，2011：502-506.

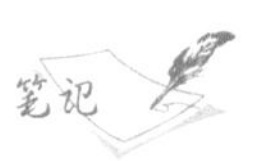

病例 40　良性复发性肝内胆汁淤积

病历摘要

【基本信息】

患者，女，26 岁。主因“皮肤瘙痒 5 月余，眼黄、皮肤黄染 2 月余”于 2018 年 1 月入院。

现病史：患者于 5 个月前（孕晚期）无明显诱因出现全身皮肤瘙痒，无皮肤、巩膜黄染等不适，就诊于当地医院皮肤科，具体诊断不详，给予外用药物治疗，未见明显好转，皮肤瘙痒间断出现。2 个月前（产后 28 天）无明显诱因出现皮肤、巩膜中度黄染，伴浓茶色尿、大便灰白，皮肤瘙痒较前加重，无恶心、厌油等其他不适。就诊于当地医院，完善肝功能：TBIL 173 μmol/L，DBIL 130.90 μmol/L，ALT 402 U/L，AST 150 U/L，ALP 318 U/L，γ-GT 13 U/L；血常规、凝血功能结果正常；嗜肝病毒检查均阴性；ANA、抗线粒体抗体、抗肝肾微粒体抗体、抗可溶性肝抗原 / 肝 – 胰抗原阴性；腹部 B 超示胆囊壁毛糙，胆囊内沉积物。诊断为肝功能异常，予复方甘草酸苷蛋氨酸、多烯磷脂酰胆碱、还原型谷胱甘肽静脉输液治疗。1 周后复查肝功能未见好转，随后就诊于郑州某医院，查肝功能：TBIL 376.03 μmol/L，DBIL 311.62 μmol/L，予甲泼尼龙片 32 mg（1 次 / 日）、牛磺熊去氧胆酸、清肝利胆口服液、前列地尔等治疗，2 周后复查胆红素较前下降，故出院至当地医院继续静脉应用甲泼尼龙及保肝药物治疗，但 1 周后复查肝

功能提示胆红素再次升高，再次就诊于郑州某医院住院治疗，完善肝脏 MRI 未见明显异常；MRCP 示獭尾肝，肝内胆管、左右肝管稍扩张，肝总管显示较窄，胆囊炎；考虑诊断胆汁淤积性肝病，予甲泼尼龙、复方甘草酸苷、前列地尔、腺苷蛋氨酸等药物治疗，同时予人工肝治疗 6 次，但患者住院期间胆红素反复波动呈上升趋势，为求进一步诊治收入我院。

既往史：体健，2 岁、7 岁曾有皮肤黄染病史，服用中药后好转；否认饮酒史，否认用药史。否认乙肝、丙肝等家族史。其哥哥曾有皮肤黄染，服用中药后好转。

【体格检查】

体温 36.5 ℃，血压 90/60 mmHg，脉搏 76 次 / 分，呼吸 18 次 / 分。精神可，消瘦，皮肤、巩膜重度黄染，全身多发新鲜及陈旧搔抓瘢痕，未见出血点、淤斑，未见肝掌及蜘蛛痣，心脏检查未见异常。双肺呼吸音清，未闻及明显干、湿性啰音，腹部饱满，无压痛、反跳痛，Murphy's 征阴性，肝脾肋下未触及，移动性浊音阴性，肠鸣音正常。

【辅助检查】

肝功能：TBIL 461.1 μmol/L，DBIL 345.7 μmol/L，TBA 183.3 μmol/L，ALT 27.8 U/L，AST 26.6 U/L，ALP 237.5 U/L，γ-GT 63.2 U/L，CHOL 5.66 mmol/L；血常规，凝血功能，甲、乙、丙、戊、EB 病毒等嗜肝病毒，ANA 等自身抗体均正常，特种蛋白、直接抗人球蛋白试验均阴性。腹部增强 CT：肝右叶钙化灶，胆囊充盈不良。CT 引导下肝脏穿刺活检结果经某医院病理科会诊回报：可见 5 个中小汇管区及 1 个大汇管区的部分组织，大部分间质内炎症轻，周边带轻度细胆管反应，伴

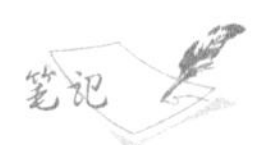

少数中性粒细胞浸润。小叶结构清晰，肝板尚整，中央静脉周围易见毛细胆管胆栓，部分肝窦内 Kupffer 细胞体积增大，偶见少数单个核细胞浸润，CK7 免疫染色大部分肝细胞呈阳性反应，汇管区周围带尤甚。病理诊断：肝内单纯性胆汁淤积，伴轻度炎症反应，建议基因检测除外良性复发性肝内胆汁淤积（benign recurrent intrahepatic choletsis，BRIC）。基因检测：*ATP8B1* 基因联合检测 6 个外显子 11 个突变位点均阴性。

【诊断】

良性复发性肝内胆汁淤积，黄疸原因待查。

【诊疗经过】

予复方甘草酸苷、还原型谷胱甘肽、多烯磷脂酰胆碱、丁二磺酸蛋氨酸、熊去氧胆酸等保肝退黄治疗；待各项检查回报后，结合病史、实验室检查等，考虑诊断良性复发性肝内胆汁淤积；加用苯巴比妥、消胆胺口服治疗，患者皮肤瘙痒症状好转，胆红素进行性下降，病情好转出院。

病例分析

良性复发性肝内胆汁淤积是一种常染色体隐性遗传疾病，其临床特点表现为反复发作的自限性严重瘙痒、胆汁淤积和黄疸，可持续数周至数月，常有数月或数年的无症状期，但不会发生进行性肝损伤和肝硬化。肝组织学表现胆汁淤积伴胆管阻塞、汇管区扩张、单核细胞浸润和部分肝细胞变性。缓解期肝组织学和肝功能正常。1 型和 2 型 BRIC 为青少年、成人急性胆汁淤积性疾病，是进行性家族性肝内胆汁淤积（progressive

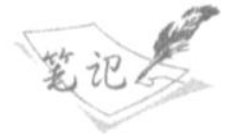

familial intrahepatic cholestasis，PFIC）1 型和 2 型的良性表现，主要由 *ATP8B1* 和 *ABCB11* 基因的错义突变引起；BRIC1 型可并发胰腺炎，而 BRIC2 型可并发胆石症。

BRIC 临床表现主要为严重瘙痒和黄疸，多数以全身瘙痒为首发症状，2 ～ 4 周后出现黄疸，可伴全身不适、恶心、呕吐及厌食、腹泻、脂肪泻，偶见发热、关节痛、头痛、荨麻疹、红斑疹、人工荨麻疹、体重下降和维生素 K 吸收障碍后凝血功能障碍及出血倾向；实验室检查特点为血清碱性磷酸酶升高达 2 倍以上，γ-GT 仅轻度升高或正常，血清球蛋白正常，血清胆汁酸持续升高，血清胆红素升高可超过正常值 10 倍，谷丙转氨酶 / 谷草转氨酶可正常或轻度升高，胆道造影无异常；有研究报道胆汁淤积可因急性感染而诱发，并有季节性，以 12 月份和春季为疾病高发期。其诊断标准包括：持续数月到数年的无症状间隔黄疸，至少发作 2 次；实验室指标符合肝内胆汁淤积；γ-GT 正常或仅轻微升高；继发于胆汁淤积之后严重的瘙痒症；肝组织学证实小叶中心性胆汁淤积；胆管造影术显示肝内或肝外胆管正常；没有已知的其他原因导致的慢性胆汁淤积因素（如药物和妊娠等）。其关键要求是至少 6 个月的无症状间隔性多次黄疸发作，且无药物或毒性物质接触史或胆管疾病等诱因。本文病例中，该患者于 2 岁、7 岁曾有皮肤黄染病史，服用中药后好转；此次以皮肤瘙痒首发，随后出现胆红素升高，其哥哥也曾有皮肤黄染病史，虽然该患者于妊娠晚期发病，但既往无慢性肝病基础，前次妊娠无妊娠期胆汁淤积表现且实验室检查与妊娠期肝内胆汁淤积不符，结合患者临床表现及实验室检查，考虑诊断 BRIC 明确。

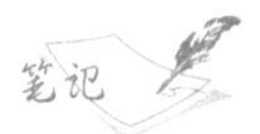

BRIC 治疗的关键是缓解症状直到瘙痒和其他症状自然消退。胆汁淤积引发严重瘙痒的首选治疗是酶诱导剂利福平，次选苯巴比妥。有相关报道提示熊去氧胆酸可改善 BRIC 患者的瘙痒症状，缩短发作病程并预防再次发作。目前疗效尚不确定的药物有抗组胺药物、胆汁酸结合树脂、消胆胺，经证实糖皮质激素对于 BRIC 的治疗是无效的。有报道鼻胆管引流可缓解 BRIC，反复发作的 BRIC 有发展成 PFIC 可能。

病例点评

胆汁淤积性肝病病因较多，应详细询问临床症状、家族史，除常见病因如感染、病毒性肝炎、酒精性或非酒精性脂肪性肝炎、药物性肝损伤外，还需要考虑遗传性疾病如良性复发性肝内胆汁淤积、进行性家族性肝内胆汁淤积、妊娠期肝内胆汁淤积等。对于病因不明的患者或者临床表现不典型的患者，肝穿刺活检病理、基因检测及动态监测病程变化有助于疾病的诊断。

参考文献

1. 中华医学会肝病学分会，中华医学会消化病学分会，中华医学会感染病学分会．胆汁淤积性肝病诊断和治疗共识（2015）[J]. 实用肝脏病杂志，2016，19（6）：771-781.
2. 段维佳，王晓明，王宇，等．良性复发性肝内胆汁淤积症 5 例临床特点分析 [J]. 中华肝脏病杂志，2018，26（6）：466-468.
3. 徐铭益，陆伦根．良性复发性肝内胆汁淤积诊治进展 [J]. 中国医学前沿杂志（电子版），2015，7（4）：5-9.

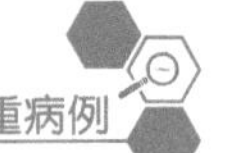

病例41 成人朗格汉斯细胞组织细胞增生症伴肝侵犯

病历摘要

【基本信息】

患者，男性，55岁。主因“肝功能异常2年，加重伴发热、乏力8天”于2015年7月入院。

现病史：2年前患者体检发现肝功能异常，γ-GT 419 U/L，ALP 1025 U/L，转氨酶、TBIL正常。间断服用熊去氧胆酸，间断复查γ-GT、ALP较前无明显改善。8天前于“感冒”后出现发热，体温最高达39 ℃，伴畏寒、寒战，咳嗽、咳痰，为黄色黏痰，口腔内可见白色膜状物，全身疲乏无力，食欲下降，皮肤、巩膜重度黄染，小便如浓茶色，大便颜色变浅，就诊于当地医院，肝脏生物化学指标明显异常，为进一步诊治转我院。

既往史：有“中枢性尿崩症”史23年，自述曾饮水量及尿量5～6 L，规律服用醋酸去氨加压素片25 μg/d，每日尿量约3000 mL；“自发性气胸、肺气肿”病史18年；6年前头部皮肤反复出现“毛囊炎”，莫匹罗星（百多邦）治疗无效，双耳不定期流出淡黄色液体，未系统诊治；4年前因“右侧髋关节结核”于外院行“右侧髋关节置换术”，术后服用抗结核药物（异烟肼、利福平），2年前停用；2年前因“头皮肿物”于外院行切除＋植皮手术，肿物病理结果不明。无病毒性肝炎病史。

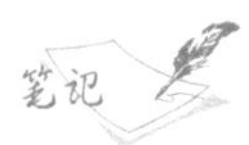

【体格检查】

体温 37.5 ℃，血压 91/57 mmHg，脉搏 70 次 / 分，呼吸 18 次 / 分。精神较弱，头部可见陈旧性手术瘢痕，全身皮肤、巩膜重度黄染，未见出血点、淤斑，未见肝掌及蜘蛛痣，心脏检查未见异常。双肺呼吸音减弱，两肺中下部可闻及散在 Velcro 啰音，腹部饱满，无压痛、反跳痛，Murphy's 征阴性，肝肋下未触及，脾肋下 3 cm，移动性浊音阳性，肠鸣音正常。

【辅助检查】

腹部增强 CT：肝脏弥漫性灌注异常，肝硬化伴再生结节形成，脾大，腹膜后多发淋巴结肿大，腹水。查 WBC 9.26×10^9/L，HGB 120 g/L，PLT 211×10^9/L，ALT 376.7 U/L，AST 466.4 U/L，TBIL 518.3 μmol/L，DBIL 269.6 μmol/L，ALP 992.8 U/L，γ-GT 584.8 U/L，ALB 31.4 g/L，TBA 195.3 μmol/L。PTA 98%。甲、乙、丙、丁、戊型肝炎病毒标志物检测均阴性，抗核抗体、抗线粒体抗体、抗平滑肌抗体、抗双链 DNA 抗体及抗肝肾微粒体抗体均阴性，血培养阴性。

【诊断】

朗格汉斯细胞组织细胞增生症。

【诊疗经过】

入院后给予复方甘草酸苷注射液、丁二磺酸腺苷蛋氨酸、熊去氧胆酸药物治疗，先后予血浆置换 2 次。患者症状略有改善，复查肝功能无明显好转。因患者胆红素显著升高，行肝穿刺病理活检存在较高胆漏、出血风险，遂未行肝穿刺。嘱患者家属复印 4 年前“髋关节置换”及 2 年前“头皮肿物切除”住院病历，以追踪病理结果。翻阅 2 年前外院病历，其中头皮肿

物病理结果回报：（头部）皮肤真皮深层及皮下见组织细胞及淋巴细胞浸润，免疫组化提示 S-100（+）、CD1a（+）、Act（-）、CD34（血管+）、CD68（散在+）、CK19（-）、Ki-67（局灶 5%）、LCA（+）、Vimentin（+），提示朗格汉斯细胞增生症。综合分析患者病史、实验室检查、查体，考虑为朗格汉斯细胞增生累及肝脏、下丘脑/垂体、肺部、骨骼系统、皮肤、耳部、淋巴结等，最终诊断"朗格汉斯细胞组织细胞增生症"，转入综合医院血液科治疗。

随访本例患者，确诊时已出现机体多系统受损，肝硬化、肝功能显著受损，外院血液科虽间断予依托泊苷+泼尼松龙化疗及相应辅助巩固治疗，但终因多系统严重受累、病情逐步恶化、多器官功能衰竭，于 2015 年 11 月去世。

病例分析

朗格汉斯细胞组织细胞增生症（Langerhans cell histiocytosis，LCH）是指一组病因未明的以朗格汉斯细胞（Langerhans cell，LC）克隆性增生为主要病理特征的少见疾病。目前认为 LCH 是一种以 MAPK 信号通路激活为主要特征的克隆性血液系统肿瘤，属于炎性髓系肿瘤。LCH 病变可累及机体各个系统，但以累及骨骼系统、皮肤和淋巴结更为常见，成人病例伴肝脏累及者报道较少。由于其缺乏特异性临床表现，极易漏诊、误诊。

朗格汉斯细胞是一种树突状细胞，正常情况下可分布于皮肤、黏膜、胸腺、脾脏、淋巴结等部位，LCH 是组织或器官中朗格汉斯细胞异常浸润而导致多系统病变的一种综合征，在儿童及青少年中多见，成人中少见，发病率为（1～2）/100 万，

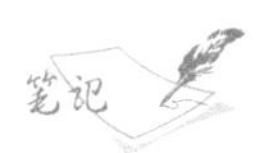

其临床表现复杂，极易误诊、漏诊。成人 LCH 肝脏病变主要表现为肝内多发实质性病灶，肝大，胆管酶增高。本例患者肝脏影像学提示肝脏弥漫性灌注异常，肝功能明显异常，γ-GT、ALP、ALT、AST 均显著升高，证实 LC 有胆管侵犯。

当 LC 侵犯肝脏时，早期可表现为组织细胞增多浸润的小结节或肝大，病理可见 LC 弥漫性增生浸润，此时对化疗或免疫治疗反应较好；晚期可见胆管破坏、纤维化增生，进展至硬化性胆管炎、胆汁性肝硬化、肝衰竭，部分影像上表现为肝内外胆管节段性狭窄或局灶性扩张。病理诊断是 LCH 诊断的金标准。LCH 的典型病理表现：光镜下可见分化较好的组织细胞增生。此外，可见泡沫样细胞、嗜酸性粒细胞、淋巴细胞、浆细胞和多核巨细胞。慢性病变中可见大量含有多脂质性的组织细胞和嗜酸性粒细胞，形成嗜酸细胞肉芽肿，增生中心可有出血和坏死。除了上述光镜下特点外，确诊还需要免疫组化检查，巨细胞的 CD68、CD1a、S-100 及 Langerin（CD207）均为阳性。电镜检查可见朗格汉斯巨细胞，这种细胞是一种体积较大的单个核细胞，直径可达 13 μm，胞体不规则。胞浆中可见被称为朗格汉斯颗粒或者 Birbeck 颗粒的分散的细胞器，颗粒长 190 ～ 360 nm，宽 33 nm，末端可呈泡沫样扩张，形态如网球拍。细胞核不规则，常呈扭曲状，核仁明显，多为 1 ～ 3 个。LCH 患者确诊年龄、受累器官数目和功能受损情况与预后密切相关，多脏器受累并有器官功能严重失调者预后较差。有研究表明，LCH 有无肝脏侵犯对于判断预后可作为独立的影响因素，故该病早期确诊尤为重要。一经确诊肝内胆汁淤积，尽早应用熊去氧胆酸合并 LCH 化疗方案。发展至肝硬化、肝衰竭时，肝脏移植可能是唯一有效的办法。

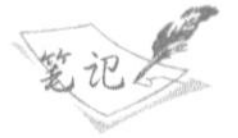

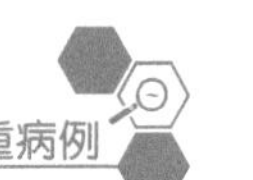

病例点评

对于该病漏诊、误诊，分析原因：①此病在成人中发病率低，临床表现复杂，缺乏特异性表现；②诊治医生对该病认识不足，未充分认识其是一种全身性疾病，未引起足够重视；③当患者以多饮、多尿为首发症状时误诊为单纯性尿崩症；④病变累及肺部时，单纯诊断为肺纤维化、肺气肿；⑤病变累及皮肤时，被误诊为皮肤病；⑥有骨骼被侵犯时误诊为骨结核。故当临床上出现不明原因的反复肝功能异常、肝脾大、中枢性尿崩、骨质破坏、皮疹、头皮肿块、慢性中耳炎、淋巴结肿大等表现时，应高度考虑 LCH 可能，尽快进行相应的排查诊断，以免延误病情。

参考文献

1. BAUMGARTNER I，VON HOCHSTETTER A，BAUMERT B，et al. Langerhans' cell histiocytosis in adults[J]. Med Pediatr Oncol，1997，28（1）：9-14.
2. ABDALLAH M，GÉNÉREAU T，DONADIEU J，et al. Langerhans' cell histiocytosis of the liver in adults[J]. Clin Res Hepatol Gastroenterol, 2011, 35(6-7): 475-481.
3. KIM B E，KOH K N，SUH J K，et al. Clinical features and treatment out comes of Langerhans cell histiocytosis：a nationwide survey from Korea his tiocytosis working party[J]. J Pediatr Hematol Oncol，2014，36（2）：125-133.
4. SCANZI J，GOUTTE M，TEILHET C，et al. When should we consider transplantation in adult patients with sclerosing cholangitis due to multisystem Langerhans' cell histiocytosis?[J]. Dig Liver Dis，2015，47（2）：176-177.
5. 国家卫生健康委罕见病诊疗与保障专家委员会 . 罕见病诊疗指南（2019 年版）. 2019：371-375.

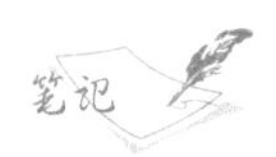

病例 42　肝脏上皮样血管内皮细胞瘤

病历摘要

【基本信息】

患者，男，41 岁。主因“发现肝内多发占位 7 个月”于 2015 年 12 月入院。

现病史：患者 7 个月前无明显诱因出现乏力及皮肤、巩膜黄染，于当地医院查 HBsAg 阳性，肝脏生物化学指标：ALT 1000 U/L，TBIL 105 μmol/L，凝血功能正常，予保肝相应治疗 2 周后症状好转，复查肝功能恢复正常、HBsAg 转阴，完善肝脏 B 超结果提示：肝内数个低回声结节，符合恶性改变（考虑转移）。为进一步诊治入住我科。

既往史：高血压病史 10 年余，规律服用硝苯地平控释片、替米沙坦，血压控制可。糖尿病病史 10 年余，规律服用瑞格列奈、盐酸二甲双胍片，血糖控制可。饮酒 20 余年，主要饮白酒（≥ 42°），10 次 / 周，约 250 克 / 次，现戒酒半年。否认吸烟史。无明显肝炎病史，无寄生虫病史。

【体格检查】

营养状态可，全身浅表淋巴结未触及，皮肤、巩膜无黄染，无出血点，未见肝掌、蜘蛛痣，心肺正常，腹部平软，肝区叩击痛（–），无压痛及反跳痛，肝脾肋下未触及，Murphy's 征（–），腹部移动性浊音（–），双下肢无水肿。

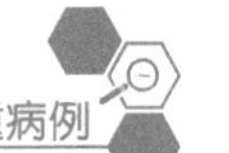

【辅助检查】

HBsAg（–），抗 -HBs（+），HBeAg（–），抗 HBe（+），抗 HBc（+）；HBV-DNA 未检测到；甲、丙、戊型肝炎病毒学标志物均（–）；肝肾功能、血常规、血生化、凝血功能、肿瘤学标志物均在正常范围内。腹部增强 CT：平扫肝实质密度均匀，CT 值约 53 HU，增强动脉期肝实质内未见明显异常强化灶，静脉期及延迟期肝内多发结节状低密度灶，最大直径约 12 mm，病灶边缘隐约见轻度环状强化，考虑恶性不除外。肝内外门静脉显影良好，门静脉主干直径约 14 mm，脾脏增大，占 7 个肋单元（图 42-1A，图 42-1B）。胸部增强 CT 结果未见异常。肝脏增强核磁：肝表面光整，各叶比例轻度失调，平扫 T_2WI 及压脂序列肝实质内见多发小结节状高信号灶，T_1WI 呈低信号，较大者直径约 12 mm，DWI 均可见弥散受限改变，反向位肝实质信号无明显减低，增强扫描肝实质内多发病灶可见动脉期、平衡期环状强化，考虑恶性占位不除外（图 42-1 C）。PET-CT 结果提示：肝内可见多发低密度区，肝脏 S5 段为著，未见 FDG 摄取增高，余部位常规显像和延迟显像未见类似低密度区及局限性 FDG 摄取增高灶。多次建议患者行肝脏穿刺病理学检查，患者拒绝，后约每半年复查 1 次肝脏增强核磁，占位病灶较前无显著变化，肝功能无异常。2017 年 11 月再次复查肝脏增强核磁：肝表面光整，各叶比例轻度失调，肝右叶可见多发结节状 T_1 低 T_2 稍高或等信号灶，DWI 弥散受限，增强扫描动脉期环形强化，较大者直径约 14 mm，部分较前略增大，平衡期持续强化，余肝内未见明显异常信号改变，考虑恶性占位可能（图 42-1 D）。遂行超

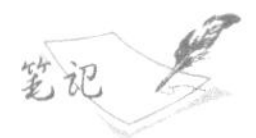

声引导下经皮肝脏结节穿刺活检术，病理提示穿刺组织内可见纤维组织增生，肿瘤细胞圆形或不规则，有的形成含红细胞的管腔，周围肝窦内或腔隙内可见乳头状肿瘤细胞。免疫组化示瘤组织：CD34（++），GPC-3（–），Hepatocyte（–），CK19（–），Ki-67（+5%），p53（–）；肝组织：HBsAg（–），HBcAg（–）（图 42-2）。病理学诊断：肝脏上皮样血管内皮瘤。

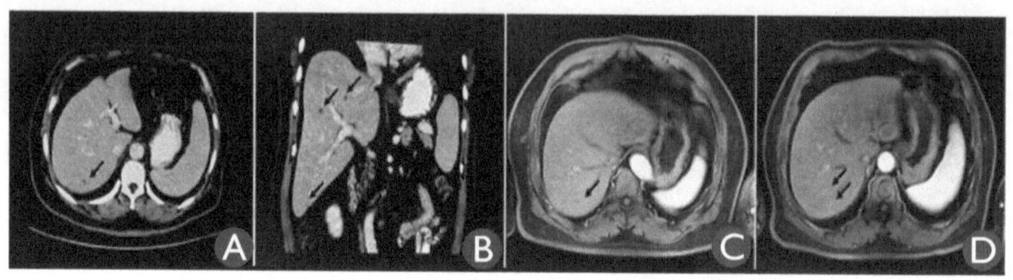

A、B. 2015 年 12 月 11 日，增强 CT 结果显示静脉期肝内多发结节状低密度病灶，边缘隐约环状强化；C. 2015 年 12 月 25 日，增强核磁结果显示动脉期病灶周边轻度强化；D. 2017 年 11 月 23 日，增强核磁结果显示动脉期病灶环形强化，较前略有增大、增多。

图 42-1　肝脏增强 CT 与 MRI 检测结果

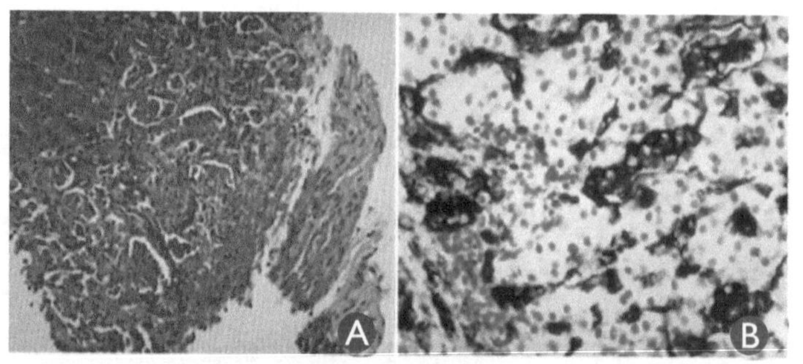

A. 肿瘤组织（HE × 200）；B. CD34 阳性（免疫组织化学 × 400）。

图 42-2　肝脏病理学检查结果

【诊断】

肝脏上皮样血管内皮细胞瘤。

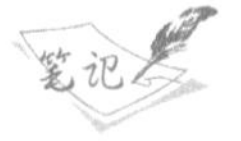

【诊疗经过】

患者要求保守观察并出院，嘱其密切随访观察。

病例分析

上皮样血管内皮瘤是一类来源于血管内皮细胞的肿瘤，临床较少见，其恶性程度介于血管瘤和血管内皮肉瘤之间，属于低度恶性肿瘤。世界卫生组织将上皮样血管内皮瘤归类为具有转移潜能的局部侵袭性肿瘤，多发生于浅表或深部软组织，也可见于骨骼、肺、脑、小肠等，原发于肝脏的上皮样血管内皮瘤（hepatic epithelioid hemangioendothelioma，HEHE）罕见，人群每年发病率低于 0.1/10 万，其中女性多见，平均发病年龄为 43.5 岁。HEHE 病因尚不明确，有学者总结可能与口服避孕药、性激素失调、氯乙烯接触史、肝脏外伤、饮酒、病毒性肝炎及肝移植后长期服用免疫抑制剂等因素有关。HEHE 起病隐匿，多为慢性过程，临床表现缺乏特异性，可有全身症状（乏力、食欲缺乏、间断性呕吐、右上腹痛、体重下降）和肝脾大，严重时可出现黄疸、门静脉高压症和肝衰竭等，如果肿瘤侵犯肝静脉可出现 Budd-Chiari 综合征。

HEHE 超声表现大多为多发病灶，呈等低回声改变，病灶中心常因合并间质黏液变、囊变和（或）坏死而出现更低回声或无回声。X 线计算机断层摄影术和磁共振成像的表现主要与肿瘤细胞的分布特点、纤维硬化区的多少及原始血管的成熟度密切相关，早期可见肝内单发或多发的软组织结节，边界尚清晰，磁共振成像平扫 T_2WI 呈高信号、T_1WI 呈低信号。

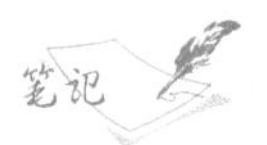

X 线计算机断层摄影术 / 磁共振成像动态增强扫描呈延迟强化是 HEHE 的较为典型的影像学表现，少数为动脉期周边呈显著强化，静脉期及延迟期对比剂不消退，呈现由边缘向中央递进强化，部分病灶与其边缘的肝静脉或门静脉相连形成“棒棒糖征”，随着病情进展，肝内病灶可增多、相互融合成片、纤维化，最终导致继发性肝硬化。本例患者 HEHE 尚属早期，X 线计算机断层摄影术及磁共振成像可见肝内多发小结节影，增强 X 线计算机断层摄影术动脉期未见明显异常强化灶，静脉期及延迟期病灶边缘隐约见环状强化，增强磁共振成像动脉期病灶周边可见强化，静脉期及延迟期持续强化，基本符合 HEHE 常见影像学表现。

HEHE 病理学检查可见镜下肿瘤组织由伴纤维硬化的少细胞区和富细胞区相间构成，肿瘤呈条索状、小巢状生长，浸润周围肝组织，可在脉管内形成乳头状或肾小球状样结构；肿瘤细胞由圆形、卵圆形上皮样细胞和梭形、多角形树突状细胞构成，瘤细胞胞质丰富、嗜酸性，具有特征性的胞质内空泡血管腔，内可见单个或数个红细胞。间质可呈玻璃样变、黏液样变，HE 染色呈粉红色，免疫组化显示肿瘤细胞 CD31、CD34 和Ⅷ因子阳性有助于诊断。本例患者就诊期间联合多种影像学检查均无法明确诊断，行超声引导下肝内病灶穿刺活检，观察符合 HEHE 组织形态学和免疫组织化学表达，最终得以确诊。

鉴于 HEHE 的罕见性及病因尚不明确，目前尚无标准的治疗方案。根据目前研究，手术切除和肝移植应当作为 HEHE 的首要治疗选择，而对于肝内有多发病灶且无条件行移植手术的患者，可以采用经肝动脉化疗栓塞（transhepatic artery

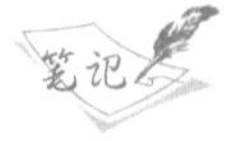

chemoembolization，TACE）、射频/微波消融、放射性粒子植入、抗血管生成药物、化疗或放疗等治疗方式。根治性切除可使患者的5年存活率达到55%，而放疗、化疗等治疗效果尚不确切，也有个别报道HEHE不予任何治疗，患者病情稳定，长期存活，甚至病灶自行消退。Mehrabi等总结发现HEHE不采取任何治疗措施，其病死率超过50%，认为不治疗或静待观察的态度不可取。本例患者肝内多发病灶，尚无临床症状，但患者拒绝相应治疗，嘱其严密随访复查，酌情及时行相应介入或药物治疗，必要时需行肝移植。

病例点评

肝脏上皮样血管内皮瘤是一种较为罕见的低度恶性血管源性肿瘤，临床及影像学表现不特异，易漏诊或误诊，主要依靠组织形态学和免疫组织化学确诊，目前以手术切除、肝移植为主要治疗方法，治疗前后均需长期密切随访。

参考文献

1. JO V Y，FLETCHER C D. WHO classification of soft tissue tumours：an update based on the 2013（4th）edition[J]. Pathology，2014，46（2）：95-104.
2. MEHRABI A，KASHFI A，FONOUNI H，et al. Primary malignant hepatic epithelioid hemangioendothelioma：a comprehensive review of the literature with emphasis on the surgical therapy[J]. Cancer，2006，107（9）：2108-2121.
3. MILLER W J，DODD G D，FEDERLE M P，et al. Epithelioid hemangioendothelioma of the liver：imaging findings with pathologic correlation[J]. AJR Am J Roentgenol，1992，159（1）：53-57.
4. MAKHLOUF H R，ISHAK K G，GOODMAN Z D. Epithelioid

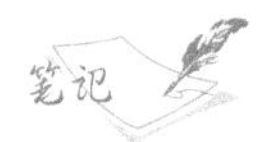

hemangioendothelioma of the liver：a clinicopathologic study of 137 cases[J]. Cancer，1999，85（3）：562-582.

5. 康锶鹏，谢飞来，郑智勇．肝脏上皮样血管内皮细胞瘤 1 例 [J]. 世界华人消化杂志，2015，23（19）：3166-3170.
6. HAYASHI Y，INAGAKI K，HIROTA S，et al. Epithelioid hemangioendothelioma with marked liver deformity and secondary Budd-Chiari syndrome：pathological and radiological correlation[J]. Pathology International，1999，49（6）：547-552.
7. 周丽莎，翟凤仪，董帜，等．肝脏上皮样血管内皮瘤的 CT 和 MRI 表现 [J]. 临床放射学杂志，2015，34（3）：402-405.
8. AZZAM R I，ALSHAK N S，PHAM H P，et al. AIRP best cases in radiologic-pathologic correlation：hepatic epithelioid hemangioendothelioma [J]. Radiographics，2012，32（3）：789-794.
9. HSIEH M S，LIANG P C，KAO Y C，et al. Hepatic epithelioid hemangioendothelioma in Taiwan：a clinicopathologic study of six cases in a single institution over a 15-year period[J]. J Formos Med Assoc，2010，109（3）：219-227.
10. YOUSAF N，MARUZZO M，JUDSON I，et al. Systemic treatment options for epithelioid haemangioendothelioma：the Royal Marsden Hospital experience[J]. Anticancer Res，2015，35（1）：473-480.
11. OTROCK Z K，AI-KUTOUBI A，KATTAR M M，et al. Spontaneous complete regression of hepatic epithelioid haemangioendothelioma[J]. Lancet Oncol，2006，7（5）：439-441.

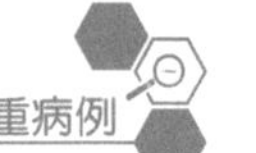

病例 43　Gilbert 综合征患者出现药物性肝损伤并发肺孢子菌肺炎

病历摘要

【基本信息】

患者，男，38 岁。主因“皮肤、巩膜黄染，尿黄 40 天”于 2016 年 9 月收入我院。

现病史：患者于 40 天前进食海鲜后出现皮肤、巩膜黄染，尿黄，皮肤瘙痒、乏力。就诊于当地中医院，查 ALT 1568 U/L、AST 810 U/L、TBIL 298 μmol/L、DBIL 146 μmol/L，γ-GT 467 U/L，随后转入当地医院，嗜肝病毒（–），自身抗体筛查（–），考虑“药物性肝损伤”，予保肝、退黄治疗，并予甲泼尼龙 40 mg 静脉点滴治疗 1 周，改为甲泼尼龙片 20 mg 口服 1 周，后减为 16 mg 口服 1 周，后减为 12 mg 口服 3 天治疗。治疗期间症状稍改善后又逐渐加重，入院 1 天前复查 ALT 118 U/L，AST 41 U/L，TBIL 384 μmol/L，DBIL 288.67 μmol/L，G-GT 104 U/L、ALP 144 U/L，为进一步诊治收入我科。

既往史：平素体健，否认高血压、心脏病、糖尿病病史。3 年前规律体检发现胆红素升高，TBIL 70 ～ 80 μmol/L，DBIL 10 ～ 17 μmol/L，无不适，未系统诊治。3 个月前为调理身体，服用中药汤剂（黄芪 20 g，党参 20 g，当归 15 g，白术 20 g，制首乌 10 g，甘草 10 g，黄精 15 g，丹参 15 g，红花 10 g）近 2 个月。对青霉素、头孢曲松皮试阳性，表现为局部皮疹。否

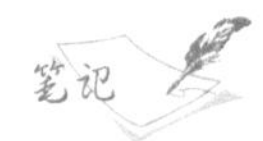

认吸烟、饮酒史。家族史中一舅舅体检发现 TBIL 持续升高约 70 μmol/L，具体不详。

【体格检查】

体温 36.5 ℃，血压 110/60 mmHg，脉搏 75 次 / 分，呼吸 20 次 / 分。精神可，全身皮肤、巩膜重度黄染，未见出血点、淤斑，未见肝掌及蜘蛛痣，心脏检查未见异常。双肺呼吸音清，双肺未闻及明显干、湿性啰音，腹部饱满，上腹部轻压痛，肝肋下 6 cm，脾肋下未触及，Murphy’s 征阴性，移动性浊音可疑，肠鸣音正常。

【辅助检查】

ALT 124.4 U/L，AST 43.6 U/L，TBIL 402.7 μmol/L，DBIL 263.2 μmol/L，ALB 42.1 g/L，ALP 142 U/L，γ-GT 111.3 U/L，PTA 100%，NH_3 53 μg/dL，WBC 14.2 × 10^9/L，N% 77%，铁蛋白＞2000 ng/mL，PCT 0.28 ng/mL，AFP 2.86 ng/mL，甲、乙、丙、丁、戊型肝炎病毒学标志物均阴性，自身抗体相关检查结果中抗胃壁细胞抗体（1∶100）及其他均阴性。胸部平扫 CT：未见异常。腹部 B 超：肝内钙化灶、胆囊壁毛糙增厚、腹水（少量）。我院肝脏增强核磁（2016 年 9 月 12 日）：肝表面光整，各叶比例轻度失调，平扫 T_1/T_2 及压脂序列未见异常，增强扫描可见散在斑片状轻度强化，以近肝包膜下为著，脾脏轻度增大。诊断为肝脏炎性改变。遗传代谢性肝病（Gilbert）基因检测（2016 年 9 月 19 日，送检）：*UGT1A1* 基因 G71R 杂合突变，考虑该患者存在 Gilbert 综合征可能。

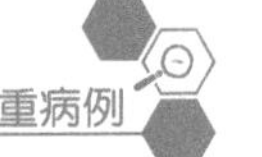

【诊断】

药物性肝损伤混合型、遗传代谢性肝病（Gilbert）。

【诊疗经过】

入院以后结合患者病史、实验室检查、制首乌用药史及其家族史等，考虑诊断：药物性肝损伤（混合型）、遗传代谢性肝病（Gilbert）可能性大，嘱患者注意休息，保证营养摄入，予异甘草酸镁、还原型谷胱甘肽、多烯磷脂保肝；予腺苷蛋氨酸、熊去氧胆酸、低分子肝素退黄；行利尿剂、抑酸、补充脂溶性维生素、钙等其他治疗，并于 2016 年 9 月 13 日行胆红素吸附 1 次（TBIL 由 436.9 μmol/L 降至 262.1 μmol/L）。患者于 2016 年 9 月 15 日开始出现发热，发热以下午、夜间发热为主，无明显畏寒、寒战不适，体温可自行下降，发热高峰时偶有少许干咳，无痰，无憋气、腹痛、腹泻、尿频、尿急、尿痛。查体：口腔、肺部未见异常，腹部肝区轻度叩痛。完善血培养、血常规、降钙素原等感染相关检查未见明显异常，G 试验升高。胸部 CT（2016 年 9 月 26 日）：双肺感染，多发片状磨玻璃影（图 43-1）。请感染科医师会诊后考虑诊断肺孢子菌肺炎（早期），予加用复方磺胺甲噁唑片 3 片（3 次 / 日）口服；待患者遗传代谢性疾病（先天性非溶血性黄疸综合征）基因检测结果回报后予苯巴比妥口服治疗；随后患者体温恢复正常，胆红素进行性下降；复查胸部 CT 明显好转，病情稳定后出院。

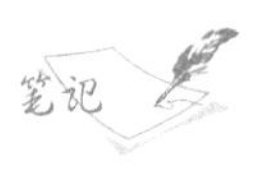

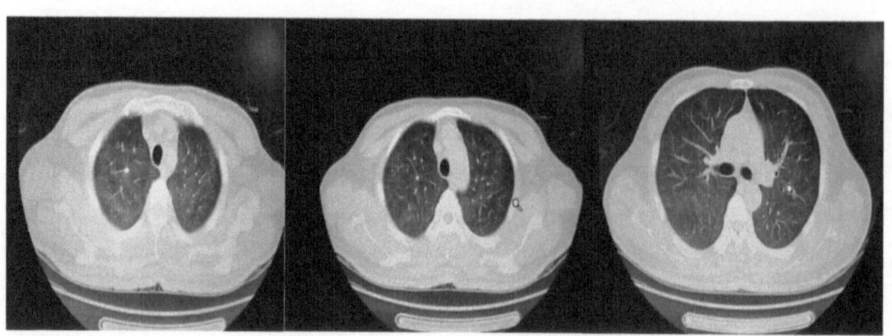
图 43-1　胸部 CT 检查结果

病例分析

该患者以不明原因肝损伤起病，在诊疗过程中发现先天性非溶血性黄疸（Gilbert）综合征，伴发肺孢子菌肺炎，一波三折，最终经过治疗后痊愈。

Gilbert 综合征是一种常见的常染色体显性遗传疾病，男性发病率约为女性的 4 倍，病因为尿苷二磷酸葡糖苷酸转移酶的基因突变；临床表现以排除肝胆疾病及溶血情况下出现的间歇性高间接胆红素血症为特征。患者的 UGT 活性降至正常值的 30%，导致间接高胆红素血症。在其典型病例中，常以间歇性轻度黄疸首先被发现。然而，Gilbert 综合征与其他常见疾病（如 G-6-PD 缺乏、地中海贫血、球形细胞增多或囊性纤维化）相结合，可能会加重高胆红素血症和（或）胆石症。目前该疾病是排除性诊断，诊断方法包括饥饿试验、基因检测等。由于 Gilbert 综合征是一种良性疾病，无须特殊治疗。该患者为中年男性，发现间断胆红素轻度升高 3 年，其舅舅体检发现总胆红素持续升高约 70 μmol/L，经过检查排除其他原因所致胆红素升高，结合基因测序检查，考虑患者明确诊断为 Gilbert 综合征。

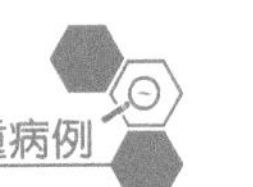

药物性肝损伤是指由各类处方或非处方的化学药物、生物制剂、传统中药、天然药、保健品、膳食补充剂及其代谢产物乃至辅料等所诱发的肝损伤，国内报道较多的与肝损伤相关的药物有何首乌、土三七等中药，以及治疗骨质疏松、关节炎、白癜风、银屑病、湿疹、痤疮等疾病的某些复方制剂等。其中，何首乌分为生首乌与制首乌（何首乌炮制加工品）两种。生首乌功效：解毒、消痈、润肠通便等。制首乌功效：补肝肾、益精血、乌须发、强筋骨等。其药效各有不同，在中药店里常看到制首乌，其肝损伤机制尚无定论。该患者发病前曾服用含有制首乌成分的中药，其 RUCAM 评分为 7 分，考虑诊断药物性肝损伤。此外患者有 Gilbert 综合征疾病基础，药物代谢酶、药物转运蛋白等基因多态性是药物性肝损伤的危险因素之一，UGT 转移酶系统也负责许多药物的葡糖苷酸化，所以，Gilbert 患者体内该酶的活性降低可能会影响部分药物代谢，从而增加药物毒性。

肺孢子菌（pneumocystis carinii，PC）是一种肺部机会性致病菌，患者感染状态和临床表现与其免疫功能关系密切；潜伏期 1 ～ 2 个月，非艾滋病的肺孢子菌肺炎患者多以发热为首发症状，多为高热，急性发病，也可表现为干咳、低热、食欲缺乏、嗜睡、呼吸急促及发绀等，肺部听诊常表现为正常。随着病情的进展，患者气短逐渐加重，活动后可出现进行性呼吸困难，最终发展为呼吸衰竭。肺部体征少，体征与症状的严重程度不成比例是该病的典型临床特点；实验室检测包括痰或支气管肺泡灌洗液病原检查、G 试验等；胸部 CT 提示间质性改变、对称弥漫性磨玻璃影。复方磺胺甲噁唑是治疗肺孢子菌

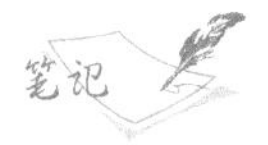

肺炎的首选用药。该患者有应用激素治疗史，治疗时间超过 3 周，结合患者临床症状、胸部 CT 表现及 G 试验升高，考虑诊断肺孢子菌肺炎，经过口服复方磺胺甲噁唑治疗后痊愈。

病例点评

对于不明原因的肝损伤患者，应详细询问病史，尤其包括用药史、家族史；基因检测结合临床表现、实验室检查有助于遗传性肝病的诊断。此外，遗传代谢性肝病可增加药物性肝损伤发生的风险。在肝病诊疗过程中长期应用激素或免疫抑制剂的重症患者，其免疫力下降，当出现肺部囊性病变、发热、干咳、憋气，一般抗菌药物无效时，需勤查肺部 CT，警惕肺孢子菌肺炎发生的可能。

参考文献

1. 周莹乔 . Gilbert 综合征及 UGT1A1 基因多态性研究进展 [J]. 东南国防医药，2018，20（2）：181-184.
2. FRETZAYAS A，MOUSTAKI M，LIAPI O，et al. Gilbert syndrome[J]. Eur J Pediatr，2012，171（1）：11-15.
3. 中华医学会肝病学分会药物性肝病学组 . 药物性肝损伤诊治指南 [J]. 中华肝脏病杂志，2015，23（11）：810-820.
4. CHALASANI N P，HAYASHI P H，BONKOVSKY H L，et al. ACG clinical guideline：the diagnosis and management of idiosyncratic drug-induced liver injury[J]. The American Journal of Gastroenterology，2014，109（7）：950-966.
5. FRETZAYAS A，MOUSTAKI M，LIAPI O，et al. Gilbert syndrome [J]. European journal of pediatrics，2012，171（1）：11-15.
6. 张会云，王勇强 . 非艾滋病耶氏肺孢子菌肺炎患者治疗研究进展 [J]. 内科，2018，13（5）：766-768.

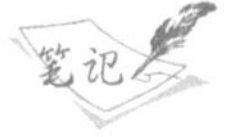

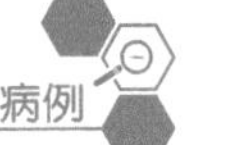

病例 44 非霍奇金淋巴瘤伴随药物性肝损伤

病历摘要

【基本信息】

患者，男，11 岁。主因“双颌下淋巴结肿大 3 个月，肝功能异常 1 个月”于 2012 年 2 月收入我院。

现病史：患者于 3 个月前出现发热伴反复双颌下肿大，就诊于当地医院，完善检查（2011 年 12 月 6 日）。血常规示 WBC 8.69×10^9/L，RBC 4.1×10^{12}/L，HGB 118 g/L，PLT 162×10^9/L，N% 83.2%；肝功能示 ALT 59 U/L。凝血功能示 PTA 73%。未明确诊断。2 个月前开始于北京某医院住院诊治，完善淋巴结病理：EBV 阳性弥漫性大 B 细胞淋巴瘤，诊断为 B 细胞淋巴瘤、中国儿童 B 淋巴细胞淋巴瘤高危组，经 VDLP（长春新碱、柔红霉素、左旋门冬酰胺酶、泼尼松）方案化疗后，颈部肿大淋巴结消失，纵隔肿块明显缩小。1 个月前胆红素开始进行性升高，PTA 下降，实验室检查（2012 年 2 月 9 日）：血常规示 WBC 25.62×10^9/L，RBC 3.5×10^{12}/L，HGB 96 g/L，PLT 140×10^9/L，LYMPH% 5%，N% 75%。肝功能示 ALT 23 U/L，ALB 39.8 g/L，TBIL 182.7 μmol/L，DBIL106.4 μmol/L。凝血功能：FIB 0.9 g/L，APTT 59.3 s，PTA 35%，PT 22 s，EBV-DNA 5.7×10^4 copies/mL。HAV-HEV 抗体阴性，HBsAb 阳性，HBV-DNA

笔记

定量阴性。B 超：弥漫性肝病表现、胆囊内胆汁淤积、腹腔积液。PET-CT：未见明确淋巴瘤肝脏浸润表现；经肝病科和儿科会诊，诊断为急性肝衰竭。为进一步诊治，转入我院。发病来精神差，食量减少，睡眠无改变，小便量正常，大便正常。体重 3 个月内减轻 5 kg。

既往史：平素健康；否认肝炎接触史，无乙肝疫苗接种史，否认输血及血制品史；否认肝病家族史。否认遗传性疾病家族史。

【体格检查】

体温 36.8 ℃，血压 100/70 mmHg，脉搏 100 次 / 分，呼吸 21 次 / 分，神志清，精神可，面部少量红色皮疹，皮肤、巩膜重度黄染，左下颌下、左颈部、双侧锁骨上窝可扪及肿大淋巴结，左锁骨下有一深静脉留置插管；心肺听诊未闻及异常，肝脏肋下 4 cm，脾肋下未触及，质软无触痛，腹水征阳性，腹水少至中量。

【辅助检查】

血常规：WBC 23.28 × 10^9/L，HGB 95.0 g/L，PLT 115.0 × 10^9/L，N% 90.6%，EO% 0，MO% 1.5%。红细胞沉降率 14 mm/h，hsCRP 36.1 mg/L，PCT 0.05 ng/mL，血浆鲎试验 150.0 pg/mL；真菌（1-3）-β-D 葡聚糖 10.0 pg/mL；可溶性曲霉菌抗原阴性，ALT 25.6 U/L，AST 85.0 U/L，TBIL 186.5 μmol/L，ALB 42.0 g/L，NH_3 142.0 μg/dL，γ-GT 190 U/L，ALP 320.3 U/L，TBA 312.1 μmol/L。血脂：TG 1.56 mmol/L，CHOL 3.26 mmol/L，HDL 0.52 mmol/L，LDL 1.78 mmol/L，ApoA-1 27.9 g/L，ApoB 59.3 g/L，PTA 75%；甲、丙、戊型肝炎病毒学标志物均阴性；

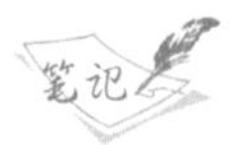

HBsAb 773.6 阳性，HBcAb 0.199 阳性，HBV-DNA 未检测到；EBV 衣壳 / 早期抗原 -IgM 阴性，CMV-IgM 阴性；IgG 5.99 g/L，IgA 0.92 g/L，IgM 0.389 g/L；铜蓝蛋白 0.224 g/L，转铁蛋白 0.635 g/L；AFP 3.67 ng/mL；CA19-9、CEA 正 常。 肺 部 CT（2012 年 2 月 14 日）：左下肺炎伴双侧胸膜增厚、纵隔淋巴结肿大。腹部 CT（2012 年 2 月 16 日）（图 44-1）：①脂肪肝，肝内多发小低密度灶，建议随访；②脾大，胆囊炎；③盆腔积液；④左肾小结石可能。腹部核磁（2012 年 2 月 21 日）（图 44-2）：① Reye 综合征？肝脏重度脂肪浸润；②肝动脉期灌注不均；③胆囊炎。

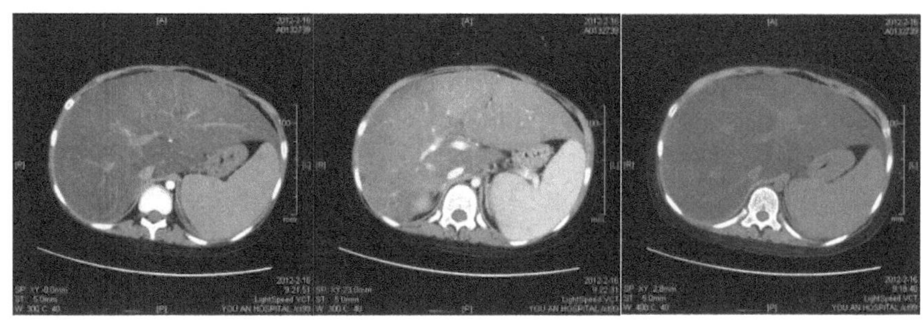

图 44-1 肝脏增强 CT 结果

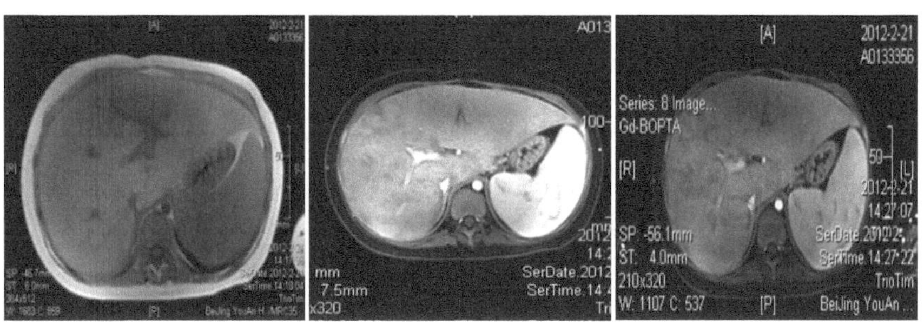

图 44-2 肝脏增强 MRI 结果

【诊断】

非霍奇金淋巴瘤、肝损伤原因待查（淋巴瘤肝浸润？ Reye 综合征？ EB 病毒性肝炎？ HBV 再活动？其他？）。

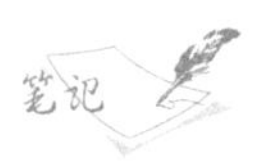

【诊疗经过】

予保肝、降酶、退黄、营养支持等内科综合支持治疗，患者病情好转，遂行超声引导下经皮肝脏结节穿刺活检术，病理提示肝小叶结构存在，小叶内肝细胞弥漫性肿胀并有大泡性脂肪变性（＞50%），散在较多小灶性中性粒细胞浸润和毛细胆管胆栓，汇管区疏松水肿，散在以中性粒细胞为主的炎性细胞浸润，胆管变性和破坏，腔内可见微脓肿（图 44-3）。病理学诊断：非酒精性脂肪性肝炎，NAS 7 分，肝纤维化 F2 ～ F3，伴中至重度肝内胆汁淤积，请结合临床除外药物 / 化学性肝损伤。免疫组化：HBsAg（–），HBcAg（–），CMV 早（–），CMV 晚（–），EBV（–）。经治疗后，患者肝衰竭好转，但淋巴瘤病情进展，最终死亡。

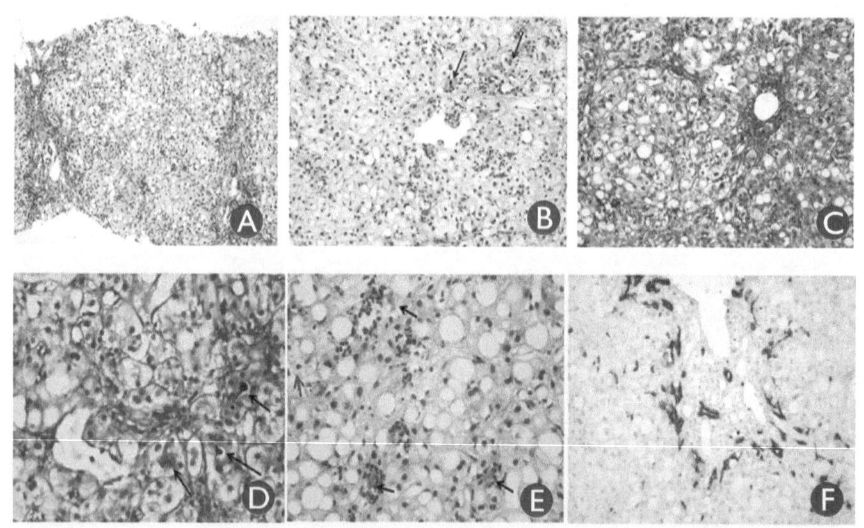

A. 肝脏组织（HE × 100）；B. 肝脏组织（HE × 400）；C. Masson：汇管区纤维化，窦周纤维化，中央静脉周围纤维化；D. Diastase-PAS：肝细胞及毛细胆管淤胆；E. ：可见 Mallory 小体，坏死灶为中性粒细胞聚集（黑箭头），大泡性脂肪变及偶见的小泡性脂肪变（红箭头）（HE × 400）；F. CK7：小叶间胆管结构尚好，周围细胆管反应明显。

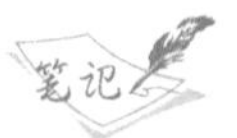

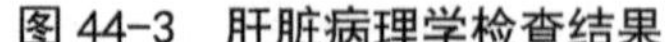

图 44-3　肝脏病理学检查结果

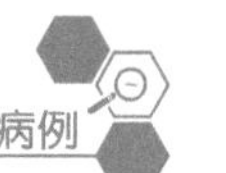

病例分析

该患者入院后考虑肝功能损伤原因不明，患者有非霍奇金淋巴瘤基础，结合患者实验室检查结果，考虑患者肝损伤原因有多种可能，本文就主要鉴别诊断进行以下阐述。

NHL 相关肝损伤：淋巴瘤肝脏浸润发生率为 26% ～ 40%，NHL 导致的继发性、无临床症状性肝浸润常见，有症状的少见，常见于淋巴瘤晚期；原发于肝脏的淋巴瘤非常罕见，约 0.05%，截至 2006 年，全世界报道的少于 150 例。国内祝浩强分析了 121 例进展期恶性淋巴瘤患者，其中肝功能异常占同期住院恶淋总数的 17/121（14%），其中恶淋肝浸润、恶淋合并病毒性肝炎及恶淋伴药物肝损伤分别占 4.2%、6.6%、3.3%；淋巴瘤肝浸润者可表现为急性肝衰竭，主要表现有肝大、高乳酸血症，多在发病后短期内死亡。在排除其他病因后，肝穿刺病理是诊断的有力工具。该患者不支持淋巴瘤肝浸润，支持点：诊断为淋巴瘤且出现了急性肝衰竭、肝大。不支持点：PET-CT 未见明确淋巴瘤肝脏浸润表现，化疗后出现了肝损伤，入院后肝穿刺病理未见淋巴瘤侵犯肝脏改变。

瑞氏综合征（Reye’s syndrome，RS），又称脑病合并内脏脂肪变，是一组不同原因包括感染、代谢改变、中毒及药物诱导等引起的疾病，1963 年澳大利亚病理学家 Reye 等首先报道，其病理特点：急性非炎性脑水肿和肝、肾、胰、心肌等器官脂肪变性。主要超微结构改变为线粒体损伤。典型临床特征：秋冬季发病，多见于 4 ～ 12 岁小儿，与流感及水痘等病毒感染相关，表现为上呼吸道感染恢复后，突发剧烈呕吐、意识障

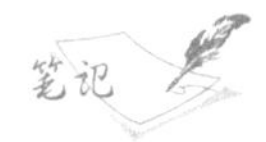

碍、惊厥等脑病症状及肝功能异常和代谢紊乱。患儿多以呼吸深快、低血糖和肝酶升高收住院，脑病临床表现常为严重的喷射性呕吐和意识情况恶化，包括木僵和昏迷，有时伴惊厥，肝脏为轻到中度增大，质地韧或较硬，通常不伴黄疸；病理改变主要在细胞内的线粒体，并不涉及胆红素的代谢。肝脏病理：肝细胞内微滴性脂肪浸润。美国疾病控制中心诊断标准：急性非炎性脑病（意识改变、脑脊液白细胞数 $\leqslant 8\times10^6$/L 或脑组织学样本显示脑水肿而无脑膜及脑血管周围炎表现）；急性肝病，临床包括肝活检提示 RS 或 ALT、AST 或 NH_3 水平升高 3 倍以上；无其他可解释脑及肝脏异常的原因。该患儿不考虑瑞氏综合征，支持点：血氨高至 142.0 μg/dL，肝功能异常 ALT 25.6 U/L，AST 85.0 U/L，病理提示脂肪肝。不支持点：无明显脑病表现，黄疸明显，大泡性脂变为主，不排除存在其他原因肝损伤。

EB 病毒性肝炎：EB 病毒感染引起的肝脏炎症反应，多数为自限性肝炎或轻至中度肝损伤，预后良好，少数可致慢性肝病、重型肝炎，甚至肝内胆管细胞癌。诊断以 4 个主要参数的组合为基础：AST 和 ALT 升高，经血清学检验证实的 EBV 活动性，组织病理学变化，通过 PCR、原位杂交技术证明肝组织中存在病毒基因组。该患儿不考虑 EB 病毒性肝炎，支持点：化疗前淋巴结病理 EBV 阳性弥漫性大 B 细胞淋巴瘤、入院前出现黄疸后 EBV-DNA 5.7×10^4 copies/mL。不支持点（入院后）：外周血 EBV-IgM（–），EBV-DNA ＜ 500 copies/mL，肝穿刺病理示肝血窦未见异型淋巴细胞增多，形成“串珠样”改变；免疫组化示 HBsAg（–），HBcAg（–），CMV 早（–），CMV 晚（–），EBV（–）。

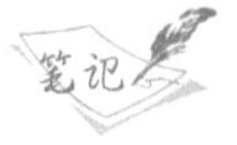

乙型肝炎再活动：常发生于非活动性 HBsAg 携带者或乙型肝炎康复者，特别是接受免疫抑制治疗或化疗时表现为 HBV-DNA 持续稳定者：HBV-DNA 升高 ≥ 2 log 10 IU/mL；基线 HBV-DNA 阴性者：转为阳性且 ≥ 100 IU/mL；缺乏基线 HBV-DNA 者：HBV-DNA ≥ 20 000 IU/mL；往往再次出现肝脏炎症坏死，ALT 升高。该患者不支持乙型肝炎再活动，外周血 HBV 标志物：HBsAb 773.6 阳性，HBcAb 0.199 阳性，HBV-DNA 未检测到。免疫组化：HBsAg 阴性，HBcAg 阴性。

药物性肝损伤：该患者有 NHL 基础，化疗前肝功能正常，接受化疗方案 VDLP；其中左旋门冬酰胺酶有文献报道其肝毒性，甘戈等回顾性分析了江苏省药品不良反应监测中心收集的 59 例左旋门冬酰胺酶所致 ADR/ADE，其中 9/59 例（15.25%）出现肝损伤，居第 2 位；77.78% 发生在用药后 2 周内。该患者化疗后出现肝功能异常，肝穿刺活检病理提示药物性肝炎表现；RUCAM 评分 8 分，考虑患者明确诊断药物性肝损伤。

病例点评

该患者最初以淋巴结肿大合并肝功能异常起病，对于不明原因淋巴结肿大、肝脾大，应考虑淋巴瘤，完善病理活检可明确诊断，该淋巴瘤出现肝损伤时，应全面考虑可能的原因，一方面是淋巴瘤浸润肝脏，该种情况重度黄疸少，多晚期，可行 PET-CT 检查；另一方面是化疗药物所致肝损伤，要注意一些药物的毒性；最后鉴于患者乙肝表面抗体、核心抗体均阳性，

应考虑乙肝再激活可能，同时筛查 EBV、CMV 等非嗜肝病毒感染。肝穿刺病理检查对于鉴别诊断非常重要。该病例提示我们需要多学科协作，重视鉴别诊断，提高诊断率，及时给予对症治疗，最终改善预后。

参考文献

1. 祝浩强 . 进展期恶性淋巴瘤伴肝功能损伤（附 17 例临床分析）[J]. 实用肿瘤学杂志，1989，3（4）：32-34.
2. LETTIERI C J，BERG B W. Clinical features of non-Hodgkins lymphoma presenting with acute liver failure：a report of five cases and review of published experience[J]. Am J Gastroenterol，2003，98（7）：1641-1646.
3. WHARTON M，CHORBA T L，VOGT R L，et al. Case definitions for public health Surveillance. MMWR Recomm Rep，1990，39（RR-13）：1-43.
4. SCHECHTER S，LAMPS L. Epstein-Barr virus hepatitis：a review of clinicopathologic features and differential diagnosis [J]. Archives of Pathology & Laboratory Medicine，2018，142（10）：1191-1195.
5. 甘戈，孙骏 .59 例左旋门冬酰胺酶药品不良反应 / 事件报告分析 [J]. 药学与临床研究，2011，19（1）：67-70.

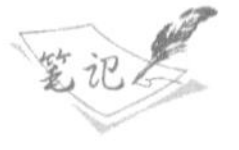

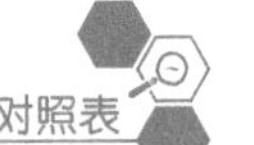

附录：文中常用医学名称中英对照表

英文缩写	中文名称
A	
ALB	白蛋白
ALT	丙氨酸氨基转移酶
AST	门冬氨酸氨基转移酶
ALP	碱性磷酸酶
A/G	白球比例
AFP	甲胎蛋白
APTT	活化部分凝血活酶时间
B	
BA%	嗜碱性细胞比例
BNP	B 型钠尿肽
BE	碱剩余
BUN	尿素氮
C	
Cr	肌酐
CRP	C 反应蛋白
CHE	胆碱酸酶
CK	肌酸激酶
CHOL	总胆固醇
D	
DBIL	直接胆红素
D-Dimer	D- 二聚体
E	
EIB	纤维蛋白原
EOS	嗜酸性粒细胞
EO%	嗜酸性粒细胞比例
G	
GLB	球蛋白
GLU	血糖
GFR	肾小球滤过率
γ-GT	γ- 谷氨酰转肽酶
H	
HCT	红细胞压积

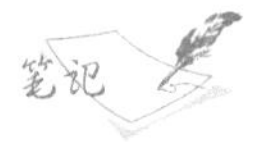

续表

英文缩写	中文名称
HDL	高密度脂蛋白
HGB	血红蛋白
I	
IBIL	间接胆红素
INR	国际标准化比值
L	
LDH	乳酸脱氢酶
LDL	低密度脂蛋白
LYMPH%	淋巴细胞比例
M	
MO%	单核细胞比例
N	
NH3	血氨
NEU	中性粒细胞
NK	自然杀伤细胞
N%	中性粒细胞比例
P	
PCT	降钙素原
PLT	血小板计数
PT	凝血酶原时间
PTA	凝血酶原活动度
R	
RBC	红细胞计数
T	
TBA	总胆汁酸
TP	总蛋白
TG	三酰甘油
TT3	总三碘甲腺原氨酸
TT4	总甲状腺素
TSH	促甲状腺素
TBIL	总胆红素
U	
UREA	尿素
URIC	尿酸
W	
WBC	白细胞总数